慢性萎缩性胃炎
中医辨治精要

李慧臻 主编

中国纺织出版社有限公司

图书在版编目（CIP）数据

慢性萎缩性胃炎中医辨治精要 / 李慧臻主编. 北京：中国纺织出版社有限公司, 2024.9. -- ISBN 978-7-5229-2092-4

Ⅰ.R259.733

中国国家版本馆CIP数据核字第2024L9F575号

责任编辑：范红梅　　责任校对：寇晨晨　　责任印制：王艳丽

中国纺织出版社有限公司出版发行
地址：北京市朝阳区百子湾东里 A407 号楼　邮政编码：100124
销售电话：010—67004422　传真：010—87155801
http://www.c-textilep.com
中国纺织出版社天猫旗舰店
官方微博 http://weibo.com/2119887771
三河市宏盛印务有限公司印刷　各地新华书店经销
2024 年 9 月第 1 版第 1 次印刷
开本：787×1092　1/16　印张：11
字数：235 千字　定价：78.00 元

凡购本书，如有缺页、倒页、脱页，由本社图书营销中心调换

编委会

主　编　李慧臻
副主编　马尚伟　宋清武
编　委　刘　琳　高　望　赵双梅
　　　　　　马佳乐　王晓静　肖　锐
　　　　　　陈广侠　王　森　梁欣奕
　　　　　　李文琪

序

慢性萎缩性胃炎是临床常见病，伴异型增生和肠上皮化生为胃癌前病变。胃癌前病变常在慢性萎缩性胃炎的背景下发生进展，是"炎—癌"转化的关键环节。因此，规范诊断和干预慢性萎缩性胃炎可有效降低向胃癌转变的风险，减轻社会公共卫生负担。

目前，中医药在慢性萎缩性胃炎的治疗方面取得了很多成就，充分显示了中医药的诊疗优势。本书旨在将中医治疗慢性萎缩性胃炎的诊疗方法做精要总结，并将李慧臻教授的宝贵经验进行总结传承。李慧臻教授为医学博士、博士生导师，天津中医药大学第二附属医院消化科主任，国家中医药管理局优势重点专科负责人，天津市脾胃病专科联盟负责人，天津中医药大学中西医结合消化病研究中心主任，第七批全国名老中医药专家学术经验传承指导老师，全国优秀中医临床人才、天津市名中医，天津市整合医学会消化病专业委员会主任委员。李教授在临床工作30余年，对于脾胃消化系疾病的诊疗具有丰富的经验，尤其在慢性萎缩性胃炎及胃癌前病变诊治及研究中颇具建树。

本书旨在供广大脾胃病专家及同道一起交流学习。由于篇幅所限，本书仅列举了主要参考文献，在此，对没有列出但对本书有贡献的文献作者表示感谢，同时感谢对编写工作给予大力支持的脾胃联盟成员单位及整合医学会同道！本书尚有诸多不足，如有错讹之处在所难免，祈望同道不吝指正。

目 录

第一章 中医对慢性萎缩性胃炎的认识 ········· 1
- 第一节 脾胃生理功能及病机的演变 ········· 1
- 第二节 中医病因病机分析 ········· 8
- 第三节 慢性萎缩性胃炎的中医辨证论治 ········· 12
- 第四节 李慧臻教授学术思想 ········· 19

第二章 现代医学对慢性萎缩性胃炎的认识 ········· 23
- 第一节 慢性萎缩性胃炎与幽门螺杆菌 ········· 23
- 第二节 慢性萎缩性胃炎的表现 ········· 31

第三章 慢性萎缩性胃炎的论治 ········· 35
- 第一节 病因学 ········· 35
- 第二节 证候学 ········· 45
- 第三节 常用方剂 ········· 61
- 第四节 常用中药 ········· 71
- 第五节 临证病例 ········· 88

第四章 慢性萎缩性胃炎的外治疗法 ········· 121
- 第一节 中医外治疗法在脾胃病中的应用 ········· 121
- 第二节 常见的中医外治疗法 ········· 122
- 第三节 临证病例 ········· 125

第五章 中药治疗慢性萎缩性胃炎的研究 ········· 130
- 第一节 升清降浊法的研究 ········· 130
- 第二节 健脾活血法的研究 ········· 141
- 第三节 中药对Hp的影响 ········· 149
- 第四节 李慧臻教授对慢性萎缩性胃炎的研究 ········· 155

参考文献 ········· 162

第一章

中医对慢性萎缩性胃炎的认识

第一节 脾胃生理功能及病机的演变

脾胃学说是中医学重要组成部分，历代医家都对此有着精深的研究。脾胃学说起源于先秦，形成于东汉，发展于唐宋，完善于明清，并在现代得到承袭与创新。

一、脾胃学说的起源

春秋战国到两汉时期是脾胃学说的形成与奠基阶段。《黄帝内经》论述了脾胃的生理功能，脾胃病的病因、病机、预防、治疗等基本理论，为脾胃学说的形成和发展奠定了理论基础。

《素问·经脉别论》中说："食气入胃，散精于肝，淫气于筋。食气入胃，浊气归心，淫精于脉。""饮入于胃，游溢精气，上输于脾，脾气散精，上归于肺，通调水道，下输膀胱，水精四布，五经并行。"概括了饮食消化的全部过程，是对脾胃运化水谷精微及输布水液功能较为全面的认识。脾胃的主要生理功能是：脾主运化水谷精微，胃主受纳腐熟；脾主升清，胃主降浊。脾气健运，才能化生出充足的精气血津液等营养物质，以供养五脏六腑，四肢百骸。胃的腐熟功能在整个消化过程中非常重要，只有通过胃的腐熟，才能从水谷中游溢出精微物质。精微物质是气血津液等人体必需营养物质生成的原料。胃主降浊，胃气以通降为顺，胃气通降，既可以保证胃中食糜下降到小肠，又可以保证脾气上升，因胃主降与脾主升相反相成，只有胃降浊，脾才能升清，输布水谷精微于周身。脾胃通过受纳、运化、升降，化生气血津液奉养周身，故称为"生化之源""后天之本"。如《素问·灵兰秘典论》说："脾胃者，仓廪之官，五味出焉。"

《素问·太阴阳明论》中有："太阴阳明为表里，脾胃脉也，生病而异者何也……故阳道实，阴道虚。故犯贼风虚邪者，阳受之；食饮不节，起居不时者，阴受之。阳受之则入六腑，阴受之则入五脏。入六腑则身热不时卧，上为喘呼；入五脏则䐜满闭塞，下为飧泄，久为肠澼。"其中"阳"指阳明胃腑，胃主降浊，推陈致新，病则腑气不通，浊气不降，糟粕不行，且阳明之病，易于化热化燥，故病则多从燥化、热化，多为实热之证。"阴"指太阴脾脏，脾主运化、升清，病则水谷精微不能化生，清阳不升，脾气易虚，且湿易困脾，故脾病多虚证、寒证。"阳道实，阴道虚"是对胃病多实、脾病多虚的病机趋的高度概括，后世对脾胃病证总结为"实则阳明，虚则太阴"。

脾胃学说是中医学的重要组成部分，后世诸多医家对脾胃都比较重视，根据对前贤的理论的认识及个人的临床体会，逐步对《黄帝内经》中脾胃理论进行了精深的研究发展。

二、脾胃学说的形成

东汉时期，张仲景所著《伤寒杂病论》开创了中医临床辨证论治的先河，他非常重视脾胃在疾病发展、变化中的作用，将顾护脾胃思想始终贯穿于六经辨证、选方、用药及调理将息、预防复发各个方面。无论是专论脾胃病的阳明病及太阴病篇，还是其余四经病篇，都时刻提示着脾胃与疾病发生、发展、转归的关系，顾护脾胃在各经病治疗过程中的重要性。如《金匮要略·脏腑经络先后病》中提出"四季脾旺不受邪，即勿补之"，说明人体脾胃之气充沛，则邪不可犯；同篇中又强调"见肝知病，知肝传脾，当先实脾"。这种肝病先实脾的治疗思路，成为后世医家治疗肝胆病的重要治法。保胃气思想在书中描述则更为多见。第五十八条所云"凡病，若发汗，若吐，若下，若亡血，亡津液，阴阳自和者，必自愈"。发汗伤津液，吐下更伤胃气，胃气伤，则津液与气血生化乏源。身体驱邪复正所赖者何？阴阳自和则自愈。对此《金匮要略心典》有言："是故求阴阳之和者，必于中气。"中气即脾胃，其纳化功能若可顾护，则正气有源，方可驱邪自愈。实则阳明，虚则太阴。六经之中有两经专论脾胃病。《伤寒论》一百八十条所言："阳明之为病，胃家实是也。"胃家实，指胃肠的实热证。阳明病的病因即发汗、利、下太过，伤及津液，使得胃肠中津液干燥，根据热结是否成实，分为了白虎汤证、承气汤证、栀子豉汤证等。又有胃中津液干燥，使得脾无法为胃行津液出现脾约的麻子仁丸证。若热灼津液，津液继续亡失，出现直视、谵语，则会出现坏证、死证。《伤寒论》二百七十三条所言："太阴之为病，腹满而吐，食不下，自利益甚，时腹自痛。"正气不足，邪气入里，脾胃虚寒，发展为太阴病。条文所述不多，但病症危重，人的死亡大多发生在此阶段。可见人之生死，脾胃是根本，所谓有胃气则生，无胃气则死。《黄帝内经》云："阴阳之要，阳密乃固。"阴阳关系中，阳气尤为重要。脾胃为后天之本，脾胃之阳为后天生命的动力来源，脾胃阳气充足可运化水谷，化生气血，布散全身。脾胃阳气不足，影响水液代谢则生痰饮，而痰饮为病变化多端；化生气血乏源，则正气虚衰，抗邪无力。针对脾胃虚寒之象，张仲景给予理中、四逆辈温中散寒，回阳救逆。方用干姜、附子辛热之药温补脾阳，去除沉寒痼冷。附子走而不守，干姜守而不走，二者配伍，加强健脾温阳之效。另以人参、甘草补益脾胃，白术苦温，健脾除湿利水。太阴为病，人体机能沉衰，脾阳亏虚，非大辛大热之药峻补脾阳不可。

三、脾胃学说的发展

唐代孙思邈在《千金方》中继承和发展了《黄帝内经》"生病起于过用"的理论，确立了"春夏取冷太过"的病因观，提倡通过"温食"养生防病，反映了其顾护脾胃的整体养生观。春夏饮食起居贪凉是日常生活中常见的病因，《黄帝内经》中已将饮食过冷作为一个病因。孙思邈在此基础上，又在《黄帝内经》情志、饮食、起居等诸多"过用"中，明确指出饮食过冷是致病的主要病因，不仅能即时发病，而且会形成病根，迁延日久，使人年老后易患多种疾病。同时，又着重指出饮食过冷多发生于春夏时节，脾胃受寒不仅短期内会造成肺系及消化系统疾病，更是后期其他诸多疾病的病因。脾胃为后天之本，营卫气血生化之源，脏腑形骸均赖于此。饮食过冷则脾胃损伤首当其冲，日久累及其他脏腑，以致内部无力生化，外部无力抗邪，迁延日久就会罹患多种疾病。孙思邈秉承了中医一贯的整体性思维，以人的整个生命周期为基础，将人的脏腑功能视为一个有机整体，认为人的行为与健康和疾病之间有着普遍的、运动着的联系。其中，尤为强调脾胃对人体健康至关重要的作用，指出脾胃功能的调和贯穿了整个生命健康的始终，年少时期的调养不当会关系到年老时身体的健康与否。

至宋代，始立脾胃专科，为脾胃理论提供了实践基础。

钱乙对脾胃病的病理特性，创造性地提出了"脾主困"这一辨证纲领。"困"含脾为湿困之义，又系描述脾乏之象，把脾胃病的虚实特点作了高度的概括。脾胃运化机能的正常与否，取决于脾胃的燥湿、升降、运化等方面是否协调，倘若有一个环节失调，即可导致疾病，出现脾不健运的病理现象。钱乙说："脾主困，实则困睡，身热饮水；虚则吐泻生风。"这简要地说明了"脾主困"的虚实内容。钱乙亦认为"脾胃虚衰，四肢不举，诸邪遂生"，从而为治疗脾胃病确立了"实脾""调中"的根本大法。

金元时期，许多著名医家在脾胃学说上皆有建树，脾胃学说在这一时期得到蓬勃发展，也对后世产生深远影响。

刘完素非常重视脾胃土气，认为脾胃为一身之根，故在《素问玄机原病式》中指出"土为万物之母，故胃为一身之本"。人之五脏六腑都有赖于脾胃之气，正如他所言"故五脏六腑，四肢百骸，受气皆在于脾胃土湿润"。之所以这样，是因为"动物神机为根在于中，故食入于胃，而脾为变磨，布化五味，以养五脏之气，而养荣百骸，固其根本"。可见，刘完素之所以重视脾胃，是因为它能运化水谷，化生精微，滋养五脏六腑。故脾胃为万物之母，一身之本，即"动物神机为根在于中"，全身的机能活动均有赖于脾胃运化。此外，他还认识到"土为万物之母，水为万物之源，故水土同在于下，而为万物之根本。地干而无水湿之性，则万物根本不润，而枝叶衰矣"，即水土相合，乃能化生万物，亦为脾土主湿的理论依据。同时，他亦非常强调胃中润泽，胃中既不可太湿，又不可太干，一定要保持润泽的程度。揭示了脾阳不运则不能推陈，胃阴不降则不能纳新，"常令润泽"则湿而不滥，"无使干涸"则润而不枯这一理论内涵。基于对脾胃主湿的认识，刘完素在《素问玄机原病式》五运主病开篇就指出了脾胃的根本病理在于"诸湿肿满，皆属脾土"。脾胃之为病，不是湿之有余，就是湿之衰少，即太过与不及。如果湿气太过则为积饮、痞隔、中满、霍乱吐下等病。湿之有余，脾湿积蓄，痞而不散，则积饮留饮，积饮湿甚，痞隔而中满，甚为胕肿。霍乱吐下，乃湿为留饮痞隔，传化失常所致。总之，均是因为湿之有余，阻塞气机，闭塞不通所致。如湿之衰少则"或病燥热大甚，而脾胃干涸或消渴者，土湿之气衰也"。因此，他将湿之有余或衰少形象地比喻为"水湿过与不及，犹地之旱涝"。脾胃之病，不仅本气湿化可致，还有阴阳虚实变化。如"胃寒为虚冷者，是胃中阴水实而阳火虚也"，反过来，"若阳实阴虚，风热胜其水湿而成燥者，则为水湿衰也"。可见，刘完素对于脾胃病机是在脾胃本土湿化太过或不及的基础上，通过其阴阳虚实变化来进行认识的。

张元素作为易水学派之鼻祖，对脾胃学说的形成和发展做出了巨大贡献，集中体现在其撰著的《医学启源》中。张元素精研《黄帝内经》，深得其要旨，在《医学启源》中对脾胃生理功能，以及脾胃在脏腑中所处的重要地位作了阐述，如其在《医学启源》中曰："脾者，土也……消磨五谷，寄在胸中，养于四旁。"阐述了脾土通过运化五谷，汇聚到胸中，为气血产生的根源，对肌肉四肢等组织有很好的濡养作用。该篇亦阐述了胃的生理特点，即胃为人之根本，其云："胃者，人之根本，胃气壮，则五脏六腑皆壮也。"这些皆强调了脾胃是后天之本，是五脏六腑、四肢肌肉强壮的根源。张元素认为脾胃病辨证应以脾胃的寒热、虚实为纲，并详细论述了脾胃内伤后出现的寒热、虚实证候，以及各种相应的临床表现。脾病的虚实辨证，张元素以虚实为纲领，对脾虚证、脾实证的临床表现从脾主运化、开窍于口、在液为涎和主肌肉四肢等方面进行了区分。即"虚则多溏喜吞……手中软弱不能自持……实则舌强直，不嗜食，呕逆，四肢缓"。他还认为由于脾病有虚、实之分，脾病患者在梦境中的表现亦有区别，即"脾实则时梦筑墙垣盖屋，盛则梦歌乐"。脾病的寒热辨证，张元素以寒热为纲，对脾病的寒、热临床表现也有对比性的描述："脾热则面黄目赤，季胁痛满；寒则吐涎沫而不食……手足厥，甚则战栗如疟也……"对于脾病的辨证，张元素还特别说明了脉诊的重要性，认为"临病之时，切要明察脉证，然后投药"，即将脉诊作为明辨脾病寒热虚实、生死顺逆的重要方法。张元素还进一步对脾脉进行了阐述，指出了脾脉柔和者为平脉，脾脉实而满者为病脉，坚硬如鸟之啄、脉率不整如屋之漏者则为死脉。即通过常脉、病脉和死脉，判断疾病的预后。张元素以虚实为纲，对胃病虚实的临床表现作了对比描述："虚则肠鸣胀满，滑泄……实则中胀便难，肢节痛，不下食，呕逆不已。"说明虚证由于气虚不运而表现为腹部胀满、气虚不固而出现肠鸣及大便失禁等证候，实证则由于胃不降浊而表现为腹胀、大便难、饮食不下及呕吐不止等证候。以寒热为纲，将胃病分为胃寒、胃热两类，"寒则腹中痛，不能食冷物；热则面赤如醉人……便硬者是也"，指出胃寒时表现为腹痛、遇寒加重，胃热时可出现面色红赤、大便坚硬等。张元素在《医学启源》中将脾胃病按照寒、热、虚、实等分类阐述，并强调脉诊的重要性，形成了以寒、热、虚、实为纲，以及脉证合参的脾胃辨证体系。

李东垣在诊疗实践中，结合《黄帝内经》和张元素"养胃气"的主张，总结历代有关脾胃的理论，撰写了专科论著《脾胃论》，使脾胃学说有了较大的进展，为承先启后之楷模。他首先强调了脾胃与元气的关系，认为内伤病的形成是气不足的结果，而气之所以不足，实由脾胃损伤所致，提出"真气又名元气，乃先身生之精气也，非胃气不能滋之""胃气之本弱，饮食自信，则脾胃之气既伤，而元气亦不能充，而诸病之所由生也"。李东垣认为"元气"是维系生命的根本，而脾胃又是"元气之本"，故提出"养生当充元气"和"欲实元气当调脾胃"的论点。并且提出了脾胃为升降之枢纽的观点，升则上输心肺，降则下归肝肾，因而脾胃升降功能正常，才能维持"清阳出上窍，浊阴出下窍，清阳发腠理，浊阴走五脏，清阳实四肢，浊阴归六腑"的正常生理功能。若内伤脾胃，升降失职，内则五脏六腑，外则四肢九窍就会产生病理改变。李东垣特别强调脾主升清，认为只有谷气上升，脾气升发，元气才能充沛，生机才能洋溢活跃；反之，谷气不升，脾气下流，元气即将亏乏，诸病丛生。因而在治疗上着重温补脾阳，提升脾气。同时也提出脾胃内伤之由，认为"先由喜怒悲忧恐，为五脏所伤，劳役饮食不节继之，则元气乃伤"。这种把精神因素作为发病重要因素的观点，不仅在当时是一个重大的发展和突破，从现代发病学的观点看，也是很值得重视的。此外，气火关系学说也是《脾胃论》的理论要点。在《脾胃论》中，他反复论述了"火与元气不两立，一胜则一负"的观点，他认为元气与阴火两者具有相互制约的关系。元气来源于脾胃，脾胃健则元气充，阴火戢敛，生理活动正常。反之，元气不足，阴火必炽，则产生病变。然阴火的产生，则是由于饮食失节，劳役过度，七情所伤，导致脾胃内伤所致。并且他还强调气火关系失调，是内伤疾病的主要病机。这对中医学在"气虚生大火"的认识及治疗上做出了很大贡献。由于历史条件，李东垣详理脾而略于治胃，擅于补脾阳，而忽于养脾胃之阴，有其片面性，然李东垣的脾胃学说对金元以后医家的影响是深远的。

王好古受张元素脏腑议病和李东垣脾胃学说的深刻影响，对"用药法象"和"伤寒辨证"等都有独特见解。王好古提出阴证论，从伤寒阴证立法，指明阴证源于内伤冷物，补充了李东垣"辨阴证阳证"理论之不足。王好古认为"人本气虚实"是决定"阴证"是否发病的主要原因。外感寒，内饮冷，都是外因；"人本气虚实"是内因，这才是决定的因素。若人本气实，则虽感寒饮冷，均不足以使人致病；人本气虚，虽感寒饮冷不甚，或既未感寒，又未饮冷，但因"内已伏阴"，则亦可发为阴证。人本气虚也包括人的脾胃之气本虚在内，而且感寒饮冷又常易损伤或加重脾胃之（阳）气虚。王好古认为"内伤三阴可补"，阐明了太阴虚证的病机乃脾胃虚损，津气不营于肌腠所致。

朱丹溪认为，脾胃之气为清纯冲和之气，人所赖以为生。他认识到："胃为水谷之海，清和则能运""胃气者，清纯冲和之气也，惟与谷肉菜果相宜"。只有脾胃运化、受纳的功能正常，才能化为生生之气，生化无穷，使人体五脏得养，气血充盛，从而富有活力。所以他在《大病不守禁忌论》中提出了"胃气者，清纯冲和之气，人之所以赖以为生者也"这一观点。朱丹溪认识到人在生长壮老过程中，脾胃具有重要作用，认为胃能受纳水谷，养阴气，补阴配阳，促进人体生长发育。他在《格致余论》中指出了"人之阴气，依胃为养""言胃弱者，阴弱也，虚之甚也"。同时，也论述道："阴之所生，本在五味""若谷菽菜果，自然冲和之味，有食人补阴之功"，阴气既生，则阴得以配阳，阴阳调和，故"人之生也，男子十六岁而精通，女子十四岁而经行，是有形之后，犹有待于乳哺水谷以养，阴气始成，而可以与阴气为配，以能成人，而为人之父母"。可见脾胃之气对于人体生长发育的重要性。朱丹溪认识到了脾胃为清纯冲和之气，具有养阴配阳之功，在人生之中具有重要作用。故凡脾胃受邪，损伤了清纯冲和之气，则可导致受纳、运化失常，失去补阴配阳的作用，阴阳失调，导致疾病的产生。至于脾胃之气受损的原因，则有"谋虑神劳，动作形苦，嗜欲无节，思想不遂，饮食失宜，皆能致伤"等，又因胃居中属土，主容受而不能自运，故"人之饮食，适口之物，宁无过量而伤积乎？七情之偏，五味之厚，宁无伤于冲和之德乎？"既伤之后，当用调补，若反而

"恣意犯禁，旧染之证尚未消退，方生之证与日俱积，言见医药将日不暇给，而伤败胃气，无复完全之望，去死近矣"。他在论痎疟一病的病因时也指出了"恣意饮食，过分劳力，竭力房事，胃气大伤，其病乃作，深根固蒂，宜其难愈"。鼓胀形成也是因"七情内伤，六淫外侵，饮食不节，房劳致虚，脾土之阴受伤，转输之官失职，胃虽受谷，不能运化，故阳自升，阴自降，而成天地不交之否"，近而清浊相混，湿浊与血瘀内郁而发鼓胀。老年人则更易脾胃受损而发病，因"老人内虚脾弱，阴亏性急，内虚胃热则易饥而思食，脾弱则难化，则食已而再饱，阴虚难降则气郁而成痰"，故老年人更应注意顾护脾胃。由此可见，朱丹溪认为无论外感还是内伤，均可导致损伤脾胃，而发诸病。

四、脾胃学说的完善

薛己脾胃病思想源于《黄帝内经》，遥承于李东垣脾胃学说，他十分重视脾胃在机体生理、病理中的重要地位，他说："《内经》千言万语，旨在说明人有胃气则生，以及四时皆以胃气为本""胃为五脏本源，人身之根蒂"，强调"脾胃亏损"的脏腑病机观，如"脾胃气实，则肺得所养，肺气既省，水自生焉，水升则火降，水火既济而天地交泰，若脾胃一虚，则其他四脏俱无生气"，这是他从脾胃论治虚劳内伤杂病的理论基础。对于脾胃本脏腑之诸病，薛己仍然强调从"脾胃亏损"立论，如"夫人以脾胃为主，未有脾胃实而患疟痢者，若专主发表攻里，降火导痰，是治其末而忘其本"。从生理、病理强调脾胃的主要地位是薛己治疗脾胃病的核心思想。从薛己《内科摘要》所记录的脾胃病医案归纳来看，脾胃病病因主要有饮食失宜，劳役过度，七情内伤，因药致病（苦寒、淡渗、破气）以及禀赋不足素体脾胃或脾肾亏虚。饮食内伤在脾胃病中最为常见，饮食又可分为"饮伤"与"食伤"。酒味苦甘辛，火热有毒，饮酒过度，则吐逆恶心，头目昏眩，神困多睡，志意不清，肠鸣腹泻，完谷不化等，《内科摘要》中对饮伤有多处记载，如"旧僚钱可久，素善饮，面赤痰盛，大便不实"，再如"光禄柴黼庵，善饮，泄泻腹胀，吐痰作呕，口干"。食伤脾胃，多因"饮食自倍，脾胃乃伤"，常表现为恶食，吐食，胃脘胀满，似痢非痢，脉多滑。至于劳役过度，损耗元气，脾胃虚衰，不仅是虚劳内伤而且是慢性脾胃病的常见原因。七情内伤多以郁怒或思虑过度多见，常见于妇人，《内科摘要》亦有多处记载。薛己《内科摘要》所言"脾胃病"主要涉及胃脘痛、腹痛、食积、痢疾、泄泻、不思食、吞酸、痞满、酒积、便血等，虽然诸病症状不一，但是核心病机皆为"脾胃亏损"，主要是脾胃气虚或虚寒。如薛己所言"食后胀痛，脾虚不能克化也；小腹重坠，脾虚不能升举也；腿足浮肿，脾虚不运；吐食不消，脾虚虚寒无火；吞酸嗳腐，脾胃虚寒，痢疾里气后重，脾胃气下陷"。即使内科杂证，薛己也多从脾胃立论，突出了脾胃病思想的临床应用价值。薛己治疗脾胃病，在继承《黄帝内经》"治病必求于本"以及"不能治其虚，安能治其实"思想以及张仲景、李东垣脾胃病思想基础上，突出了"温补脾胃"的大法。薛己脾胃病思想特点鲜明，突出了"脾胃亏损"这一慢性脾胃病的根本病机，这对于治疗慢性脾胃病有很大指导意义。

张景岳是胃气学说的集大成者。他处方喜用温补，用药重视脾肾，对后世中医的发展产生了重要影响。关于脾胃的功能，张景岳主要以"后天"总括。他认为肾与脾胃互相影响，是先天和后天的关系，对人体至关重要。肾是"精血"的本原，脾胃是水谷之海。人体依赖肾的本原精血奠定根基，又依赖脾胃的水谷之气补充濡养。他以"补天"之功强调胃气功能的重要性，认为先天不足的人，依靠后天脾胃的濡养也可以"居其强半"。张景岳认为脾胃五行属土，土之母为火，唯有生理之火充足，脾胃功能才可以较好发挥。他提出脾胃本性喜暖而恶寒，特别强调调理脾胃慎用寒凉药物，以防苦寒败胃。《景岳全书》记载："脾胃属土，惟火能生，故其本性则常恶寒喜暖，使非真有邪火，则寒凉之物最宜慎用，实所以防其微也。"在张景岳的胃气学说中，脾胃与其他脏腑的关系可以归纳为两部分：其一是胃气通过腐熟运化水谷以濡养其余脏腑。如《景岳全书》引《素问·五脏别论》有云："胃者，水谷之海，六腑之大源也。五味入口，藏于胃，以养五脏气。"其二是脾胃通过与其他脏腑功能的协调合作，完成气、血、津液等生命物质的化生和运行。张景岳胃气学说在诊断中的运用较好体现了中土五行的哲学观点，极其强调判断胃气充盈衰败在诊断中的重要性，为此他提出"凡欲察病者，必须先察胃气"的诊断原则。此外，依据中土五行中"土生万物"的观点，张景岳认为胃气于人体中无所不至，胃气的充盈衰败在脏腑、声色、脉候、性情中皆有体现。判断胃气的荣盛衰败对后续治疗及判断疾病的预后转归具有重要意义。

叶天士在继承前人的基础上大胆创新，提出了"脾胃当分析而论"的观点。叶氏认为脾和胃虽然同居中焦，但其功能各异，喜恶有别，故当不同而治，并指出"运化主脾，纳食主胃，脾宜升则健，胃宜降则和"，故针对脾、胃阴阳的不足，叶天士分别提出了"温运脾阳、敛养脾阴、运化为主"以及"濡养胃阴、温理胃阳、养通结合"的不同治法。营属阴，行于脉中，卫属阳，行于脉外，阴阳相随，内外相通，两者密不可分。同时营卫又都是人体生命活动中所必需的物质，二者皆来自后天脾胃所化生的水谷精微，与脾胃有着紧密的关系。营卫调和，则机能正常；营卫相失，则诸病乃生。通过调理脾胃可以资助营卫之气的化生，在《伤寒论》中就有体现，以桂枝汤和小建中汤为代表。叶天士继承和发展了仲景的这一思想，在《临证指南医案》中详细记载了有关虚劳门、汗门等诸多与营卫失和病机有关的医案，叶天士以小建中汤加减应用，疗效可观。叶天士认为导致胃阴虚的因素大致有外感温热燥邪伤阴，或外邪入里化热伤阴；五志过极化火伤阴；饮食不节伤及胃阴；误治伤阴以及年老阴虚五类。针对"脾阳不亏、胃有燥火"的胃阴虚本证，叶天士根据"胃喜润喜降"的特点，多选用甘平或甘凉之品，滋阴不碍胃，通降而不过，以使津液来复，胃自降和。其治法方药受启于仲景的麦门冬汤，创立"益胃汤"通补阳明法是叶天士对仲景脾胃学术思想的又一继承和发展，即通过顺降胃气、补中寓通的治疗方法，使胃气得以下行，腑气得以通畅。后世诸多医家受仲景"阳明多实"理论的影响，治疗胃腑病证时多用泻实的方法，然叶天士认为胃阳受损，腑病应当以通为补，指出胃腑应以通降为顺，若为阳明热证及阳明腑实证，理当清之泻之，但若为虚证，则法不应当，更需补中有通，通补结合，以恢复胃之通降。叶天士将仲景的这一理论得以发挥，并应用到胃络病证的治疗中，其认为胃络病的传变具有一定的规律，即从气到血、从经到络，临证诊治疾病时，叶天士也都遵循这一规律。叶天士认为胃络病证常见的病因不外乎感受外邪、饮食劳倦、情志内伤、脾胃虚弱等几个方面，但更加强调病程之长久，并提出了"久积入络""久痛入络"等观点。肝体阴而用阳，主藏血和疏泄，喜调达恶抑郁，与脾胃关系密切，肝体功能的发挥，需要后天脾胃的滋养，同时脾胃气机的升降枢纽有赖于肝气的调畅；若肝失疏泄，则脾胃运化功能失常，反之脾胃失调也会导致肝气不舒、肝血不藏，故肝与脾胃在生理方面互助互促，病理方面相互影响。叶天士在临证辨治脾胃病时也非常重视调肝的重要性，提出了平肝安胃、清肝安胃、柔肝安胃等多种肝胃同治之法，应用于临床也卓见成效。叶天士的脾胃分治论、顾护胃阴论、通补阳明法、营卫交损建其中、胃络理论、土木同治等创新观点更是为脾胃学说注入了新的元素，迄今为止仍然是临床医师治疗疾病的指导思想。

脾胃学说经过几千年继承、发展，已形成了较为完善系统的理论体系，在中医学中占据着重要地位，它的不断完善和发展，必将为广大人民群众的健康发挥巨大的作用。

第二节 中医病因病机分析

一、慢性萎缩性胃炎病因

慢性萎缩性胃炎（CAG）属于中医学"胃痞""胃痛""呃逆"等范畴，其主要病因为外感邪气、饮食不节、情志所伤、脾胃虚弱及体质因素，抑或因先天禀赋不足，素体脾胃亏虚，邪气乘虚而入，致脾胃升降失职、中焦气机不利而发病。

1.外感邪气

若六淫中一气偏胜，对脾胃造成损伤，就会引发胃脘痛。寒、湿、热、毒等外邪克于脾胃，尤以寒邪为主，致胃腑不通，不通则痛。《三因极一病证方论》曰："十二经络外感六淫，则其气闭塞，郁于中焦，气与邪争，发为疼痛。"寒为阴邪，易伤阳气，阳气伤则胃腐熟功能下降，导致水谷停滞于胃腑。另外，寒性收引，能引起胃络筋脉挛缩，气血运行不畅致胃腑失养，胃气阻滞发为胃脘痛。

2.饮食不节

《素问·痹论篇》曰："饮食自倍，肠胃乃伤。"《兰室秘藏》曰："多食寒凉，及脾胃久虚之人，胃中寒而胀满，或脏寒生满病。"即饮食不节，损伤胃络；或饥饱无常，脾胃受损，胃气失和，冲逆而上；或嗜食高粱肥甘，辛辣刺激，蕴湿生热，阻碍气机，日久都会导致气血不通，胃络失养，发为疼痛。张杰认为饮食失节是慢性萎缩性胃炎发生的重要诱因，指出饮食不化，伤及胃气，阻塞中焦气机，脾胃升降失常，强调在治疗慢性萎缩性胃炎时要不忘加入消食导滞中药以平中焦、利气机，恢复水谷纳运。魏睦新教授认为，慢性萎缩性胃炎的发生多与饮食有关，尤其是饮酒、过食刺激之品，导致脾胃之气受损，阳气郁遏于内，脾胃纳运失常，气血亏虚，阴液受损。现如今人们因饮食不规律、饥饱无度、饮食过咸等引起的胃部疾病越来越高发，慢性萎缩性胃炎就是其中之一。

3.情志所伤

恼怒气冲,肝失条达,肝气郁滞,横逆犯胃;或忧思气结,肝气失疏,脾运不健,气滞湿阻,胃失和降,都会发为胃痛。《素问·六元正纪大论》曰:"木郁之发,民病胃脘当心而痛。"谢晶日提出"无郁不成酸"理论,主张与酸相关疾病应着重治"郁",认为气郁在慢性萎缩性胃炎肠上皮化生发病过程中尤为关键,故在治疗时常以抑酸药联合行气药来通调六腑气机,使胃气得和。若患者长期精神抑郁,就会容易引起脾胃气机郁结不畅。《类证治裁》曰:"气郁脘痛,必攻刺胀满。"何晓晖提出情志致病,认为肠胃可直接反应情绪的变化。慢性萎缩性胃炎与情志有密切关系,慢性萎缩性胃炎患者既可因郁致病,也能因病致郁,故其指出治胃应先治神,在治疗过程中要先解决情绪问题,消除患者恐惧及焦躁等心理。高奎亮等认为情志不畅可导致条达、疏泄不畅,肝脾不调,脾气不升,失于运化,继而胃失和降,胃失濡养,长此以往最终导致胃黏膜萎缩。

4.脾胃虚弱

素体脾胃虚弱,运化失司,气机不畅,或中焦虚寒,失于温煦,或他脏久病,损伤胃气,皆可导致胃痛。姜树民认为脾胃虚弱,受到外邪侵袭或者由内因导致肝火犯胃,灼伤胃络,日久会导致湿热蕴结、瘀血阻滞。邓鑫等基于中医"脾胃为后天之本"的理论采取益气固本之六君子汤治疗慢性萎缩性胃炎,使患者胃黏膜异型增生情况得到明显改善的同时也能提高机体免疫能力。朱方石认为,脾胃病发生的本源是脾胃虚损。曹志群教授认为,脾胃虚弱、气阴两亏为本病的根本原因。白兆芝指出脾胃虚弱是本病发生的关键病因,吕国泰教授认为脾胃气虚为慢性萎缩性胃炎的发病基础,在整个发病过程中与气滞血瘀常常互为因果。

5.体质因素

中医学体质理论是指人体先天禀赋联合后天获得所形成的关于形体、生理与心理方面稳定、综合的个性特征,体质学说认为体质是导致机体发病内部因素的一部分,决定着疾病的易感性及趋向性。陈泽慧等研究表明,在慢性萎缩性胃炎患者中体质类型以阴虚质、湿热质、气郁质、血瘀质为多见。沈舒文认为胃本身喜润恶燥,但是由于阳明胃腑阳气隆盛,导致邪留于胃易从热化,化热则伤阴,故临床多见阴虚。

二、慢性萎缩性胃炎病机

慢性萎缩性胃炎的病机亦复杂多样,历代医家对其病机的认识见解不一,但一致认为本虚标实、虚实错杂、日久瘀血阻络是慢性萎缩性胃炎的主要病机。虚者多为脾胃虚弱和胃阴不足,实者主要有湿热阻络、瘀血阻络、气机阻滞等。本虚主要表现为脾胃虚弱(脾气、脾阳、脾阴),标实主要表现为气滞、湿热邪毒和血瘀。因脾胃同居中焦,为气机升降枢纽,故脾胃虚弱,升降失调,脾不升清,胃不降浊,热毒、血瘀、痰湿等病理因素停滞堆积于胃,更加影响气血运行,形成恶性循环,日久胃络损伤明显,继而导致胃黏膜腺体减少、萎缩,甚至出现肠上皮化生、上皮内瘤变及癌变等病理改变,所以慢性萎缩性胃炎是长期动态发展、演变的疾病。

1.脾胃虚弱

清代沈金鳌在《杂病源流犀烛》指出:"痞满,脾病也。本由脾气虚,及气郁不能运行,心下痞塞䐜满。"王道坤指出,慢性萎缩性胃炎主要由于素体脾胃虚弱,加之内外之邪侵袭,使脾胃升降失和导致。林上助教授也提出脾胃正虚是慢性萎缩性胃炎发病的重要病机,气虚、阴虚、阳虚、气滞、湿热、血瘀为常见的致病要素。刘建平教授指出,脾胃虚弱是慢性萎缩性胃炎的发病本质,脾胃纳运失司,水谷精微输布障碍,致使气血亏虚从而胃络不得濡养,胃黏膜失养,最终萎缩形成。郭淑云教授发现本病的患者在病程中多出现脾胃气虚及阳虚,导致产生胃失濡养,故脾胃气虚、阳虚为本病的发病之本,贯穿整个发病过程。曾斌芳教授认为慢性萎缩性胃炎的病机关键是脾虚,而其主要表现为气机升降失常,病位在脾胃。

2.胃阴不足

张芬等在研究慢性萎缩性胃炎过程中,以脾阴学说为基础,认为脾阴虚是慢性萎缩性胃炎的重要发病机制,脾体阴而用阳,若脾阴不足,则阳无以用,随之脾胃则运化失常,水谷精微无以传达胃腑,胃腑失养,胃固有腺体萎缩。脾阴虚是导致慢性萎缩性胃炎的关键病理环节之一。随着正常到萎缩病程的发展,疾病的病机也逐渐由"气滞郁热""痰湿困脾"发展为"气虚,机体失于温煦,渐至阳虚",阳气不足,阴液不得化生,始见"阴虚"的传变。可见在发展为慢性萎缩性胃炎的过程中,阴虚失养是至为关键的发展因素。

3.湿热阻络

《类证治裁·痞满》曰:"有湿热太甚,土来心下为痞。"在平素饮食中嗜食肥甘,饥饱不节,饮酒过度或外感湿热之邪,致使内生湿热;或疾病迁延不愈,病久气虚,脾胃虚弱,湿邪中阻化热,这些原因均可使湿热蕴结于脾胃,发为本病。田耀洲在辨治慢性萎缩性胃炎时注重湿邪的致病作用,提出气虚为该病之本,而湿瘀为本病之标。顾庆华提出慢性萎缩性胃炎的主要病机是湿热阻滞中焦脾胃。何晓晖教授亦持同样的观点,并认为湿热是启动慢性萎缩性胃炎的关键,络瘀是病理关键,其病位在脾、胃,亦与肝胆的疏泄及肾的滋养功能失常密切相关。湿热阻滞中焦脾胃,是启动慢性萎缩性胃炎的关键,湿热长期干预,致使胃黏膜失养,湿瘀交阻,致使本病病势缠绵,日久难愈。

4.瘀血阻络

隋代巢元方《诸病源候论·痞噫病》认为"血气壅塞不通而成痞也",提出瘀血致病的病机。导致血液瘀滞不通的因素包括外伤、气滞、血热、血寒或有形实邪、气虚或阳虚等,在这些病理因素的作用下机体产生瘀血。沈洪教授等提出慢性萎缩性胃炎主因胃中络脉痹阻,血脉运行不畅,瘀血不去新血生成受阻,胃体失于濡养,长此以往导致胃黏膜萎缩,他认为血瘀是引起慢性萎缩性胃炎的最主要病理因素之一。李汉文等研究指出慢性萎缩性胃炎的基本病机为病久入络、瘀血阻滞脉络,在临床治疗上主张调畅气机、活血通络,祛瘀生新,去腐生新,调护胃气。赵凡等强调了瘀血对于本病发生发展所起的重要影响,与《脾胃论》中指出的"痞从血中来"有相似之处。周晓虹教授认为慢性萎缩性胃炎患者在病程中常出现瘀血征象,治疗宜活血化瘀。胃络脉痹阻,络气不通，影响血脉正常运行，血液运行不畅则胃体失于濡养，瘀滞日久最终导致慢性萎缩性胃炎的发生。

5.气机阻滞

气滞是机体局部的气机阻滞，郁滞不通，主要由于情志不畅或者食滞、瘀血、痰浊、热郁等因素，或脏腑功能失衡、脏气虚损而形成。金代刘完素在《素问病机气宜保命集》提出："脾不能行气于肺胃，结而不散，则为痞。"明代张景岳在《景岳全书·心腹痛》也指出："胃脘痛症……惟气滞者最多。"单兆伟指出气滞为慢性萎缩性胃炎发病的核心因素之一，且本病的发病之本为脾胃虚弱、发病之标为瘀血阻络。王自立提出慢性萎缩性胃炎以肝郁脾虚者多见，治疗上应采用养血柔肝、健脾益气和胃的方法。慢性萎缩性胃炎患者脾气本虚，脾胃运化功能失调则郁滞易生，任顺平认为内有郁滞是本病的共性，而本病的核心就是气滞。郝微微认为本病的基本病机为脾虚失于健运、气机阻于中焦，故本病发病的关键因素之一为肝气郁结，遂提出治疗上应以健脾理气化湿为主，并强调重视疏肝解郁。气滞可导致瘀血生，而血瘀亦可使气机阻滞，就相当于"气行则血行，气滞则血瘀"。故气机阻滞也是本病发病的一个重要病机。夏军权教授认为慢性萎缩性胃炎的病因病机以脾胃虚弱、气血运行受阻为本，导致热毒、血瘀、痰湿等病理因素停滞堆积胃膜，毒血瘀滞，蕴积日久，加重气血运行受阻的程度，病情反复迁延难愈。慢性萎缩性胃炎的病机关键是气机运行不畅，故以疏理脏腑气机为治疗大法。刘启泉教授认为气机不调为慢性萎缩性胃炎的基本病机，临床上"随变而调气"调治慢性萎缩性胃炎，常得佳效。

6.其他病机

目前瘀毒致病理论日趋完善，成为阐释慢性萎缩性胃炎病机的重要学说之一，瘀毒致病理论认为在病变过程中，正气亏虚是内因，感受湿热毒邪是外因，瘀毒互结、浊毒内蕴、热毒鸱张是主要病理变化。各医家多强调慢性萎缩性胃炎本虚多为脾胃气虚、胃阴亏损，邪实重在瘀血、湿浊、湿热及气郁。张泰等认为"瘀、毒、郁"互结是慢性萎缩性胃炎的核心病机，慢性萎缩性胃炎发病多由外毒（湿热毒邪）所致，将"郁"与瘀毒致病理论相结合，探讨了瘀、毒、郁在慢性萎缩性胃炎发生、发展中的意义，情志致郁可能是促进瘀血、湿浊、湿热转为瘀毒、浊毒，进而化生热毒的病理要素。

谢晶日教授总结前人经验创立"肝脾论"学说，认为慢性萎缩性胃炎病变虽在胃，却与肝、脾均有关系。他认为肝气不舒、气机不畅或肝气亢逆、乘脾犯胃，则会导致气血运行障碍，形成水湿痰饮等病理产物。肝失疏泄，气机失调，累及脾胃，脾失健运或胃失和降，导致病理改变，因此主张疏肝健脾来治疗慢性萎缩性胃炎。国医大师李佃贵教授总结前人经验，首创"浊毒理论"，提出浊毒之邪壅滞中焦是慢性萎缩性胃炎的病机关键，认为化浊解毒为治疗的关键，并贯穿始终。汪龙德提出在治疗和预防慢性萎缩性胃炎和癌前病变时，从虚、湿、郁、瘀着手，此过程亦为慢性萎缩性胃炎病情加重的过程。潘慧琴等通过研读经典和临床观察，认为本病核心病机为胃精伤败，得出了伏燥引动化燥造成腺体萎缩的结论。徐伟超等较前人认识增加了络病、浊毒等认识。白长川教授认为慢性萎缩性胃炎的发病关键为"滞伤脾胃""因滞而虚"，食（酒）滞、气滞、寒滞等壅阻于中焦，损伤脾气，日久致脾胃虚衰，胃黏膜及腺体发生萎缩。

第三节　慢性萎缩性胃炎的中医辨证论治

一、名家经验

目前根据慢性萎缩性胃炎的临床特征，该病属于中医"胃痞"和"胃痛"的范畴，中医认为，本病多是由于感受邪毒，或饮食不节，嗜食辛辣之品，或情志不畅郁怒失调等引起胃的慢性病变，迁延日久，致使肝气郁结，脾胃虚弱，湿热内蕴，胃阴耗伤，气血运行迟缓，瘀血内停，以致胃络失养而萎缩。病性多属虚实夹杂，治疗以健脾疏肝、理气活血、清热为主，中医医家对慢性萎缩性胃炎的临床分型及治疗方法各有心得。

高金亮教授师承于邢锡波教授和田乃庚教授，尤为重视慢性萎缩性胃炎的研究。天津中医药大学第二附属医院雒明池院长、李慧臻主任、高望主任等多位医师均跟随高金亮教授跟诊学习，高望主任作为高金亮名中医工作室成员，积极学习继承高老经验，并参编整理高老临床经验著作撰写工作。高老经验方经临床运用，疗效颇佳。高金亮教授主持的国家"七五"重点攻关课题"脾虚型慢性萎缩性胃炎的临床及实验研究"获得了国家中医药管理局科技进步奖二等奖，率先提出并开展了病证结合造模工作，模拟了脾虚型慢性胃炎、脾虚型消化性溃疡等，以适应中医科学研究的需求。这一研究成果成为中医动物造模的创新点之一，并获得部级科技进步二等奖。高金亮教授认为慢性萎缩性胃炎病位在胃，与肝、脾相关，轻度异型增生者的虚证以气虚为主，随着病情发展，阴虚和气阴两虚逐渐增加；实证以气滞为主，随病情发展，则气滞血瘀并见，并确立益气（养阴）化瘀行消的治疗原则，如《沈氏尊生书·胃痛》所说："胃痛，邪干胃脘病也……唯肝气相乘为尤甚，以木性暴，且正克也。"对病程较短、病情较轻的患者，治以行气疏化；病久多血瘀，对病程较长、病情较重的患者，以活血化瘀为主。气滞血瘀者，常用丹参饮合百合乌药汤；气虚血瘀者，益气化瘀，黄芪、莪术并用；阴虚夹瘀者，养阴化瘀；病后调补，需兼散气破血。对于治疗慢性萎缩性胃炎这种久病难愈、正气损伤的疾病，具有重要的指导意义。

高金亮教授指出，伴有中重度肠上皮化生和不典型增生的慢性萎缩性胃炎属于胃癌前期病变，病情顽固，有癌变的潜在风险，对患者健康与精神均危害较大，因而提高该病证的治疗水平尤为重要。高老总结多年来诊治该病的经验，针对慢性萎缩性胃炎的发展规律提出了"因滞致虚，因虚夹邪"的重要学术思想，依据滞—虚—邪的相互关系，治疗上以滞而通之、虚则补之、夹邪则祛之为切入点，提出健脾、理气、活血、清解的治疗原则。病程较短，属脾虚兼滞者，治宜健脾行滞；病程较长，属脾虚较甚者，重以健脾培中；久病夹邪者，治宜健脾祛邪，根据夹邪性质不同，用药又有活血、清解侧重不同。

"因滞致虚"：脾胃主受纳运化，升降气机。正常情况下，脾胃升降得宜，气血化生有常，胃阴脾阳相互制约，相得益彰。若一方有所盛衰，调节不当，则邪气可乘虚而入。邪气不盛，脾胃尚可通过自身调节给予消除，一旦脾胃虚弱，纵使邪气不盛，亦可产生病变，这其实就是一个正邪相争的过程。这里"滞"是指气滞、食滞等为造成脾胃虚损的主要原因，如《灵枢·病传篇》曰："病变发于肝，三日而之脾"，还有《黄帝内经》指出："饮食自倍，肠胃乃伤"，分别说明，肝郁气滞，横逆克脾土，或因饮食不节，均可引起脾胃虚损。在临床中确实绝大多数患者确为情志不畅或饮食不节所致，发病初期病程短，往往多见肝郁脾虚证，如胃脘胁肋胀痛，伴呃逆嗳气、食少反酸，乏力，大便不畅等。病程较长时，证候表现多以脾虚证为主，可见胃脘疼痛隐隐，面色萎黄无华，食少，肢倦乏力，大便稀溏不调，舌淡胖或有齿痕，脉细弱或沉缓等；而一旦脾胃虚弱，纵使邪气不盛，亦可产生病变，"滞"在此时不单单是气滞、食积，也可发展为血瘀、湿邪、痰饮等，凡是能使气血津液运行失常，经络瘀阻不通的皆可归于滞。

"因虚夹邪"：所谓"正气存内，邪不可干。邪之所凑，其气必虚"，人体正气不足邪气自然更容易侵袭，这就是虚而夹邪。说明脾胃虚损病证，一般表现为非单纯虚证。因正虚则邪乘，日久必化热伤阴，久痛入络，络瘀则血阻。这一规律亦可通过临床表现、证候演变体现出来，所谓"病无纯虚、治无蛮补"的观点，在本病中得到证实和发挥。临床观察发现，久病之时，证候多表现为脾虚夹瘀或化热伤阴。临床表现为胃脘部刺痛，面色晦暗，食少，嘈杂，口干咽燥，消瘦，舌质暗，边有瘀点或瘀斑，脉细涩，舌质红少津，少苔，甚至光红无苔，脉细数。

高老临床遣方用药强调精详辨治。

（1）辨升降：胃主纳食，脾主运化；脾气以升为健，胃气以降为和；慢性萎缩性胃炎临床症状常常与升降失司有关。"浊气在上，则生䐜胀"，脾运不及则乏力消瘦，胃气上逆则呃逆、嗳气，凡此种种当从调畅中焦气机、斡旋升降中求治。治疗慢性萎缩性胃炎的经典方剂——半夏泻心汤，为辛开苦降法的代表方剂。胃脘满闷、呕恶食少等症，用此方效果甚佳。热郁较重者，高老常采用紫苏和蒲公英，以增强辛开苦降的作用。若升降之剂力缓，可增出入之剂相助，如仿东垣法，方中加入防风、羌活等风药，取其轻清升阳，可增强全方效用。柴胡与枳壳，升麻与黄芩为升降法习用药。投之得法，常取捷效。再者，脾胃虚损，肺气易伤，患者出现津亏之象，气少懒言，口干舌燥，为中土不能上奉肺金，宜大剂黄芪、白术，重在升举脾阳。

（2）辨胀痛：临床所见上腹胀痛者，胀者更常见。应详辨其性质，分为虚胀、气胀或食胀。虚胀属虚证或虚兼寒证，宜用甘温、甘缓等治法，重在培补中气。而气胀或食胀者，应予行气消食并佐健脾药，不可过分破气伤正，慎用大黄等通泻苦寒峻剂。辨痛时，需重视疼痛之新久与窜痛的部位。初病在经，而久痛入络，强调分别运用草类通经药与虫类剔络药。如川芎、当归、王不留行、祁蛇等。根据脘痛攻窜胁肋、胸膺、背部等不同，可予行滞和中方，并分别加用肝经、肺经主治药物，如郁金、葶苈子、鹿角胶等。从胀与痛的大致属性看，胀病多虚，痛病多实，所以由胀转痛者，应祛邪为主，由痛转胀者，应扶正为先。胀痛并见者，祛邪扶正兼施。

（3）辨燥湿：胃为阳明燥土，喜湿恶燥，得阴自安；脾为阳明湿土，喜燥恶湿，得阳始运。目前临床诊治慢性萎缩性胃炎，多脾胃同治，然而胃为燥土，脾为阴土，一恶燥，一恶湿，故宜辨证时细察其病燥盛湿盛、在脾在胃，选用不同方药治疗。病在胃燥盛者，主用润胃和胃药物，如石斛、百合、沙参等；病在脾湿盛者，主用辛燥健脾药物，如砂仁、豆蔻、苍术、黄芪等。辨燥湿亦即辨脾胃，辨证精详方可提高疗效。

（4）辨寒热：中阳日衰，阴寒内生。气郁日久，每易化热。治疗慢性萎缩性胃炎阴寒内盛者，多用肉桂、炮姜、荜茇等振奋中阳。论治郁热内生者，可选黄芩、黄连、蒲公英等苦味清解，厚胃肠诸品。从临床中，热证多于寒证，并有热盛、湿热盛、血分热盛等的区别，需用清热，清热化湿，清热凉血以清血分郁热等不同，如上述治郁热可用土茯苓、大豆黄卷；或丹皮、赤芍等药。不可拘泥于该病以久病正虚为主而不敢使用各种清热药物。

（5）辨病证：临床诊断和治疗慢性萎缩性胃炎要从中医辨证和西医病理学两个方面入手，诊治效果既要消除症状，又要改善病理，所以应当重视病与证两个方面。从辨证角度论治，主要方法已为上述。从辨病角度，就是病理变化角度论治，多以健脾疏肝，若有重度腺体萎缩，或伴有肠上皮化生，不典型增生，或息肉者，可在上法中酌情加入活血化瘀药，根据病情轻重情况，予白芍、丹参、赤芍、红花等活血药，三棱、莪术等化瘀药和土鳖虫、水蛭等破血药。由于该病有癌变倾向，伴有肠上皮化生，不典型增生的属癌前期病变，可在符合中医辨证用药原则指导下选用白花蛇舌草、龙葵、半枝莲、茜草、猕梨根、薏苡仁等具有抗癌作用的药物。其中药性平和的药品，如女贞子，薏苡仁可较长时间应用。

上述病证的出现是由于中虚不复，因虚挟邪，热郁化毒，血滞日久所致。高老自拟"扶中清解通瘀逆转方"，由生黄芪、太子参、白术、鸡内金、虎杖、黄药子等组成。方中黄药子有小毒，宜连服两周后，停服两周间歇用药。全方具有益气健脾、清热解毒、活血剔络作用，其中太子参、白术、虎杖、黄药子具有抗癌作用。

唐旭东教授认为气滞血瘀、虚实夹杂是该病基本病机，并以行气活血贯穿治疗始终。在选择用药上，以黄芪、党参、茯苓、白术、薏苡仁、山药、扁豆、甘草等健运脾胃，佐以青皮、陈皮、香橼、佛手、厚朴、白芍等疏理肝气，调畅气机；用生蒲黄、炒五灵脂、丹参、当归、三七粉以行气活血。唐教授善用香苏饮加减治疗，胃气上逆常配合四逆散加紫苏子、柿蒂以和胃降逆；伴嗳气、胸闷不适者合丹参饮；伴有胸闷、腹胀、大便不畅或便秘者合用小陷胸汤加大腹子、大腹皮；餐前胀痛明显，反酸，胃脘部灼热、饥嘈、消谷善饥等有肝胃郁热表现者，常加左金丸（黄连、吴茱萸）、金铃子散（延胡索、川楝子）配合乌贼骨、煅瓦楞子、浙贝母、龙胆草等以清肝泄热制酸止痛。若有患者对吴茱萸较为敏感，服后容易口舌生疮，常佐以蒲公英清热解毒，又不至苦寒伤中。湿邪最容易困脾，影响其运化功能，脾虚容易生湿。故在清化脾胃湿热同时也应酌情加入健脾之品，健脾祛湿，常配合黄芪、党参等。同时加入防风等风药有助于化湿，配合干姜等温阳祛湿，腹胀、大便黏滞不畅者常配合瓜蒌皮、大腹皮等。

张声生教授治疗慢性萎缩性胃炎，多从"虚""毒""瘀"论治，遣方用药主张从"滞"辨治。从虚论治：脾胃虚弱为慢性萎缩性胃炎发病的关键因素，体现在脾胃阳气虚弱和阴血不足两个方面，治疗以健脾理气为根本大法，佐以化瘀清热，善用四君子汤加减，加三七、木通、白花蛇舌草等为基础方，脾胃气虚证患者，以胃脘胀满、纳呆食少、肢倦乏力、舌淡胖等症状为主，在加用党参、黄芪、炒白术以补中益气的基础上，再加小剂量升麻升举脾胃阳气，加砂仁、木香、厚朴行气止痛，加薏苡仁、茯苓以增加健脾化湿之功。若脾胃虚寒证患者，以党参、生黄芪、干姜、荜茇、荜澄茄、黑附片等药物温补脾胃阳气，加桂枝、白芍调和营卫、通阳化气；阴血不足，则胃络失养，胃阴不足证患者，以胃脘隐痛或灼痛、口干舌燥、饥不欲食、舌红少苔或剥苔、脉细数为主症，张教授选用黄精、百合、麦冬、霍石斛、北沙参等药物以养胃阴，加白茅根、芦根、生地黄以滋阴清热，白芍养阴柔肝。从毒论治：幽门螺杆菌感染是慢性萎缩胃炎的一个重要致病因素，张教授认为，从中医学角度来讲，幽门螺杆菌可看作是广义的毒邪，毒邪可分为热毒和湿毒。对于湿热中阻证型患者，使用白花蛇舌草、黄芩、黄连、大黄、佩兰、蒲公英、半枝莲等药物治以清热解毒，加白豆蔻、生薏苡仁等健脾化湿。若热邪偏重则法半夏、生甘草、黄连和黄芩药量加重，党参、干姜或炮姜药量减轻；若湿邪重，加重清半夏或炒半夏曲用量，以降气消食，并随之增加党参、干姜或炮姜用量，黄连、黄芩则药量减少，佐以炙甘草调和诸药。从瘀论治：慢性萎缩性胃炎病久病则入络，多有血瘀之证，胃络瘀血证以健脾益气汤方（四君子汤化裁方）为基本方，加用三七粉、三棱、莪术、生蒲黄、五灵脂、川芎、丹参、桃仁、红花等药物，治以活血化瘀止痛。

邵祖燕教授认为气滞血瘀为此病的基本病机，理气通络为基本治法，对于气机郁滞、络脉瘀阻所致的胃脘部不适，常用五磨饮子与丹参饮加减治疗。五磨饮子来源于《医方考》卷六，《医方考》云："怒则气上，气上则上焦气实而不行，下焦气逆而不吸，故令暴死。气上宜降之，故用沉香、槟榔；气逆宜顺之，故用木香、乌药；佐以枳实，破其滞也；磨以白酒，和其阴也。"五磨饮子的组成为木香、沉香、槟榔、枳实、乌药，有解郁降气之功，主治气厥证。该方临床应用广泛，凡因肝胃气滞、气机不畅所致的多种病证均可使用，效果显著。丹参饮出自《时方歌括》卷下，具有活血祛瘀、行气止痛之功，组成为丹参、檀香、砂仁，主治心痛、胃脘诸痛。《医学金针》载："治心腹诸痛，属半虚半实者：丹参一两，白檀香、砂仁各一钱半。水煎服。"临床上以胃气上逆致嗳气为主症，加旋覆花、代赭石等加强降逆之功；以气机阻滞致胃胀满，加紫苏梗、川楝子、延胡索等加强疏肝行气之效。

沈洪教授把慢性萎缩性胃炎基本概括为脾虚气滞、中焦湿阻、肝胃不和、胃阴不足4个证型，从《伤寒论》《和剂局方》《脾胃论》《温病条辨》等处选方，健脾理气，用枳术丸、君子汤加减方；中焦湿阻，常取三仁汤、连朴饮、平胃散、半夏泻心汤等；肝胃不和，常用柴胡疏肝散、逍遥散加减方；胃阴不足，用益胃汤化裁。

二、中成药治疗

因慢性萎缩性胃炎有着多发性、难治性的特点，并且与胃癌的发病密切相关，近几年，各大医家根据临床经验开展了不少临床及实验相关研究，研制出了各自的专方专治。对于寒热错杂型慢性萎缩性胃炎患者，将其分为治疗组与对照组各48例，均予以西医常规治疗（餐前口服硒酵母片、养胃舒胶囊），治疗组加用半夏泻心汤加味，对照组加用香砂养胃丸,均连续治疗12周,在临床治疗有效率、临床症状、预后生活质量等方面,治疗组均优于对照组。针对脾虚血瘀证的慢性萎缩性胃炎患者,将予补脾通络方治疗的32例患者列入治疗组,予胃复春治疗的32例患者列为对照组,疗程3个月,结果治疗组的总有效率为84.4%,优于对照组的62.5%($P<0.05$),在缓解症状、提高免疫力、增强抗病能力、预防病情进展、逆转胃黏膜萎缩等方面,补脾通络方具有肯定的疗效。对于胃络瘀阻型慢性萎缩性胃炎患者,予以补阳还五汤加减颗粒剂治疗的36例患者列入治疗组,予康复新液和叶酸片治疗的36例患者列入对照组,疗程均3个月,结果治疗组总有效率治疗组为80.56%,优于对照组的94.44%($P<0.05$),由此可知补阳还五汤加减在治疗慢性萎缩性胃炎过程中,能够促进胃蠕动、改善胃循环、保护胃黏膜而达到缓解症状、逆转病情的效果。还有针对肝郁脾虚型慢性萎缩性胃炎的患者,随机均分为2组,治疗组予柴芍六君子汤加味,对照组予胃复春片,结果治疗组总有效率为92.5%,优于对照组的70.0%)($P<0.01$),柴芍六君子汤加味治疗肝郁脾虚型慢性萎缩性胃炎疗效显著。对于脾胃虚寒型慢性萎缩性胃炎患者,随机分为治疗组和对照组各40例,治疗组采用黄芪建中汤联合穴位贴敷治疗,对照组采用口服盐酸雷尼替丁胶囊、枸橼酸莫沙必利等西药治疗,均治疗8周,结果治疗组总有效率为97.5%,优于对照组的70.5%($P<0.05$)。有研究将脾胃虚弱型慢性萎缩性胃炎患者,分为治疗组与对照组各30例,治疗组口服自拟方(健脾益胃方汤剂),对照组予抑酸剂(奥美拉唑)、抗生素(克拉霉素、阿莫西林)等西医常规治疗,2组均治疗14天,临床疗效方面,治疗组的总有效率为86.67%,优于对照组的73.33%($P<0.05$)。胃镜检查结果方面,治疗组的总有效率为80.00%,对照组为66.67%,治疗组优于对照组($P<0.05$)。由此可见,健脾益胃方在改善慢性萎缩性胃炎患者症状和缓解病情等方面疗效显著。

三、外治法

1.针刺法

慢性萎缩性胃炎患者临床可以运用针刺治疗,脾胃虚弱、气滞血瘀型取胃俞、内关、足三里、血海、中脘、脾俞、气海、章门;肝胃不和、郁火燥热型取内关、行间、足三里、内庭、中脘、太冲、天枢;胃阴不足、血瘀络脉型取中脘、血海、足三里、内关、胃俞、三阴交;脾虚肝郁、气失和降型选公孙、内关、足三里、中脘、太冲。慢性萎缩性胃炎合并幽门螺杆菌感染患者可分别进行针刺治疗和药物治疗,并观察结果。针刺治疗主穴选取足三里、中脘、脾俞、胃俞、太白、内关;以上腹饱胀气滞为主者加合谷、支沟、上巨虚、下巨虚;胃阴虚者加太溪、肾俞、三阴交;脾肾阳虚者加关元、气海;以气滞血瘀为主者加膈俞、三阴交、太冲。对于肝胃不和型慢性萎缩性胃炎患者在常规治疗的基础上予以针刺足三里、中脘、公孙、内关、太冲、血海、期门治疗,结果显示总有效率高于常规药物治疗。还有一些研究,如将对照组予以吉法酯治疗,治疗组在对照组口服药基础上针刺双侧足三里,直刺穴位,平补平泻1分钟,提针斜刺向下肢近端(胃脘方向),平补平泻,留针30分钟,于出针时急扪针孔,8周为1个疗程,总有效率治疗组为96.7%,对照组为71.0%($P<0.05$),且在胃镜、病理方面,治疗组均优于对

照组（$P<0.05$）。临床有采用毫火针治疗脾胃虚寒型慢性萎缩性胃炎相关研究，患者共28例，治疗组在对照组用药的基础上在中脘、脾俞（双）、胃俞（双）、足三里（双）加用毫火针。治疗3个月，观察临床症状、胃镜、胃黏膜病理组织学变化。结果：总有效率治疗组为89.3%，对照组为71.4%，2组比较，差异有统计学意义（$P<0.05$）。针对脾胃虚寒型慢性萎缩性胃炎患者，可采用温通针法刺激中脘穴与捻转补法刺激中脘穴的治疗，结果显示，总有效率温通针法组为93.5%，捻转补法组为87.0%；温通针法组治疗后中医证候积分及症状评分均优于捻转补法组（$P<0.05$）。

2.灸法

灸法也是临床常用的中医外治疗法，脾胃虚弱型慢性萎缩性胃炎患者在常规治疗的基础上可以加用艾箱灸刺激中脘、神阙、双足三里穴，每天1次，疗程为7天，结果显示临床疗效及主要症状缓解时间均强于常规口服药物治疗。用隔物灸法治疗慢性萎缩性胃炎，取内关（双）、中脘、气海、足三里（双）；与安慰灸法进行对照，均每次每穴灸1壮，1周3次，共治疗12次，结果总有效率治疗组为83.9%，对照组为76.1%，组间比较，（$P<0.05$）；中医症状量表评分及血清检测胃泌素比较，差异有统计学意义（$P<0.05$）；治疗组治疗前后胃蛋白酶原Ⅰ、胃蛋白酶原Ⅰ/胃蛋白酶原Ⅱ比较，差异均有统计学意义（$P<0.05$）。采用合募配穴艾灸法（中脘、足三里）治疗脾胃虚寒型慢性萎缩性胃炎，与口服胃复春片治疗对照，疗程均为12周，结果显示合募配穴艾灸法的治疗组总有效率为93.8%，明显优于对照组（$P<0.05$）；治疗组治疗后随访时的中医症状积分降低程度明显优于对照组；2组治疗后胃蛋白酶原Ⅰ、胃蛋白酶原Ⅰ/胃蛋白酶原Ⅱ、PGR及胃泌素-17组间比较，差异有统计学意义，且治疗组的Hp阳性率为3.1%，明显低于对照组（$P<0.05$）。还有采用雷火灸灸中脘穴来治疗慢性萎缩性胃炎，其中治疗组50例采用联合用药，以24天为1个疗程，结果治疗组96.15%，明显优于单纯口服药的对照组82.00%（$P<0.05$）；2组患者萎缩分级情况治疗前后比较及治疗后组间比较，差异均有统计学意义（$P<0.01$，$P<0.05$）。治疗组各症状（上腹隐痛、食后胀满、嘈杂、嗳气、食欲差、泛酸）改善时间均较对照组短，差异有统计学意义（$P<0.05$）。

3.埋线法

埋线法治疗萎缩性胃炎可采用病源穴埋线（穴位取中脘、天枢、足三里、丰隆）为治疗组，对照组口服胃复春片，治疗3个月后，治疗组治疗前后在症状、体征、胃镜方面比较，均有显著疗效，与对照组治疗后比较，差异有统计学意义（$P<0.05$）。对于伴幽门螺旋杆菌的慢性萎缩性胃炎患者，分为穴位埋线组（中脘、胃脾俞、足三里、上下巨虚）和常规药物组，治疗6个月后，临床总有效率穴位埋线组为96.9%，优于药物组的64.4%（$P<0.01$），比较胃镜下改善黏膜病变程度总有效率，穴位埋线组为89.2%，药物组为62.2%（$P<0.01$），且组织病理改善总有效率亦优于对照组（$P<0.01$）。埋线法通过调节胃肠功能，改善胃肠内环境，从而降低幽门螺杆菌的活性以及对胃黏膜的侵袭力。还有采用"老十针"穴位埋线联合胃复春片治疗慢性萎缩性胃炎患者的观察，取三脘、气海、足三里（双）、天枢（双）、内关（双）穴，以8周为1个疗程，共治疗3个疗程，在临床疗效、内镜及组织病理学方面，埋线联合胃复春治疗明显好于单纯口服药。

4.穴位注射法

有研究将60例慢性萎缩性胃炎患者随机分为常规西药对照组和穴位注射治疗组，治疗组在对照组常规服用多潘立酮片、盐酸雷尼替丁胶囊的基础上加用丹参注射液注射足三里，以2个月为1个疗程，比较治疗前后的临床症状及胃镜表现。结果：治疗组的总有效率分别为93.33%、90.0%，对照组的总有效率分别为56.67%、66.67%，2组比较，差异有统计学意义（$P<0.05$）。有研究将33例慢性萎缩性胃炎患者予肝俞、胃俞、足三里穴位注射黄芪注射液（4mL）和当归注射液（4mL）为治疗组，对照组33例口服胃复春片治疗，以3个月为1个疗程，从临床症状及体征综合分析，总有效率治疗组为81.82%，对照组为66.67%，差异有统计学意义（$P<0.05$）；比较电子胃镜检查结果，治疗组总有效率为75.76%，明显高于对照组的54.55%，差异有统计学意义（$P<0.01$）；比较病理活组织检查结果，治疗组总有效率为66.67%，对照组为51.52%，差异有统计学意义（$P<0.05$）。

5.针刀法

有研究显示采用小针刀松解治疗慢性萎缩性胃炎患者，治疗组为30例，取脊柱胸段6~12棘突、棘间、关节突关节、下胸段肌筋膜、腹白线的粘连，每周1次，每治疗3周，休息1周，每1个月为1个疗程，连用3个疗程，对照组30例口服维酶素片。结果：小针刀治疗组总有效率达92.1%，明显优于对照组的66.7%（$P<0.05$）。

综上所述，随着慢性萎缩性胃炎的发病率逐渐升高，关于慢性萎缩性胃炎的研究也在不断深入，目前中医药在慢性萎缩性胃炎的治疗方面取得较大成就，这充分显示了中医药在治疗慢性萎缩性胃炎这种多发难治型疾病的优势和前景不容小觑。近5年来针灸治疗慢性萎缩性胃炎的方法多样，有针刺、艾灸、穴位注射、穴位埋线、针刀、贴敷等单一疗法，也有推拿结合针灸、穴位注射结合穴位按摩、针刺结合穴位贴敷、中药恒温烫熨联合大面积恒温雷火灸等综合疗法。总体来看，近5年来单一疗法在技术和操作手法方面较以往有所创新，且单用灸法的研究渐增，而针刀作为单一疗法的研究仍有待挖掘。综合疗法能结合各疗法的优势，有效缓解临床症状，也已成为新的研究趋势。一系列中医针灸及相关疗法通过疏通经络，调理气血，修复胃黏膜损伤，抑制腺体的萎缩、肠化和增生，能有效缓解临床症状，逆转或稳定其异常病理表现，且安全，值得进一步推广。但是研究中尚存在一些不足：部分研究忽视中医辨证，或辨证分型较为单一；针灸及相关疗法在取穴和操作手法上受主观影响较大；部分研究在评价中未关注远期疗效；研究设计不严谨，研究中样本量的估计及设定、样本的脱落、排除和纳入标准等均未作说明；部分研究样本量太少，尤其在辨证方面，临床上萎缩性胃炎在病理过程中可出现多种证候相兼的复合证候，如寒热错杂、湿热夹瘀等，单一的、片面的辨证不能完全掌握其复杂的动态病理变化，所以研究中也应辨证求因，审因论治，辨别复合证候。另外，胃镜技术可认为是望诊的延伸，借助先进的胃镜及病理检查技术，通过望诊胃黏膜，着重观察颜色、色泽、质地、分泌物、蠕动及黏膜血管等情况，结合中医传统辨证思想来识别证型所形成的微观辨证，可以作为一种新的辨证手段应用于研究之中。笔者认为，无论使用何种针灸治疗手段，切不可忽视中医辨证观念，只有宏观辨证与微观辨证相结合，才能更好地指导选穴及手法的选择，从而提高疗效。

第四节　李慧臻教授学术思想

一、勤求古训，集采众方

李慧臻教授精于钻研，善于积累，耕于探索，不仅对中医古籍《黄帝内经》《伤寒论》《金匮要略》《脾胃论》等经典论著熟稔于心，并对当代脾胃大家的学术思想进行了细致的研读，并常常教导我们：中医的经典著作是几千年来中医精华的积淀，总结各代中医学家学术思想及临床经验，是中医学的理论基础与临床精华所在，对古代乃至现代中医都有着巨大的指导作用及研究价值。因此对经典著作只有精读、熟读、才能更好地理解中医基础理论及更进一步的临床应用，而当代脾胃大家的学术思想及临证案例，更能给我们以启发，"站在巨人的肩膀上"，可以让我们少走弯路，夯实基础，开阔思路，临证灵活应用。

二、辨证为主，结合辨病

辨证是根据疾病的症状特点等有关疾病的资料，通过望、闻、问、切进行分析，综合判断现在属于疾病的哪一阶段或哪种证候类型的诊断方法，并根据证型制订其治则治法的诊治过程，是中医学认识疾病和处理疾病的基本原则。中医学以"辨证论治"为诊疗特点，临床上一直存在着"辨病施治"的方法。病即疾病，有一定的致病因素、发病规律和病理演变，并常常有较固定的临床症状和体征等。如慢性萎缩性胃炎，可分属于"胃痞""胃胀""胃痛"等范畴。李慧臻教授认为在诊治的过程中，要坚持辨病与辨证相结合，运用辨病思维可以诊断疾病，对某一种疾病的病因，发展规律以及转归预后有一定的认识，结合患者的四诊信息，进一步运用辨证论治了解患者所处疾病的某一阶段或某一证型，并结合"同病异治""异病同治"的理论来遣方用药。此即通常所说的"以辨病为先，以辩证为主"的临床治疗原则。对某些难以确诊的病症，可以发挥辨证思维的优势，依据患者的临床表现，辨出证候，随证施治。

三、谨守病机，各司其属

李慧臻教授在三十余年的临床实践中认识到慢性萎缩性胃炎以痞满症状为主，多见于中老年人群，病程缠绵，反复发作。病变部位主要在中焦脾胃，性质以虚为主，虽有虚实夹杂，也是虚多实少，本虚标实。脾胃虚弱是病理基础，而脾胃虚弱的本质是脾气和胃阴的不足，在功能上表现为脾气不升，胃气不降，脾胃气机失调，进而引起气滞、湿阻、血瘀等多种标实的病理产物，李慧臻教授认为，虽病机复杂，但在治疗中主要可以从以下几个方面进行论治。

1.本虚标实，健脾为本，兼以行气、化湿、活血

慢性萎缩性胃炎者脾胃虚弱，气血化源不足，治疗以补脾益胃，调理脾胃气机为

主，用药应做到补中兼通，补而不滞。《临证指南医案》云："纳食主胃，运化主脾，太阴湿土得阳始运，阳明燥土得阴自安，以脾喜香燥、胃喜柔润也""脾宜升则健，胃宜降则和"。指出了脾胃病治疗大法，健脾和胃。李慧臻教授在健脾的过程中，根据邪实正虚的轻重不同，在培本固原中，主要以运脾、健脾、补脾、醒脾4个方面为主，在不同邪正阶段有所侧重。运脾药如麦芽、神曲、厚朴之类，健脾药如茯苓、白术等。补脾如绞股蓝、党参、黄芪、太子参等。醒脾主要以砂仁、石菖蒲、豆蔻等为主。

兼证辨治，脾主运化水湿，脾虚不运，易生痰湿，痰湿中阻最为常见，痰湿内盛表现为舌苔厚腻。舌苔白厚为寒湿中阻，当用苦温燥湿之品；舌苔黄腻为湿热壅结，宜苦寒清利之剂；舌苔黄白相间为寒热错杂之象，治宜温凉并用，辛开苦降。痰湿较重，临床多见一种特殊舌象，舌淡润胖大，边有齿痕，舌苔厚腻，黄白相间或边白心黄，此时若用一般祛湿之剂，舌苔常退而复生，病情反复。

寒热错杂，治宜温清并用。慢性萎缩性胃炎部分是以胃脘胀满、痞塞不通、食后尤甚、按之无形为主症。中医学认为脾胃同居中焦，最易互相影响。胃病日久，累及脾脏，脾之阳气受损，运化失职，清气不升，加重胃气不降，中焦升降失常，不得流通，故作胃痞。

瘀阻胃络，行瘀尤重调气。瘀阻胃络，症见胃痛固定不移，痛时拒按，或如针刺，或如刀割，食后痛甚，或夜间尤剧、或见黑粪，甚或呕血，舌质紫黯、舌下紫筋明显，脉弦或细涩。治宜活血化瘀，理气止痛。李慧臻教授的临证中选用失笑散、丹参饮等取得良好效果，对痛有定处，按之有块者，酌加半枝莲、七叶一枝花、绞股蓝、莪术、制乳香、制没药等化瘀散结止痛之药亦验。

2.肝脾同治，分清脏腑

（1）肝与脾胃。

慢性萎缩性胃炎病位在胃，但与五脏也密切相关，如"肝为起病之源，胃为传病之所"，与肝之密切关系自不待言。李教授临证发现，这类患者多有肝郁脾虚，并疏肝常用气分药，取柴胡疏肝散、四逆散、六磨汤、逍遥散之意，常用柴胡、香附、佛手、陈皮、合欢花、玫瑰花、郁金、青皮、紫苏梗等质地轻灵，气味芳香之品，疏肝理气，防其郁结壅土之变，对患者以胁肋部疼痛，且以窜痛，胀痛者为主患者，疗效显著。对气郁日久，致血行不畅，滞而为瘀者，出现以刺痛为主，且舌苔黯或有瘀斑者，李教授多用"行肝"法治疗，"行肝"用药多取血中气药，如川芎、当归、丹参、郁金、延胡索、桃仁等。若肝气郁久化火，症见痛势急迫，心烦易怒，嘈杂、口干咽苦，烦热，舌红、苔黄，脉弦数。李教授认为，肝喜润恶燥，选用药物当慎用辛燥之品或用量易少，以免助火伤阴，治当疏而轻清，可选郁金、降香、梅花、栀子、枇杷叶、绞股蓝、瓜蒌皮等。并在治疗过程中，时刻注重"柔肝"，配伍白芍、生地黄、酸枣仁、当归等柔肝敛阴之品，使阴阳平调、气血兼顾。

（2）肺肾与脾胃。

肺为主气之枢，肺气的宣发肃降功能正常与否，对脾胃的升降功能有重要的影响。李教授认为肺胃在生理上密切相关。肺主呼吸，吸取自然清气的过程，需要胃气和降以助之，吸入之气下藏于肾；胃主纳化，产生水谷精气，汇于胸中，则成宗气。同时，肺胃共同主持排泄体内浊气。因此，肺的肃降功能失调，影响胃气和降，致胃气上逆而见嗳气、胸脘痞闷，用降气、行气法而乏效者，应注意调理肺气，适当选用桔梗、枇杷叶以助和胃降逆，或兼以润养之品，如玉竹、百合等，以助提高疗效。治肺邪犯胃：若肺气郁闭失肃，胃气上逆，重用瓜蒌，肃肺宽胸，和降胃气；若肺气失肃，不布胃津，少伍紫苏叶、薄荷，宣畅肺气，肺之胃气虚又善用沙参以补之。肾中的命门之火可以生脾土，所以当肾阳不足，命门火衰，火不生土，脾土的运化功能减退，就是中医所说的脾肾阳虚证，可以表现出胃脘胀满、嗳气、反酸、大便溏薄甚至久泻不止、完谷不化、五更泄泻等症状，凡遇肾虚寒而胃气弱者，温肾散寒如炙附子亦在所必用，重药轻投。对肾水虚而胃失润者，常用玄参、女贞子，补真水之不足，以润胃腑之燥伤。

（3）心与脾胃。

如心火亢盛，下迫胃腑者，用黄连之苦寒直折其火，即安中土，火土之郁而致噫气频作，则以黄连配石菖蒲，清心开窍而取效。对心血暗耗，虚火内浮，心神不定，眠差纳减者，常重用酸枣仁，养心血而安心神，胃腑自安。

四、辨证论治，结合内镜

随着纤维胃镜技术在临床上的广泛应用和对胃黏膜认识的不断深化，胃黏膜正在逐渐引入到中医胃肠病的辨证施治。四诊合参的宏观辨证可以和内镜下所见的微观辨证辨病很好地相结合。内镜所见胃黏膜颜色苍白或红白相间、黏膜变薄等辨证多属于脾胃虚弱的范畴；而颗粒结节、病理示肠上皮化生也似中医胃络瘀阻所致的变化。现代药理研究表明，益气健脾药可提高机体免疫力，使病变组织得到修复和再生。而活血化瘀药对增生性病变有不同程度的软化和促进吸收功能，并有抑菌、镇静、镇痛等作用；能够改善微循环，帮助侧支循环的建立，改善胃部血液循环，增强损伤部位的供血；消除微循环中红细胞淤滞聚积及炎症细胞的浸润，改善组织缺氧和神经营养，促进病变恢复，还可以降低毛细血管的通透性，减少炎症等。治疗后，瘀血证候和胃镜、病理学检查所见，以及血液流变学改变，都能得到较明显的改善。

辨证与辨镜相结合辨证论治是中医治病的根本，李慧臻教授认为若结合胃镜下表现，在治疗时更能取得好的疗效。如果胃黏膜有充血、水肿、糜烂等活动性炎症病变，多属热证。常选夏枯草、蒲公英、苦参、白花蛇舌草、连翘、槐花等清热解毒之品；若胃黏膜苍白，多属虚寒证，加黄芪、太子参等益气之品；黏膜色泽灰暗，黏膜下血管显露，可加丹参、三七等活血化瘀之品；黏膜充血或出血者，加白及、槐花炭、三七粉等凉血止血之品；若胃黏膜可分泌黏液量少，呈龟裂样改变，多为阴液亏虚，加沙参、麦冬、乌梅、白芍等养阴生津之品。胃镜下黏膜表面呈颗粒样或结节状隆起，经病理活检，多有肠上皮化生或异型增生者，中医多属瘀热交阻或痰热互结所致。其中幽门腺化生或肠腺化生的改变，乃热毒蕴结，选用蒲公英、败酱草、金银花、白花蛇舌草、黄芩、黄连、苦参等清热解毒；间质炎症浸润则是湿毒之邪郁阻之象，则用苍术、半夏等化湿解毒，异型增生者，加丹参、三七、没药等活血化瘀、软坚散结之品。

五、巧用外治，事半功倍

随着慢性萎缩性胃炎的发病率逐渐升高，关于慢性萎缩性胃炎的研究也在不断深入，慢性萎缩性胃炎的外治方法多样，有针刺、艾灸、穴位注射、穴位埋线、小针刀、贴敷等单一疗法，也有推拿结合针灸、穴位注射结合穴位按摩、针刺结合、穴位贴敷、中药恒温烫熨联合大面积恒温雷火灸等综合疗法。中医针灸及相关疗法通过疏通经络，调理气血，修复胃黏膜损伤，抑制腺体的萎缩、肠化和增生，能有效缓解临床症状，逆转或稳定其异常病理表现。李慧臻教授认为，随着社会多元化的发展，人们工作和生活中来自各个方面的压力越来越大，中医外治的不仅可以通过不同的治疗手段达到健脾祛湿、疏肝和胃、行气化湿、活血化瘀等治疗效果，并且在患者接受外治的过程中，可以舒缓情绪，放松身体，达到调节气机的效果，李教授推崇针灸、耳穴压豆、穴位贴敷、艾灸、推拿、拔罐以及中药足浴、熏蒸等疗法治疗消化系统疾病。临床应用证明，中医外治疗法有助于治疗脾胃系统疾病，提高疗效，减轻患者痛苦。

六、重视调养，未病先防，既病防变

《素问·四气调神大论》曰："圣人不治已病治未病，不治已乱治未乱，此之谓也。夫病已成而后药之，乱已成而后治之，譬犹渴而穿井，斗而铸锥，不亦晚乎。"李教授在治疗慢性萎缩性胃炎的过程中，强调日常调养，重视"治未病"，如今的生活工作节奏加快，很多人进餐时间不规律，日久引起脾胃不和。脾胃为"后天之本"，是"气血生化之源"，李教授总结出几点。①饮食规律：三餐饮食需有规律，定时、定量，应荤素搭配，切忌暴饮暴食。②劳逸适宜，起居有时，才能使脾胃之气充旺，不为病。具体要做到生活有规律，勿过度劳累，起居有时，适当加强体育锻炼。③保持心情舒畅："忧思气结""暴怒伤肝"等都会影响脾胃的运化功能。

第二章

现代医学对慢性萎缩性胃炎的认识

慢性萎缩性胃炎是以胃黏膜固有腺体的广泛或局部破坏和数量减少,固有层纤维化,黏膜变薄,不同程度的胃分泌功能减退为特征的一种慢性炎症反应,常伴有肠化和异型增生。慢性萎缩性胃炎患者常合并幽门螺杆菌感染。

第一节 慢性萎缩性胃炎与幽门螺杆菌

一、幽门螺杆菌的介绍

幽门螺杆菌(Helicobocton Pyloni,简称Hp),为近年来国内研究的热点。Hp是一种在胃黏膜上发现的革兰氏阴性螺杆菌,生长在微氧环境,氧化酶和过氧化氢酶阳性,有光滑的细胞壁及1~5根鞭毛,后者套入鞘内且末端呈球状。Hp长2.5~4.0μm,宽0.5~1.0μm,主要在人与人之间传播,人类是其唯一的宿主和传染源。Hp于1983年在国外首次分离出来后,我国于1985年也实现首次分离并成功培养。Hp主要通过消化道传播,包括口—口途径和粪—口途径,具有明显的家族聚集性。

二、慢性萎缩性胃炎与Hp的关系

自1983年Warren及Marchall从慢性胃炎患者的胃黏膜中分离并培养出Hp以来,Hp作为慢性活动性胃炎的一个重要致病因子逐步得到公认,约有90%的胃炎是由Hp感染引起的。Hp不会在正常胃中发现,但在慢性胃炎患者中经常发现。一些事实有力地支持了它作为病原体的作用,如用抗生素治疗根除细菌后炎症反应的消失。Hp感染在正常胃黏膜发展为浅表性胃炎直至萎缩性胃炎的早期阶段起着致病作用。这种感染如果不通过适当的治疗根除,通常会终身活跃,Hp可能是持续几十年的活跃炎症的来源。

三、Hp感染与慢性萎缩性胃炎的流行病学介绍

慢性萎缩性胃炎是一种常见胃癌癌前疾病,其发生发展与Hp感染、饮食习惯、家族遗传等多种因素有关,其中最重要的因素是Hp感染。世界范围内人群Hp感染率超过50%,我国各地区人感染Hp的概率有明显不同,平均感染率为59%,其中儿童的平均感染率为40%。相关研究表明,一旦Hp感染,不经过治疗大约有5%的感染者出现胃黏膜的萎缩改变,引起慢性萎缩性胃炎。若成功根除Hp,可使Hp相关性胃部炎症得到治愈。

然而，由于临床上抗生素的不合理使用，致使Hp对常用抗生素的耐药率越来越高，给临床治疗带来巨大的挑战。

Hp是通过污染水和食物经粪—口或口—口途径感染的。感染后，部分患者只产生一过性急性感染而被机体自然清除，多数形成慢性感染。国内外资料均表明，慢性胃炎Hp的检出率可达50%～80%，而正常胃黏膜很少检出Hp（0～6%）。Hp检出率高低与胃炎的活动与否也密切相关，慢性活动性胃炎患者的Hp检出率较高，可达90%以上，而非活动者较低。不同部位胃黏膜的Hp检出率也不完全相同，胃窦部的检出率高于胃体部。Vatsala等对50例慢性胃炎、Hp阳性患者胃的11个部位进行活检，结果显示，胃窦小弯侧的Hp阳性率高达98%，胃炎的发生率达98%，而胃体大弯侧Hp的阳性率仅为50%，胃炎的发生率为48%。因此，评价Hp相关性胃炎时应注意活检的部位。多项荟萃分析及临床研究表明，Hp感染是慢性萎缩性胃炎的主要致病因素。慢性萎缩性胃炎患者中，Hp感染率较慢性浅表性胃炎更高。临床研究表明，根除Hp不仅改善慢性萎缩性胃炎及功能性消化不良等消化疾病症状，而且降低消化性溃疡复发率及胃癌发病率。基于以上原因，对慢性萎缩性胃炎患者做根除Hp治疗已成为首要治疗方案。

四、Hp致慢性胃炎的发病机制

Hp的致病作用主要表现为：细菌在胃黏膜上的定植；细菌对宿主防御系统的入侵；细菌毒素对宿主组织的直接损害作用，诱导宿主炎症反应和免疫反应的间接损害作用。尿素酶、移行能力、黏附因子是Hp在胃上皮定植及致病的先决条件，而免疫耐受或免疫抑制可以帮助细菌在黏膜中持续生存。

1.Hp在胃黏膜的定植和黏附

定植Hp可以在胃黏膜建立一种有利于生存并长期定植的环境。所有Hp均能产生大量的尿素酶。尿素酶将尿素分解为氨和二氧化碳，中和胃酸，保护细菌抵御胃酸的破坏，利于Hp在酸性环境长期生存。Hp具有鞭毛结构及黏附特性，因此可以避免不断的清除过程。鞭毛及螺旋结构使Hp具有高度的能动性，这种特性是Hp定植的首要条件之一。其中，鞭毛在Hp的移行过程中起主要作用，也是Hp定植及感染持续存在的重要因素。Hp对胃黏膜上皮分泌的尿素和碳酸氢盐有趋化性，这将有助于细菌直接攻击上皮细胞。

黏附Hp选择性地黏附于胃黏膜上皮细胞表面，紧贴连接处。通常胃窦部多见。虽然Hp并不定植于食管、十二指肠，但可以定植于食管、十二指肠腔内胃黏膜化生的岛状区域。相反，胃腔内肠化生的区域却没有细菌的黏附。人体中大部分Hp存在于胃的黏液层，只有少部分（2%～20%）表现出对上皮细胞表面的黏附性。Hp的黏附性是其定植于胃黏膜上皮的必要条件。它包括两方面的因素：①Hp表面表达一系列的黏附素。②胃黏膜上皮细胞表面及细胞间质中存在Hp相关的特异性受体。这两方面因素决定了Hp可以特异性黏附于胃黏膜并长期定植。特异的细胞外基质成分和血浆蛋白质，如透明质酸、纤维连接蛋白、层黏蛋白、各种胶原、纤溶酶原和乳铁蛋白，均可作为Hp上皮下组织黏附的目标。Hp与胃上皮细胞间的黏附力极强，以致被黏附的细胞可发生表面变形、微绒毛消失、细胞骨架的改变。Hp还可嵌入上皮细胞。神经氨酰—乳酸—结合性血凝素

（NLBH）和（或）Lewisb特异性黏附素在最初细菌定植于胃上皮细胞表面中起作用，并与首先接触的宿主细胞种类有关。Hp可促使宿主细胞Hp相关受体（或黏附因子）的表达作出调整，有利于细菌的定植。如慢性萎缩性胃炎和溃疡等病理变化，可将额外的细胞外基质成分如层黏蛋白、Ⅳ型胶原和玻连蛋白暴露出来。Hp与巨噬细胞接触后的命运取决于细菌表面黏附素的种类，例如，表达唾液酸特异性血凝素的Hp能抵抗吞噬作用，而表达硫酸化肝素结合活性的Hp被大量吞噬。此外，在补体存在下，通过与硫酸乙酰肝素、玻连蛋白和透明质酸的相互作用，可掩盖黏附素，从而抑制巨噬细胞的吞噬。Hp与细胞间质中Hp相关受体的结合，对黏附于宿主细胞间的连接和由于损伤而基膜暴露于细菌的组织有重要作用。据报道，Hp结合于层黏蛋白、Ⅳ型胶原、玻连蛋白和肝素硫酸蛋白多糖相互作用的机制尚不清楚。正是由于Hp具有表达多种不同黏附素的潜能，Hp才能在极不稳定的微环境中生存下来并长期定植。

2.Hp及其毒素对胃黏膜屏障的损害作用

1）Hp产生的酶对胃黏膜有直接损害作用。Hp产生的尿素酶能直接造成胃黏膜屏障的破坏，尿素酶产生的氨能降低黏液中黏蛋白的含量，破坏黏液的离子完整性，削弱屏障功能，造成H^+反弥散。有研究表明，高浓度的氨还能干扰细胞能量代谢，引起细胞变性。此外，尿素酶诱导白细胞聚集，启动中性粒细胞活性氧反应通过炎症反应间接造成组织的损伤。Hp的鞭毛也能诱导促炎性细胞因子分泌及增强Hp感染部位的炎症反应作用。此外，Hp产生的黏液酶、脂酶、磷脂酶A、溶血素都能破坏胃黏膜屏障。

2）Hp毒素对胃黏膜的致病性。Hp的空泡毒素（VacA）和脂多糖（LPS）可引起胃黏膜完整性的破坏。VacA为分泌型蛋白毒素，能诱导细胞内空泡变性，与被感染胃上皮细胞的腐蚀有关。VacA基因存在于所有Hp菌株的基因组中，但仅有50%的菌株能产生有活性的毒素。VacA在酸性环境下与靶细胞上特异性受体结合，进入细胞内诱发靶细胞溶酶体及内质网损伤，导致靶细胞中明显空泡形成。给小鼠口服VacA阳性的菌株，可引起上皮细胞的空泡变性、固有层单核细胞浸润。给小鼠口服纯化的VacA引起相同的上皮细胞病变，并出现局部细胞坏死伴胞质丧失和胃腺总体结构破坏及局灶性溃疡形成。研究表明，表达VacA阳性的Hp菌株与消化性溃疡发生的关系更为密切。有文献报道，Hp及其毒素抑制表皮生长因子（EGF）及其受体结合，从而引起酪氨酸磷酸化，扰乱了上皮的信号传导，使上皮损伤。

3）与VacA产生相对应出现的毒素相关基因蛋白（CagA）并不直接表达毒素活性，但被认为与毒素的表达密切相关。XIANG等根据是否表达VacA和CagA，将Hp分为Ⅰ型（VacA阳性，CagA阳性）和Ⅱ型（VacA阴性，CagA阴性），并证明Ⅰ型与消化性溃疡、萎缩性胃炎、胃癌的发生关系密切。CagA阳性Hp菌株与诱导宿主细胞促炎性因子表达、增强炎症反应有关。有学者认为CagA为Hp分泌的一种毒素，从细菌转运到宿主细胞中，在宿主细胞中被磷酸化，参与宿主细胞的信号传导及细胞骨架结构的重排，有利于其他分泌蛋白如VacA以内吞方式进入细胞。细胞骨架的变化还可引起宿主细胞变形乃至移行，利于Hp对宿主细胞的黏附及在胃酸性环境中的生存。

4）Hp产生的脂多糖在细菌与宿主的相互作用中起重要作用，同时也是有效的免疫调节因子和免疫刺激因子。LPS刺激单核细胞表型转录和功能改变。用胃黏膜层黏蛋白（整合素）受体结合层黏蛋白包被表面的检测结果表明，当有Hp的LPS时，受体结合力显著降低。层黏蛋白是维持上皮完整性所需的一种细胞外基质，抑制其与受体结合即会造成胃黏膜损伤。当黏膜表面细胞和细胞外基质的破坏削弱了胃上皮屏障时，LPS可引起上皮细胞凋亡增加。

3.炎症与免疫反应

Hp产生炎症反应的大量研究表明，Hp感染后可刺激机体的中性粒细胞向炎症部位趋化，氧化爆发产生大量活性氧，胃液中抗氧化剂水平明显降低，这在Hp的致病机制中起着重要的作用。中性粒细胞的趋化反应可直接由中性粒细胞激活蛋白（HP-NAP）激活，也可间接由白细胞介素-8（IL-8）及其他细胞因子诱导。已证实Hp感染与胃黏膜的IL-6、IL-1、IL-8及肿瘤坏死因子-α（TNF-α）升高相关，其他一些化学趋化因子如Groa、单核细胞趋化因子-1（MCP-1）也可在Hp感染时升高。TNF-α、IL-ip和粒细胞—巨噬细胞集落刺激因子（GM-CSF），均是Hp感染的重要炎症介质。Hp感染时胃黏膜上皮细胞持续表达IL-8 mRNA，且IL-8信使及蛋白分泌可因TNF-α表达而上调。细菌对胃表面的特异性黏附可以激活NF-kB，NF-kB又可刺激IL-8的产生，从而促进增殖、抑制凋亡。IL-8是与炎症伴随的一种强力趋化因子和中性粒细胞激活因子，且这种诱导伴随于毒力更强的CagA阳性、picB阳性的Hp菌株。有研究显示，Hp相关性胃炎的活动度与IL-8 mRNA的转录量呈良好的正相关。上皮细胞的IL-8分泌可能是宿主黏膜的重要防御机制，但如果反应失败且慢性感染持续，IL-8的持续上调及中性粒细胞的激活可导致自由基增多及黏膜损害。

Hp产生的免疫反应自然感染Hp可引起黏膜局部和机体强大的体液和细胞免疫反应。大多数感染个体的血清中可检测到针对Hp的抗体；在无症状和消化性溃疡Hp感染者的胃窦和胃体活检标本中，抗原特异性IgA和IgM分泌细胞数量增加。抗Hp抗体以IgG和IgA为主，而IgM极少见，在儿童急性期感染也如此。进一步研究表明，胃黏膜的免疫应答是Hp相关性疾病的一个重要的致病机制。抗Hp的IgG、IgA可以通过激活多形核白细胞，并以抗原—抗体复合物的形式对上皮细胞产生毒性损伤。但是，自然感染Hp却不能诱发保护性免疫。除了Hp有保护性的酶能使其免受杀伤外，逃避免疫反应或免疫无效也是不能根除Hp的原因。

胃黏膜缺乏淋巴组织，也缺乏像M细胞那样能呈递抗原和微生物的专职细胞；正常情况下，胃黏膜也不表达主要组织相容性复合物（MHC）Ⅱ类分子，提示胃黏膜不可能是原发免疫的部位。但Hp感染的慢性胃炎患者的上皮细胞中，MHC类分子和免疫共刺激分子B7-2表达上调。固有层中单核细胞和激活的巨噬细胞（HLA-DR阳性）增多。这些现象表明，在Hp感染过程中，胃上皮细胞可作为$CD4^+$淋巴细胞的抗原呈递细胞，与局部产生的炎性细胞因子一起促进局部病变的发生。

Hp慢性感染者的活检标本中可发现，固有层和上皮中，$CD3^+$和$CD4^+$淋巴细胞浸润，并形成以B淋巴细胞为中心、$CD4^+$为主的T淋巴细胞包绕的淋巴滤泡。这一淋巴结构被认为是Hp感染特征性表现，也是MALT淋巴瘤的发源地。浸润的淋巴细胞中有少数是

$CD8^+$ T淋巴细胞。在Hp粗提取物和特异性抗原，如尿素酶、热休克蛋白60（Hsp60）、CagA、VacA等存在的情况下，Hp感染者外周血和胃上皮固有层中$CD4^+$ T淋巴细胞的增生呈抗原特异性。与外周血相比，胃黏膜中$CD4^+$ T淋巴细胞数量更多，提示抗原特异性$CD4^+$ T淋巴细胞倾向于在细菌定植部位聚集。$CD4^+$ Th细胞分为两个主要亚型：Th1和Th2，Th淋巴细胞产生γ干扰素（IFN-γ）、IL-2和IL-12，在细胞免疫反应中起作用；1%淋巴细胞产生IL-4、IL-5和IL-10，可刺激抗体反应，在针对肠内病原体的保护性免疫中起主要作用。有证据表明，浸润胃黏膜的$CD4^+$ T淋巴细胞表现为非常复杂的Th型反应。在Hp感染者胃内，能检测到较Hp阴性对照组明显增多的生成INF-γ的T淋巴细胞，而难检测到IL-4生成T淋巴细胞和IL-4 mRNA。消化性溃疡患者Th淋巴细胞数量也较无溃疡人群高。此外，进入细胞内的CagA可刺激抗原特异性MHC Ⅰ类分子限制性$CD8^+$ T淋巴细胞，从而加剧$CD4^+$ T淋巴细胞引起的炎症反应。一系列的动物实验也证实，Th型反应在Hp引起炎症中的重要性。Th型反应可刺激IL-2、INF-Y和其他炎症性细胞因子产生，促进吞噬细胞和白细胞激活，最终导致组织损伤。一些Hp抗原如中性粒细胞激活蛋白，能够产生趋化作用，激活单核细胞和中性粒细胞，协同IFN和TNF-α发挥作用，导致局部组织损伤。最近对淋巴细胞增殖及细胞因子产生的研究表明，Hp感染者细胞免疫反应低下，其Th型反应受到抑制。感染者外周血和胃固有层淋巴细胞，经抗原刺激后IFN、IL-2的产生降低。相反，感染者的Th型反应却是增加的，经抗原刺激后外周血和胃固有层淋巴细胞IL-4、IL-10的产生均高于对照组。Th1型反应抑制及Th2型反应增强可使宿主的炎症反应得到抑制，从而减少组织损伤，但是Th1型反应抑制又使得宿主不能清除Hp。这可能就是为什么Hp感染成为一种伴随人一生的慢性疾病的原因之一。

Hp感染后还能诱发机体产生自身免疫反应。Hp感染形成的抗体与人胃窦部抗原有交叉反应，这可能与热休克蛋白和某些抗体有关。Hp诱导的自身免疫反应可能在胃黏膜全层炎症的发生上起一定作用。

Hp感染对胃酸分泌有多种影响，可引起胃酸分泌增加、减少或无明显改变，取决于其所诱导的胃炎类型，特别是胃炎在胃窦和胃体区域的分布，以及因胃炎而产生的黏膜萎缩的程度。胃窦区的Hp感染可造成胃泌素分泌的负反馈调节的中断，使餐后胃泌素水平不恰当的增高和延长。以胃窦为主的非萎缩性胃炎患者，增高的胃泌素可刺激正常的胃体黏膜分泌过量的胃酸，引起十二指肠酸负荷增多，导致十二指肠溃疡的发生。对这一类型的胃炎患者进行Hp根除治疗可使血清胃泌素水平的下降，进而胃酸分泌也同时下降。Hp感染还可导致萎缩性全胃炎或胃体为主的胃炎。在这些患者中，胃窦部胃泌素的分泌也是增多的，但是不伴有胃酸分泌的增加，酸分泌是减少甚至是缺乏的。低酸高胃泌素水平提示泌酸黏膜对胃泌素刺激的泌酸能力受损。根除Hp后，伴随着Hp的消失及胃体黏膜炎症的消退，酸排量得以恢复。然而，没有证据表明胃体黏膜萎缩得以改善。

五、慢性萎缩性胃炎与早期胃癌

1. 早期胃癌概述

近年来全球范围内胃癌发生率出现下降趋势，但其死亡率仍居高不下。在我国，胃癌的危害更大，其发病率居各系统恶性肿瘤的第四位，而死亡率居各系统恶性肿瘤的第二位。由于早期胃癌缺乏症状或仅仅表现为非特异性消化道症状，如腹部不适、腹胀等，易被人们忽视。往往一经发现，胃癌已进展至中晚期，导致其治疗效果不佳、患者生存率较低。因此，胃癌的早期发现和早期诊断至关重要，可大大降低死亡率，提高生存率。而早期发现和早期诊断的实现在很大程度上依赖于对胃癌早期病变包括癌前病变和癌前疾病的认识。

2.早期胃癌、萎缩性胃炎和Hp感染

胃癌几乎不会在正常的黏膜成分中发生，炎症往往是病变发展的第一步，对于那些具有遗传易感性的人群来说，浅表性胃炎可能是唯一的癌前组织学表现。根据Correa模型，肠型胃癌是由浅表性胃炎、萎缩性胃炎、肠上皮化生、上皮内瘤变逐步发展而来，萎缩性胃炎被称为胃癌的癌前疾病，肠上皮化生和上皮内瘤变被称为胃癌的癌前病变。从广义上讲，胃黏膜的萎缩、肠上皮化生和上皮内瘤变可以被统称为胃癌的癌前病变，其中，萎缩性胃炎和肠上皮化生演变为胃癌的时间较上皮内瘤变长，是临床上干预和阻断胃癌发生的主要对象。导致胃黏膜炎症的原因多种多样，其中最为重要的是Hp感染，其作为胃癌的重要致病因素已得到公认，世界卫生组织（WHO）下属的国际癌症研究机构（IARC）早已将Hp归为胃癌的Ⅰ类致癌因子。胃黏膜从炎症向癌症的演变往往需要很长的时间，而Hp在整个过程尤其是胃炎阶段发挥重要的致病作用，因此Hp相关胃炎值得重视。Hp所致胃炎的程度取决于一系列细胞因子，白介素-1β（IL-1β）和白介素-1受体拮抗剂（IL1RN）的多态性与Hp的患癌易感性相关，易感患者在Hp感染后容易出现程度较重的炎症反应，同时胃内IL-1β增多，进而增加了癌变的风险。大约1%的Hp感染者可出现以胃体为主的慢性胃炎，同时伴有多灶性萎缩及低胃酸血症或胃酸缺乏，随着胃腔内pH的升高，可诱导厌氧性菌株出现，并产生具有致癌作用的亚硝胺，在这种情况下骨髓来源的干细胞可在黏膜部位参与化生和癌变。在Hp感染所致胃炎的个体中，循环中的骨髓干细胞可以到达胃黏膜的增殖区域，而这些干细胞可能解释胃癌具有如此大的异质性，往往兼有肠上皮和胃黏膜上皮两种表型。大量流行病学资料显示，在胃癌高发区域有相当一部分患者可发生Hp相关的慢性胃炎，并逐渐演变为萎缩性胃炎和肠上皮化生，而这些病变也正是胃癌发生的最早期阶段，特别是肠型胃癌。胃癌演进过程中最早期的病变当属胃黏膜的炎症性改变，这通常与Hp感染相关，因此在检测到伴有Hp感染的胃炎或其他癌前病变时，根除Hp感染是预防病变进一步发展最行之有效的手段。实际上Hp所致的炎症本身并无特异性，对于胃癌发生的危险性并无实质性影响，在Hp感染之后病变会进一步发展为腺体破坏和萎缩，并最终被肠上皮化生所替代，后者才是胃癌发生的危险因素。

3.慢性萎缩性胃炎与早期胃癌的病理

近年来，大量研究成果表明，慢性萎缩性胃炎及其伴有的肠化生、细胞异型增生与胃癌的发生存在着密切关系。慢性萎缩性胃炎常伴有肠化生，有人统计两者并见者平均占66.5%，而且随年龄增长而上升。肠化生即肠腺上皮化生，是指正常的胃黏膜上皮被肠型上皮所替代，化生的细胞浆内含有大量正常胃黏膜所不应有的小肠细胞内的酶类，如氨基肽酶、5-核酸酶和碱性磷酸酶，化生的肠腺上皮细胞并能吸收一些脂质，使肠腺化生的原来的分泌功能转变为吸收功能。由于缺乏乳糜管而使吸收的脂质不能像小肠黏膜那样立即输入血液循环，而是滞留在肠腺化生上皮内，胃黏膜区不能有效解毒，从而形成致癌物质，诱发胃癌。有关慢性萎缩性胃炎伴肠上皮化生与胃癌关系密切的文献报道较多，主要认为有以下证据：①有癌的胃比有良性病变的胃的肠上皮化生发生率高而广泛。②肠上皮化生与癌的发生部位非常相似，同样在胃窦和小弯比大弯及胃底多见。③胃癌高发区比胃癌低发区肠上皮化生多见。④多数胃癌伴息肉者皆系肠型蕈状癌在肠上皮化生的邻近。⑤有直接组织学的证据表明，癌可能发生在肠上皮化生部位，也有人证实从肠上皮化生移行为癌组织。

近年来，采用电镜与组织化学染色等方法，对肠化生的类型进行了深入研究，将肠化生分为完全型和不完全型两种。完全型为小肠型化生，其上皮分化好，是一种常见的黏膜病变，广泛见于各种良性胃病，被认为是炎症反应的结果；而不完全型为结肠型化生，其上皮分化差，在良性胃病中检出率低，而在肠型胃癌旁黏膜中检出率很高，说明结肠化生与肠型胃癌的发生有密切关系，为癌前病变。慢性萎缩性胃炎时，化生的上皮细胞是癌的巢穴，化生程度越重，癌变机会越多。

慢性萎缩性胃炎可伴有黏膜的异型增生（不典型增生），异型增生是胃癌的又一重要的癌前病变，胃黏膜的异型增生是指黏膜上皮和腺体的一类偏离正常的分化，形态或功能上呈异型性表现的增生性病变。它不同于一般单纯性增生及肿瘤性增生，单纯性增生只有细胞的过度生长，而无细胞和结构的明显的异型性改变，肿瘤性增生则为细胞的自主性生长且伴有细胞和结构上明显的异型性改变，异型增生则是一种介于两者之间的交界性病变，细胞组织学研究发现，恶性肿瘤发生前几乎均有异型增生，很少直接从正常细胞转化为恶性肿瘤细胞，因此异型增生特别是中重度的异型增生是真正的癌前病变。异型增生的诊断，目前主要是依照组织学和细胞学的形态学特征进行分类和分级。胃黏膜异型增生的分类和分级标准：

胃黏膜异型增生既可发生于胃黏膜的固有上皮和腺体，也可发生于肠化的上皮和腺体，故组织学有肠型和胃型之分。胃型增生的主要特征包括细胞的异型性、异常分化及黏膜结构紊乱3个方面。

1）细胞的异型性：①核呈多形性，深染，排列紧密且不规则，呈假复层化。②核质比例增大。③细胞极性消失。

2）异常分化具有下列一项或一项以上的变化：①胃固有黏膜上皮的成熟细胞消失。②胃上皮的分泌产物减少、改变或消失。③肠化上皮中杯状细胞和潘氏细胞减少或消失。④幽门腺萎缩或消失，或胃底腺呈假幽门腺化生。⑤生发上皮层增宽（即干细胞增生）。

3）黏膜结构紊乱具有下列一项或一项以上的变化：①腺隐窝结构不规则，有出芽和分支形成，管腔内或表明呈乳头状生长。②腺体呈囊状扩张或可伴有形态的不规则。③腺体密集呈背靠背或共壁现象。

根据以上3个方面变化的程度不同，特异性增生划分为轻、中、重度三级。

1）轻度：上皮细胞大多数属成熟的细胞，与正常细胞的主要区别在于黏液产生的量和腺管形态不规则，排列轻度紊乱且分布疏密不均，主要分布在黏膜浅部，少数可位于深部。属胃型者上皮呈高柱状，胞质内分泌空泡减少；属肠型者杯状细胞稍减少，细胞核呈长圆形或杆状，稍增大，深染，排列较密，但仍位于基底部。核分裂象少见。

2）中度：上皮细胞大多数属不成熟的细胞，但尚能向黏膜表面分化成熟。腺管结构不规则，大小形状不一，呈分支状。病变呈灶状分布，有清楚的界限，其深部常有囊状扩张的腺管。属胃型者，胞质内分泌物减少或消失；属肠型者，杯状细胞甚少或仅见残余，潘氏细胞几乎不见，细胞核增大、浓染，位于基底部，但排列稍紊乱或呈假复层化。核分裂象可见。

3）重度：上皮细胞呈轻度和中度的多形性，大多为不成熟细胞。腺管排列紊乱，形状大小不一，可见背靠背和共壁现象，如为灶性病变，其表面呈锯齿状，常可累及黏膜全层，深部不一定残存囊状扩张的腺管。上皮细胞呈柱状或立方形。胃型者分泌空泡几乎消失；肠型者则杯状细胞和潘氏细胞消失。细胞核增大或呈异形，浓染或呈疏松网状，核排列紊乱，呈假复层化。核分裂象常见，有时可见异常的核分裂象。

重度异型增生必须与黏膜内癌相鉴别。由于两者存在相似的组织学改变，因而实际工作中常难以区分，需多次取材。如发现下列现象提示有癌变的可能：①在一个腺管中异型增生的上皮细胞与正常、上皮细胞间突然衔接或相互交错者。②腺管出芽，不规则分支和上皮细胞"搭桥"共壁等现象明显者。③腺管呈实体条索或块状者。④异型增生灶挤压周围组织明显者。⑤上皮细胞核密集、染色深或核质比例明显增大，核仁明显等细胞异型性明显者。⑥异型增生按照组织来源分为：腺瘤型异型增生来源于肠型上皮，起于黏膜浅层，癌变后为高分化腺癌。⑦隐窝型异型增生起源于隐窝，癌变后变为未分化或高分化腺癌。⑧再生型异型增生见于黏膜缺损部的再生上皮，癌变后变为低分化或未分化腺癌，小球样和囊状异型增生，异型上皮内有大量黏液，胞体呈球形，为印戒细胞的癌前病变。

异型增生是一可逆过程，可以由轻度向重度发展，但也可以保持不变或逆转，而重度异型增生则不易逆转，所以可发展成胃癌，因此对重度增生应予及时处理。

慢性萎缩性胃炎pH及亚硝酸盐含量高。在低酸状态下，胃内细菌特别是硝酸盐还原酶阳性菌增多，促使硝酸盐还原为亚硝酸盐，与食物中含氮物质结合成致癌物质N亚硝基化合物，被认为是慢性萎缩性胃炎转化为癌的一个重要因素。

此外，由于慢性萎缩性胃炎胃酸缺乏和慢性炎症损害，常可伴发胃的溃疡和息肉，而胃溃疡和胃的腺瘤样息肉亦属胃的癌前病变。

4.慢性萎缩性胃炎转变成早期胃癌的预防

由于导致慢性萎缩性胃炎转变成早期胃癌的具体机制目前并不完全清楚，但确定的是，根除Hp，可使患者获益。同时需要注意其他因素，包括环境和遗传等多种因素，因此要预防癌前病变的发生或防止癌前疾病向癌的演变需要从多方面入手。养成良好的生活饮食习惯。多食新鲜的蔬菜水果，少食腌制或熏制的食物。避免高盐饮食以及长期摄食粗糙或刺激性食物而造成的胃黏膜长期反复损伤。对于吸烟和饮酒的人群，主张戒烟忌酗酒。吸烟可促进Hp的致癌作用，而乙醇可直接损伤胃黏膜导致黏膜屏障功能的破坏。而对于已经患有上述癌前疾病或黏膜已表现有癌前病变的患者，应积极治疗，去除病因，如根除幽门螺杆菌感染、抑制胆汁反流、切除息肉等，并定期复查密切随访。某些抗氧化剂，如维生素C、维生素E、β-胡萝卜素和微量元素硒等可清除Hp感染后所产生的氧自由基和抑制亚硝酸化合物的形成，对胃癌的预防有一定作用。研究报道显示，某些中药成分如羔羊胃提取物胶囊、中药复方半夏泻心汤等对已发生病变的胃黏膜也具有一定的逆转作用。

第二节　慢性萎缩性胃炎的表现

一、胃镜诊断

1.胃黏膜颜色改变

正常胃黏膜为橘红色，萎缩时轻者呈淡红或灰绿色，重者呈灰白、灰黄或黄白色。同一部位的黏膜颜色也不一样，红色强的部位也带灰白色，而灰白、灰黄的部位也有略隆起的小红点或红斑存在；萎缩黏膜的范围也不一致，可以是弥漫性的，也可以是局部性，甚至呈小灶状，黏膜变薄而凹陷，四周边界常不明显。萎缩性胃炎镜下最早表现为红白相兼，以白为主。

2.胃黏膜变薄，血管显露

腺体萎缩而使胃黏膜变薄、血管隐约可见。腺体萎缩初期可见到黏膜内暗红色网状细小血管，严重者可见到黏膜下大血管，呈暗红色树枝状，胃黏膜皱襞细小、数量减少甚至消失。

3.增生性改变

慢性萎缩性胃炎腺体萎缩后，腺窝可过度增生或可发生肠上皮化生，可见黏膜表面粗糙不平，呈颗粒状或结节状，有时可见假息肉形成，而黏膜下血管显露的特征常被掩盖。

4.萎缩黏膜变化

萎缩黏膜脆性增加、易出血，并可有糜烂灶。

二、病理诊断

慢性萎缩性胃炎胃黏膜活细胞病理主要表现为：①胃黏膜固有腺体（胃体胃底腺、幽门腺和贲门腺）不同程度的萎缩或消失（数量减少或功能减低）。②黏膜肌层增厚，并有固有腺延伸。③固有弥漫性淋巴细胞浸润并存在炎性反应。④肠上皮化生或假幽门腺化生（可有可无）。⑤不典型增生（可有可无）。⑥淋巴滤泡形成（可有可无）。

三、慢性萎缩性胃炎的分级

根据胃固有腺体萎缩程度不同，慢性萎缩性胃炎可分为轻、中、重三级。

1）轻度萎缩：胃窦部浅表腺体呈局灶性萎缩、减少，而大小弯腺体正常，固有腺体数减少不超过原有腺体数的1/3。

2）中度萎缩：胃窦部及小弯腺体均有萎缩、减少，但范围较广泛，固有腺体数减少超过原有腺体的1/3，但未超过2/3，残存腺体分布不规则。

3）重度萎缩：胃窦部大部分腺体萎缩消失或仅有残留，大小弯及体部腺体萎缩或黏膜显著变薄，原有腺体消失而代之以化生腺体，固有腺体数减少超过原有腺体2/3，仅残留少数腺体，其他完全消失，而黏膜肌层明显增厚。

四、肠上皮化生类型与分级

肠上皮化生在慢性萎缩性胃炎中很多见。根据细胞的形态可将肠上皮细胞化生分为吸收上皮细胞化生、杯状上皮细胞化生、潘氏细胞化生及假幽门腺化生；根据肠腺化生上皮发育是否成熟，可分为完全型（成熟型）或不完全型（不成熟型）化生；根据肠化腺体的化生反应，又可分为"大肠型化生"（用组化染色法，能显示出与大肠腺相似的硫酸黏液及氧化乙酰化唾液酸黏液）和"小肠型化生"（不含以上黏液，其反应与小肠黏液性质一致）。

肠上皮化生根据化生的程度可分为三级：

1）轻度化生：上皮化生限于颈腺，肠化腺体占切片腺体的1/3以下。

2）中度化生：上皮化生波及颈腺及表面黏膜上皮，肠化腺体中占切片中腺体的1/3～2/3。

3）重度化生：上皮化生占黏膜全层，达到黏膜肌层，或整个切片中腺体几乎全部为肠化生所代替。

五、不典型增生的特征与分级

不典型增生既可发生于胃黏膜的固有腺上皮，也可发生于肠化的腺上皮。不典型增生有三个特征：细胞的异型性、异常分化和黏膜结构紊乱。

根据不典型增生的程度可分为三级：

1）轻度增生：腺管结构轻度不规则，排列紊乱或疏密不均，主要分布于黏膜浅层，杯状细胞减少，核深染，显椭圆形或杆状，体积稍增大。核密集排列于细胞基底侧。

2）中度增生：腺管结构不规则，呈树枝状，形态大小不整，排列紧密，有较清楚的界线，其深部常见囊状扩张的腺管，杯状细胞甚少，核椭圆或杆状，大而深染，密集于细胞基底侧，排列稍呈紊乱。

3）重度增生：腺管结构紊乱，形态大小不等，上皮细胞呈柱状或立方形，核深染或为疏松网状，呈类圆形或杆状，多为复层或假复层排列。

六、慢性萎缩性胃炎内镜下分型

目前慢性萎缩性胃炎的内镜下分类、分型比较多，考虑到胃癌的风险，将萎缩（A）、肠上皮化生（IM）、皱襞肿大（H）、鸡皮样改变（N）和弥漫性发红（DR）的内镜表现给予评分，预测胃癌的发生情况，现主要引用京都胃炎分类方法进行内镜下分型。

1.萎缩（A）

C-0、C-1者记为0分，C-2、C-3者记为1分，O-1、O-2、O-3者记为2分。

内镜萎缩边界的木村—竹本分类：

C-1型：即萎缩界限局限在胃窦部。

C-2型：即萎缩界限超过胃角部。

C-3型：即萎缩界限超过胃角且接近贲门部。

O-1型：即萎缩界限刚刚超过贲门部。

O-2型：即萎缩界限已经遍及整个胃底。

O-3型：即萎缩界限延伸到胃体。

萎缩程度分类：

轻度萎缩：C-1、C-2。

中度萎缩：C-3、O-1。

重度萎缩：O-2、O-3。

内镜下中重度萎缩性胃炎的特点：

A：黏膜变薄。

B：血管显露，黏膜下可见网状及树枝状细小血管，伴有黏膜色泽改变，红白相间，以灰白或灰黄为主，特别在胃窦较明显。

C：黏膜变得粗糙不平，重者出现铺路石样或鹅卵石样改变。

C-1型：即萎缩界限局限在胃窦部，记A0。

C-2型：即萎缩界限超过胃角部，记A1。

C-3型：即萎缩界限超过胃角且接近贲门部，记A1。

O-1型：即萎缩界限刚刚超过贲门部的，记A2。

O-2型：即萎缩界限已经遍及整个胃底的，记A2。

O-3型：即萎缩界限延伸到胃体的，记A2。

2.肠上皮化生（IM）

无肠上皮化生者记为0分，肠上皮化生限于胃窦部者记为1分，肠上皮化生扩散至胃体者记为2分。

如果用NBI、BLI等观察时，可见小凹上皮表面淡蓝色镶边亮蓝冠（LBC）和见白色不透明物质（WOS），也可以据此内镜表现记录，无LBC或WOS者则记为0分，LBC或WOS限于胃窦部记为1分，LBC或WOS扩散至胃体记为2分，在正常IM记录后的括号内标出。如：白光内镜观察为1分，NBI或BLI观察为2分，则记为IM1（2）。

白光：肠化局限在胃窦部，记IM1。

白光：肠化扩展至胃体，记IM2。

NBI：WOS局限在胃窦部，记IM（1）。

NBI：LBC局限在胃窦部，记IM（1）。

3.皱襞肿大（H）

充分送气下观察，皱襞宽度在4mm以下者记为0分，皱襞宽度在5mm以上者记为1分。

充分送气后皱襞宽度小于4mm：记H0。

充分充气后皱襞宽度大于5mm：记H1。

4.鸡皮样（N）

无鸡皮样记为0分，见到鸡皮样记为1分。

白光：胃窦部鸡皮样改变：记N1。

NBI：鸡皮样改变：记N1。

5.弥漫性发红（DR）

可通过胃体部集合细静脉（RAC）的透见性诊断弥漫性发红。见到RAC者记为0分，只能见到部分RAC者记为1分。RAC完全消失者记2分，如RAC完全消失，则记为DR2。白光见到RAC，记DR0。白光未见RAC，记DR2。

第三章

慢性萎缩性胃炎的论治

第一节 病因学

一、慢性萎缩性胃炎病因学分期总论

慢性萎缩性胃炎是临床常见病多发病,是指胃黏膜上皮遭受反复损害导致固有腺体减少,伴或不伴有肠腺化生和(或)假幽门腺化生的一种慢性胃部疾病。患者可出现不欲进食、胃痛、胃胀、嗳气、贫血、消瘦等,无特异性,且致病因素复杂,归属于中医"胃痞""嘈杂""胃痛"等病。

临床实践表明多种因素导致CAG的发生。有学者指出Hp是CAG最重要的病因,Hp感染后可出现慢性非萎缩性胃炎、萎缩性胃炎(萎缩、肠上皮化生)、异型增生及癌变。此外,导致CAG的其他发病因素包括环境、年龄、饮食、情志、免疫以及遗传等。在中医理论的论述中,外邪、情志、饮食、药物损伤和禀赋不足等都与CAG相关。中医基础理论中脾主升清、胃主降浊,通降失常,饮食停滞可导致胃病的发生。脾胃气机升降失调,中焦枢机不利,在此基础上产生各种病理产物,包括气滞、湿(痰)阻、食停、火郁、寒凝、血瘀等,使气机升降失调进一步加重;同时胃的受纳腐熟功能下降,不能化生气血,不能濡养脾胃。

常见西医致病因素包括以下几种。①生物相关因素:Hp感染导致CAG的概念由一些专家研究后提出,认为Hp感染可以导致慢性胃炎。通过临床研究证实在菌培养的方式下可以从慢性胃炎患者的胃黏膜中培养出Hp。其他微生物也可致病,此类微生物包括海尔曼螺杆菌、硝酸盐还原菌等。②自身免疫性相关因素:相关研究证实,胃泌素细胞抗体(GCA)、内因子抗体(IFA)、壁细胞抗体(PCA)等抗体在CAG患者的胃液、血清以及萎缩黏膜的浆细胞内均可以检测到。免疫相关萎缩性胃炎多是因为此类患者对于自身抗原耐受性的缺乏所形成的,因此自身免疫反应也是明显的诱因。③反流相关因素:研究证实,胃黏膜可以被长期大量反流的胆汁及十二指肠液直接损伤,进而发生CAG。④宿主因素:研究表明男性、中老年患者CAG的发病率偏高,从而增加胃癌的患病率。⑤生活习惯相关因素:不良的饮食习惯、不恰当的营养摄入、长期吸烟、长期缺乏运动等,都与慢性萎缩性胃炎的发生密不可分。⑥情绪相关因素:不良情志影响脑肠肽分泌、高强度高压力职业等不良的生活习惯都会增加罹患慢性萎缩性胃炎的风险。⑦环境因素:在我国,沿海和低氧地区是CAG高发地区;而且有研究发现农村地区CAG发病率相比

于城市地区明显更高。⑧药物毒性：长期药物刺激胃黏膜上皮细胞，从而导致胃黏膜病变。⑨重金属及放射因素：铅、铜、汞、锌等多种重金属的刺激可损伤胃黏膜。肿瘤患者的放疗也会导致胃黏膜损伤。⑩疾病相关因素：贫血和慢性萎缩性胃炎密切相关，其中缺铁性贫血尤为明显。

常见中医致病因素包括以下几种：①外邪因素：关于外邪包含六淫之邪以及疫疠之邪。风、寒、暑、湿、燥、火的六淫之邪或者疫气侵入人体，作用于脾胃，会导致胃气不通，阻滞气血，不通则痛。②饮食因素：饮食不节，脾胃损伤，胃气失和，冲逆而上，气滞不通，日久导致瘀血内停，胃络失养；同时饮食不节，嗜食膏粱厚味，辛辣刺激等物，亦可以蕴生湿热，阻碍气机，气滞不通，发为疼痛。③情志因素：人的精神意识会通过与外界事物相互作用而产生相关反应从而导致相关疾病，在中医中我们习惯将其称之为情志因素致病。当患者恼怒气冲时，就会导致肝气郁滞犯胃；当患者忧思疑虑时，就会在肝气不舒的基础上出现脾运失常，水湿不化，痰湿阻滞，无论是什么样的情绪变化，只要干预到脾胃都会发为相应的脾胃病证。④体质因素：中医学的体质理论的形成与先天禀赋以及后天获得等方面均有一定关系，如先后天所形成的形体、生理与心理方面稳定、综合的个性特征等均归属于体质理论当中。素体脾胃虚弱，气机失调，或是中焦虚寒，失于温煦，抑或是他脏久病，损伤胃气，皆可诱发胃的疾病。⑤先天因素：先天因素包括禀赋遗传和胎传两种。现代研究也证实CAG的危险因素中也包括了家族遗传相关因素。⑥病理产物性致病因素：慢性萎缩性胃炎患者大多脾胃虚弱，因为脾胃为气机升降出入的枢纽，所以当人体气机运行不畅时极易产生瘀血、痰饮等病理产物，导致胃体失养，加重慢性萎缩性胃炎患者的病情。

二、慢性萎缩性胃炎中医病因学分期

中医病因学说是临证的基础。病因，古人又称为"病源"，即诱导疾病发生发展变化的因素，亦称为病原、致病因素、病邪等。

春秋战国时期中医就开始对病因学说进行思考和记录，随着一代代医家的总结和完善，直至宋代，陈无择继前贤之说，第一次创造性地提出了"六淫"的概念，后在"六淫"的基础上发展完善，并在《三因极一病证方论》中对"三因学说"进行了系统且细致的论述，展开讲述了内因、外因以及不内外因。陈氏的"三因"理论，对宋以后病因学的研究和发展起到了积极的推动作用，也是后期研究的理论基础。

数据研究和总结后发现，各医家对慢性萎缩性胃炎病机的认识主要集中在脾气虚、脾胃虚寒、脾胃阴虚、脾肾阳虚等，病因主要有血瘀、血虚、气滞、火邪、邪毒、湿热、寒湿、痰湿等。众多医家指出本病一般是发生在脾胃虚弱的情况下，然后在外邪、饮食、药物、情志等多种因素反复刺激下所形成的。徐伟超等对慢性萎缩性胃炎病因病机及证素进行规律总结时，同样发现了脾胃素虚，外邪乘袭，饮食所伤，七情失和等致病因素与慢性萎缩性胃炎的发生发展息息相关。对慢性萎缩性胃炎证候出现频率高低进行系统总结后可以明显发现，脾胃虚弱证、肝胃不和证、瘀阻胃络证、脾胃湿热证、胃阴不足证等证的出现频率较高。其中肝胃不和证居首，病理因素大多以热、血瘀及气滞为主。可见慢性萎缩性胃炎的病因复杂性以及综合性，在数据研究的支撑下表现得淋漓尽致。

故而慢性萎缩性胃炎病因的研究可从外邪、饮食、情志、体质等几方面着手分析。以下将作详细介绍。

1. 外邪因素

中医认为外界有六种邪气，统称其为六淫。所谓"淫"意思是太过、浸淫。六气之说古人总结为春风、夏暑（火）、秋燥、冬寒、长夏湿。正常情况下，机体可以通过自身的调节，适应六气的变化，人体就能保持健康，不受六气的侵袭。当气候变化异常，超出了机体的适应范围（如急骤冷、热），就会引发相关的疾病；或者当人体正气亏虚时，不能保护机体免受外邪侵袭，风、寒、暑、湿、燥、火（热）这六淫邪气就会乘虚而入，使得人体自我调节不当，发生相关疾病。《素问·评热病论》有言："邪之所凑，其气必虚。"

慢性萎缩性胃炎的发病与六淫致病有着极其密切的关系，外感六淫致病可引发"无物不受，无物不入"若风寒暑湿燥气偏胜，亦能伤脾损胃。由此可见外感六淫皆可损伤脾胃。在导致脾胃疾病的外邪因素中以寒邪、风邪、热邪较为常见，又因风为百病之长，故常与寒邪相兼为病。《诸病源候论·病源·风病诸候》中亦提到风入腹中，机体虚弱使风寒乘虚而入，《素问·举痛论》中提到"寒气客于肠胃之间，膜原于下，血不得散，小络引急，故痛"。《三因极一病证方论》卷九曰："若十二经络外感六淫，则其气闭塞，郁于中焦，气与邪争，发为疼痛，外感寒湿。"即指寒邪可以通过损伤胃气从而引发胃脘部疼痛。热邪入侵于胃也可引发胃痛症状。

（1）寒邪。

患者感受寒邪致病，病症可以出现寒冷、凝结、收引等特性。外感寒邪循肺胃之经，经口鼻、腠理入里，寒邪阻遏胃阳，导致胃脘部失去濡养，诱发不同程度的胃黏膜炎症及腺体萎缩，从而发展为慢性萎缩性胃炎。刘铁军教授认为外感寒邪可以导致CAG，也可以衍生毒邪。病程日久则入络，瘀浊互结，发为毒，根据《黄帝内经》中所讲的"寒伤形，热伤气"可知，寒邪可直接损伤胃黏膜，亦可以产生多种病理产物，如血瘀、食积、痰饮、郁热等，以上因素致使胃失和降，日久损伤胃黏膜，发为萎缩性胃炎、肠上皮化生或异型增生。

（2）湿邪。

湿邪是六淫邪气之一，其致病具有湿的特性，即重浊、黏滞。湿邪易损伤阳气，加之黏滞，故阻碍气机，患者多产生肢体困重之感。湿性黏滞，故而多易夹杂他邪为病，湿与热合即为湿热之邪，湿与寒邪相合即为寒湿之邪。

湿热之邪是导致慢性萎缩性胃炎较为常见的病因之一。脾为太阴湿土，同气相求，最易招致外界的湿气的侵犯。湿热内犯中焦，脾失健运，升降失调，而百病丛生。当今社会CAG患者中，湿热之邪客于胃脘，随着时间的推移逐步浊化为毒，因此湿热浊毒之邪壅于中焦成为导致CAG的关键。叶天士曾曰："湿久浊凝"，指出湿邪停滞于人体，日久则容易演变成浊，凝滞于体内，浊毒伤及胃阴，致使胃腑失于濡养，从而诱发慢性萎缩性胃炎，如果不能得到及时有效的治疗，就有可能发生癌变。这与宋青、徐艺峰等人的研究结论一致，CAG的主要病因为湿热邪气，并认为湿热证是慢性萎缩性胃炎的重要证型。通过研究发现此类患者的胃黏膜免疫活跃，同时存在一些代谢紊乱的问题。综上所述，湿邪为CAG的重要致病因素，我们要重视湿邪在CAG中的病理作用。

《成人幽门螺杆菌引起的胃炎中西医协作诊疗专家共识》（2020，北京）中将幽门螺杆菌的病因归属于特定邪气感染，指出病位在胃，与肝脾密切相关。Hp经口直中胃腑，导致胃气失和，脾失健运，现代很多医家临证时多将Hp归属于湿热邪毒。Hp属于革兰阴性杆菌，其致病特点与湿热邪气致病有高度的相似性，湿热之邪阻碍中焦脾胃气机，从而使得疾病病程缠绵，迁延难愈，久蕴发展成为阴阳俱伤。临床文献报道，Hp相关性慢性萎缩性胃炎患者临床证型多见脾胃湿热证，现代研究发现由Hp感染而成的CAG发病率高达49.37%，其中脾胃湿热证的发生率可以占到总证型发生率的69.23%，稳居第一位。

寒湿之邪亦可导致慢性萎缩性胃炎。临床观察发现，一部分慢性萎缩性胃炎的患者多有宿日过食寒凉的经历，这与古人"冒雨涉水"感受寒湿之邪极其相似，现见畏寒怕冷的病证特点。随着经济的发展，现代人夏秋季节贪凉喜饮，加之精神压力大，寒湿交杂，缠绵难愈，引发胃痛。临床患者舌脉多表现为舌体胖大、有齿印，舌色淡黯，舌苔多白且厚腻，脉象沉细弱者，体质多虚多寒湿的特点。在这一点上，周斌教授指出CAG的根本病机"脾胃虚弱，寒湿深伏"。

（3）燥邪。

燥邪的性质干燥，对人体造成的影响主要体现在津液的损失，从而出现各种因津液损伤而出现的各种涩滞不利的病证。燥邪犯胃损伤胃之津液，胃失濡润日久，腺体萎缩，引发慢性萎缩性胃炎。其临床研究发现有一部分CAG患者会出现燥邪潜伏于体内的现象，在燥邪的作用下胃精逐渐亏损，胃精对胃黏膜的滋养功能逐渐低下，最终发展成为CAG。胃镜下可视及变薄的胃黏膜上皮、显现的黏膜上皮血管及颗粒状结节，病理检查后可进一步确诊固有腺体萎缩等。综上可将该致病邪气所致的CAG可归属于燥的范畴，"燥胜则干"，燥邪稽留于胃部，与胃中正气相互抗争，早期可以表现为慢性萎缩性胃炎的活动期，出现郁热停留于气分，出现腹胀、腹痛、恶心、呕吐、反酸、消化不良等临床症状；随着燥邪稽留时间的延长，病情逐渐进展加重，气血津精的大量消耗，胃腐熟水谷能力及胃的通降功能都会因此而出现不同程度的下降，精无化生之源，脾胃皆为其所伤，津伤而化燥，所生的内燥之邪与外来燥邪的致病特点相同，内外合邪，清气不升，浊气不降，最终出现胃黏膜和组织萎缩的病理改变。

2.饮食因素

在中医基础理论中，饮食失宜在中医内伤病因中占据重要地位。饮食不节、饮食偏嗜以及饮食不洁等都被囊括在饮食失宜当中。相比劳累因素、气候因素、情志因素等，因为饮食不当造成的慢性萎缩胃炎的患者在其他原因造成CAG的患者中占居首位，患病人数可以达到总患病人数的四分之三。

饮食不节，即为饮食不节制，包括饮食无时和饥饱失常两种情况。过度饥饿，即为摄食量少，气血化生乏源，气血没有得到及时足够的补充，随着时间的推移则必然会因虚亏而为病。故《灵枢·五味》说："谷不入半日则气衰，一日则气少。"过度饱食，即食饮过量，当过量的饮食会导致脾胃的超负荷运作，最终致使脾胃损伤。临床表现可见脘腹胀满、上返酸腐臭气、下泻臭秽、呕吐不消化食物等脾胃伤食证。食积日久又可化为积热，从而出现热邪灼伤脾胃的病证。此外饮食过量还可以影响全身气机，阻滞胃络气血，形成肥胖等病证。饮食无时即饮食不规律，饥饱无常，脾胃的运化功能紊乱，进而引起疾病的发生。多数学者研究发现，长期不规律饮食患慢性萎缩性胃炎的概率是规律饮食人群的2.92倍。无论是过饱、过饥抑或是饮食无时都会损伤脾胃，导致脾胃失养，日久腺体萎缩，进而诱发慢性萎缩性胃炎。现代研究发现饮食不规律会导致胃肠形成不正常的生物节律，改变消化液分泌的节律性。胃酸的分泌的规律是傍晚到夜间较多，pH值较低，从凌晨到午前pH值逐渐上升。如果经常快速进食，会使得胃酸分泌不充足，进而加重消化与吸收功能的障碍，于无形之中加重了肠道消化食物的负担，也有可能会同时出现连带肠道功能性的相关疾病。

饮食寒热无度、饮酒无节制、五味偏嗜、过食肥甘厚味等几方面大多属于饮食偏嗜的范畴内，容易引起气机失调或食物中毒等病证。饮食偏嗜伤及胃腑，胃气不和，中焦气机上下不通，脾胃升降失常，致使胃失濡养，最终诱发慢性萎缩性胃炎。萎缩性胃炎的治疗过程中嘱咐患者养成健康的饮食习惯至关重要，在中药治疗的同时配合健康的饮食，治疗效果多事半功倍。如嗜食咸味也是造成慢性萎缩性胃炎的高危因素之一，咸菜与胃酸的相互作用会促使硝酸盐及亚硝酸盐合成为具有极高致癌性的N-亚硝基化合物，此类化合物可以严重损伤胃黏膜上皮，导致细胞增生，使胃黏膜发生病变，存在诱发癌变的可能性。有实验证实，N-亚硝基化合物在实验动物体内可诱发肿瘤。长期饮酒也是导致慢性萎缩性胃炎的危险因素，一次性饮酒量以及酒精浓度与饮酒危险程度相关。胃黏膜表面的黏液层通常会在酒精的作用下出现充血、肿胀以及糜烂等，是导致胃炎、胃溃疡甚至胃出血的重要致病因素。根据中医学对"食毒"的描述，我们可以将腌制品归入其中，过多过量摄入食毒会严重损害五脏与六腑，其中脾胃受病更为严重，因此喜食腌制食品类的人，脾胃必会优先遭受毒害。毒邪与气血湿痰交结，变生气滞、湿热、瘀血、痰浊等各种病理产物，如果没能及时清除，随着时间迁延，则易致胃岩重症，也就是现代医学所说的胃癌。现代医学对腌制品等进行细致的研究后发现腌制品在长期保存的过程中，抗氧化物损失的同时会产生极大量的亚硝酸盐类物质，当这些东西被人体过多摄入后就会导致组织出现异型增生、腺癌转变等病理变化。由于腌制后的食物大多坚硬难嚼，入胃后难以被人体消化吸收，损伤脾胃功能，诱使人体内气机运行紊乱，五脏六腑的生理功能日渐衰退，在痰浊、气滞、湿热等进一步的作用下，最终出现异型增生、腺癌等。

脾胃为水谷之海，亦是人体气血生化之源。饮食因素与慢性萎缩性胃炎的发生发展密切相关，不管是在预防还是在治疗中均应重视饮食相关因素，养成良好的饮食习惯，均衡饮食结构。胃直接受纳饮食物，最易受到伤害。胃气弱则不能食，久之则气血亏，脾气无以充养则日损。食饮入胃后脾无法运化，则聚湿生痰，阻碍气机，不仅会导致各种脾胃疾病如胃痞、胃痛、泄泻等的发生，亦会影响全身的脏腑功能。所以日常饮食尤为重要，应谨慎对待。

3.情志因素

七情与五志合称为情志，喜、怒、忧、思、悲、恐、惊七种情绪变化是主导我们人情志变化的基础。在正常情况下，七情不属于病因的范畴。"七情内伤"指的是情志的过量刺激超过了人体对正常情志的接受程度，就会促使人体气机运行阻滞，脏腑阴阳气血紊乱进而引发疾病。《素问·调经论》中云："血有余则怒，血不足而恐。"情志变化是人体内在气血状态的一种外在表现，七情与气血密切相关，如气滞时常可见烦躁易怒等表现，气虚时则容易产生悲伤等不良情绪。七情内伤的致病特点不同于六淫，七情内伤最容易影响人体气的正常运动；七情与脏腑息息相关，故而容易伤及内脏。

七情的产生与气血、脏腑有关。五脏中心最易受影响，因为心藏神，心为"五脏六腑之大主"。此外，若气行不畅结于中，则脾气不行，运化升清功能失常，出现茶饭不思，腹胀气滞等症。而气机紊乱、升降失常又可影响肝主疏泄的功能正常。故在临床上情志所伤病证，往往以心、肝、脾三脏为多见。

情志在一定程度上也可导致慢性萎缩性胃炎的发生。李东垣曾提到"凡怒、忿、悲思、恐、惧皆损元气"。情志因素与脾胃病有着非常密切关系。

"胃脘痛"为慢性萎缩性胃炎的特征表现之一，在中医学中认为可引发此症的原因有很多，其中，精神刺激以及情志波动就是主因之一。《黄帝内经》有言："木郁之发，民病胃脘当心而痛。"意即忧思恼怒，可使肝木郁滞，失其疏泄，甚者横逆犯胃，发为疼痛。现代医学研究发现脑—肠轴的双向传导在胃肠功能调控的过程中占有尤其重要的地位，部分胃肠道疾病可能引起中枢神经系统的紊乱，而中枢神经系统肽类神经递质会影响胃肠的消化功能。CAG的发生、发展、转归，与胃肠道和中枢神经系统涉及神经肽等相关信号分子密切相关。此外，体内多种脑肠肽可经肠神经系统合成、释放、传递、整合信息至中枢，自主神经系统与肠神经系在情绪、疼痛、胃肠道运动及免疫反应等方面起着重要作用，出现各种临床症状。并且不良的精神心理因素均是癌症发生、发展的重要原因和条件。亦可以影响机体的免疫力。日本研究发现癌症患者最常见的负性情绪是过度焦虑和抑郁。临床研究也证实了这一点，如在临床中发现CAG患者常伴有抑郁、焦虑状态，这种不良状态影响脾胃运化，加速CAG的癌变进程，影响生活质量和生存周期。在相关研究中也发现焦虑、抑郁状态等隐隐作用于CAG的发生、发展，多数医家也指出"郁"在促进瘀血、湿浊、湿热转为瘀毒、浊毒的过程中首当其冲，因此各医家在临床上除了重视改善情志，也极为重视消除相关病理产物。如在情志失常，肝失疏泄患者的治疗上多采用养血柔肝、健脾和胃的方法。处于CAG早期患者出现肝郁气滞、逆冲于胃的情况，治疗上多采取疏肝调气的方法。若肝气长期郁滞，日久导致出现血瘀、痰浊、热瘀、食积等病理产物的患者，临床上在疏肝调气的基础上还会进行活血化瘀、清热解毒、消散痰浊、化食消积等治疗。

慢性萎缩性胃炎的发生与情志失调密切相关，因此重视对心理的调整，鼓励患者树立信心，缓解CAG患者的情绪，保持乐观稳定的情绪对于治疗慢性萎缩性胃炎也起到了积极的作用。如中药药膳联合个体化情志护理治疗CAG伴IM，能通过缓解负性情绪进一步改善患者胃脘痞满、纳差、嗳气等临床症状，临床疗效确切。临证时在调理脾胃的基础上加入能够调畅情志的药物对患者进行治疗，可以大大提高慢性萎缩性胃炎的治疗效果。如临床在对胃康安的应用中可以发现胃安康可以化浊解毒，调肝醒脾，在有效改善患者情志的同时，对于消除不良情志对胃黏膜的损伤，以及治疗CAG伴IM或（和）ATP也具备极其明显的临床疗效，大大提升患者的生活质量和幸福感。

4.禀赋因素

（1）体质因素。

体质学说是在对疾病进行诊断和防治的过程中去探索正常人体体质的概念、形成、类型、特征、差异规律及其对疾病发生、发展、演变过程中的影响，以更好地把握疾病的规律。提及慢性萎缩性胃炎发生发展的重要原因，往往最离不开的便是脾胃虚弱。导致CAG的根本所在是脾胃虚弱，气滞、食积、痰湿、血瘀等是在脾胃虚弱的基础上所形成的病理产物。正所谓"内伤脾胃，百病由生"，所以当脾胃纳运功能失司，气机升降失常，往往会导致外邪侵袭，肝气上逆，郁火、痰浊、湿热、血瘀等相继产生，进一步促进病情的发展。

通过相应的证候学研究，可以发现在其中占比较高便是脾胃虚弱证，由此可以证实脾胃虚弱是慢性萎缩性胃炎的常见病因之一。王少丽等曾通过对402例CAG患者进行分析，结果发现，CAG以虚实夹杂证和虚证最为常见，脾胃虚弱是CAG最主要的本虚病机，CAG的基本病机则为虚实夹杂，都与脾胃虚弱离不了关系。黄彦子等基于中医传承辅助平台（V2.5），通过对慢性萎缩性胃炎证型—证候分布及用药规律进行相关研究，共收集CAG验案141个，包含中药处方141首，涉及中药178味。研究结果表明在CAG临床验案中，脾胃虚弱型、肝胃不和型、虚实夹杂型占比最高，以益气健脾为主要治疗方法。

脾胃虚弱，脾虚无以运化水湿，从而导致痰湿水饮运化障碍，出现痰湿内阻之证，脾胃虚弱日久累及其他脏腑，在脾胃虚弱的基础上继发肝胃不和，长此以往又因虚致瘀入络为病，继而导致脾肾阳虚，如此层层递进，最终酿生毒邪又可诱发癌变。四脏之气受脾气的影响，脾旺则四脏之气旺，不容易受外邪所害，即中医常说的"四季脾旺不受邪"，脾气损则功能废，脾气虚损，脾不能正常为胃行其津液，从而使得胃阴不足，胃失所养，此时若结合内镜检查往往可以发现胃黏膜变薄，胃黏膜红白相间、以白相为主，同时伴有皱襞减少等黏膜萎缩之征。随着病情逐渐进展，脾虚渐发气滞，气滞郁久化热，患者还会出现口苦、口中异味、反酸、烧心、舌苔黄腻等临床表现；脾胃不足皆为血病，长期脾胃虚弱就不能推动血液的正常运行，因此若CAG长期迁延不愈，就会出现瘀血内阻的表现，比如舌下脉络出现明显的增粗、迂曲，同时内镜可见胃黏膜色泽灰暗、粗糙，颗粒增生，血管透见，病理检查可伴见肠上皮化生，甚至上皮内瘤变。根据三期辨证理论来说，虚弱的脾胃在慢性萎缩性胃炎演变过程中扮演着起决定性意义的角色，在病变的不同时期会产生不同的病理变化，初期往往是在脾胃虚损的基础上又出现了肝胃不和，病情发展到中期常常夹杂着痰热，晚期久病入血入络兼夹瘀血等证。可见

CAG的形成并非一蹴而就,而是由浅表性胃炎或其他慢性胃炎没有得到及时有效的治疗,病程逐渐发展,最终形成本病。所以CAG的形成不仅是素体脾胃虚弱的原因,也涉及病情发展过程中,人体正气逐渐损耗的因素,再加上另外的一些病理因素,各个因素相互作用,使得脾胃持续受损,故而该病的发展从始至终都贯穿着脾胃亏虚。脾胃虚损与气血瘀滞总是互为因果,相互作用,虚实夹杂,整个过程都是如此。

（2）先天因素。

先天因素,是指胎儿在未出生前就可获得的来自母体或家族遗传的,可导致疾病的因素,包括胎传和禀赋遗传。所谓胎传,是指各种致病因素或特征通过母体作用于胎儿的过程。禀赋遗传则是指亲代与子代之间可发生的禀赋的传递现象。同样,先天因素导致的疾病也可分为禀赋性疾病和胎传性疾病。禀赋除了可以使人体的体质反应性的发生改变,同时也可以使人体的抵抗力出现相应地降低,或者使人体在代谢的调节等相关方面发生一些先天性的不可改变的缺陷,从而导致后代更加有罹患某些疾病的倾向性。近些年的一些研究也证实了家族遗传是导致慢性萎缩性胃炎的危险因素之一,如郭佳贺、王超等在进行相关研究时都发现了家族胃癌史是慢性萎缩性胃炎患者的危险因素。

如果父母体质都相对比较虚弱可能会导致胎儿的先天禀赋与常人相比较为不足,再加上后天调养不当,很多人对于养生一知半解,饮食不当,脾胃负担进一步加重,最终导致脾胃中焦受损失养。现代研究还发现CAG作为一种遗传性癌症综合征,癌症家族史一方面会提高个体患胃癌的倾向,另一方面还会提高胃黏膜萎缩的概率。如高菡璐等将907例就诊于哈尔滨市某医院的慢性萎缩性胃炎患者作为病例组,并选取同期913名健康体检者为对照组,分析胃癌家族史与情绪和饮食之间交互作用对慢性萎缩性胃炎的影响,研究结果表明,同时伴有精神压抑、吃腌晒水果及食品、具有胃癌家族史的人群患慢性萎缩性胃炎的风险增加了3.448倍。以上研究均证实,家族遗传史确为慢性萎缩性胃炎的致病因素之一。

5.病理产物性致病因素

继发于其他病理过程当中的致病因素,中医中称为病理产物性致病因素,又称继发性病因。对于慢性萎缩性胃炎来讲,瘀血是相对来讲比较常见的病理产物性致病因素。各种外伤（如跌打损伤、金刃所伤、手术创伤等）、血寒或血热、气机郁滞、有形实邪（如湿热、痰浊、砂石等）、气虚或阳虚等病理因素都可在一定程度上引发瘀血的产生。胃的生理特点为多气多血,很多情况下疾病一开始时邪气多在气分,随着病情进展邪气则入血伤及胃络,邪入胃络后则容易造成血行的壅滞,进而发展为胃络的瘀阻。血瘀也是CAG发生和发展甚至恶变的关键病理环节,胃络瘀血证萎缩伴肠化生及异型增生甚至癌变风险较高。

临床研究也证实了这一点。临床数据统计分析发现瘀血体质患者占总人数的23.26%,胃络瘀血证占第三位,达到18.50%。胃镜下可见胃络瘀血证患者胃黏膜白相、血管透见、颗粒增生以及重度萎缩等病理特点较为明显。通过对CAG血瘀证的病因病机及治疗方法相关文献进行研究,可以发现CAG的发生与血液的高黏高凝状态、血液循环障碍等关系密切。这与《脾胃论》中指出的"瘀从血中来"有相似之处。CAG的病机在演变过程中,呈现出由气及血入络的病势规律,胃络瘀阻是CAG致病的关键条件。众医家在临床上也极为重视活血化瘀在治疗CAG中的应用。瘀血不去则新血不生,脏腑失养,脾胃益虚,进而导致CAG出现肠化、不典型增生,甚至向胃癌转化,在临床治疗上要重视在补益脾胃的基础上活血化瘀,且活血化瘀应贯穿于临床辨证施治的全过程。

三、慢性萎缩性胃炎西医病因学

据相关报道显示,CAG最常见的致病因素是Hp。除此之外,宿主因素、自身免疫、家族遗传、行为习惯、药物毒性以及环境因素等也是CAG发生的重要诱因。

1.生物相关因素

Hp感染是慢性胃炎的重要病因之一。Hp通过产生具有毒素作用的酶,激发炎症反应后破坏宿主免疫屏障,促使CAG发生;同时由于Hp对胃黏膜的反复刺激,进而促使了CAG向胃癌的发展。黄妙灵等在研究Hp感染与慢性萎缩性胃炎病理改变相关关系时发现CAG组Hp感染率较高,黏膜以中度萎缩为主,血清胃蛋白酶原(PGⅠ和PGⅡ)、胃蛋白酶原比值(PGR)、胃泌素-17(G-17)下降,胃黏膜萎缩程度越重,血清PGⅠ、PGⅡ、PGR、G-17等指标的水平下降程度越明显。朱春花等发现根除Hp,可以有效促进胃黏膜修复及腺体功能恢复,逆转病理进展过程。

除Hp感染外,其他微生物也可致病,此类微生物包括海尔曼螺杆菌、硝酸盐还原菌等。通过临床观察发现根除海尔曼螺杆菌也可使胃黏膜炎性反应消退,海尔曼螺杆菌的感染率比Hp的感染率低,为0.15%~0.2%,与Hp感染相比,海尔曼螺杆菌感染者胃黏膜炎性反应程度要轻很多。刘玉兰教授指出硝酸盐还原菌同样可以导致慢性萎缩性胃炎,其机制与其产生亚硝酸盐相关。

2.自身免疫相关因素

慢性炎症反复不断的刺激胃黏膜会导致胃体底黏膜的分泌酸腺体萎缩和化生,出现胃酸分泌减少的症状或胃酸缺乏的症状,我们称为自身免疫性胃炎。根据悉尼系统分类,将其归类为慢性萎缩性胃炎的A型胃炎。研究证实,由于CAG患者对自身抗原的耐受性低下,产生的自身抗体就会对胃黏膜造成不同程度的破坏,进而发生免疫相关性萎缩性胃炎。PCA(壁细胞抗体)是具有IgA、IgG、IgM或兼有这三种免疫球蛋白的一种球蛋白。IFA(内因子抗体)是由胃壁细胞产生的一种糖蛋白,分为Ⅰ型阻断抗体和Ⅱ型结合抗体,两种抗体均能阻断维生素B_{12}吸收。研究证实,自身免疫性胃炎与Ⅰ型糖尿病(T1DM)、自身免疫性甲状腺疾病(AITD)、恶性贫血(PA)、缺铁性贫血(IDA)等免疫性疾病都有很强的相关性。

3.反流相关因素

研究证实,在胃黏膜上产生直接的化学损伤很大程度上都是因为胆汁或十二指肠液的长期反流入胃而导致的。由于直接的化学损伤会诱发胃黏膜的萎缩及肠上皮化生,且胆汁反流越多,肠上皮化生的程度越严重,胆汁反流是发生肠上皮化生的重要因素。有研究发现,伴有十二指肠液反流的慢性萎缩性胃炎的患者通过服用胃动力药如甲氧氯普胺、多潘立酮等对因治疗可以有效缓解十二指肠液反流，更好的保护和修复胃黏膜，起到治疗慢性萎缩性胃炎的作用。

4.宿主相关因素

国内多项研究表明男性、中老年患者CAG的检出率相较于女性及其他年龄段患者的检出率占据明显优势；且CAG作为一种跟遗传相关的癌症综合征，癌症家族史会大大提高患癌概率，也会对胃黏膜造成一定程度的损害，为CAG的发生埋下隐患。

5.生活习惯相关因素

不良的饮食习惯、不恰当的营养摄入、长期吸烟、长期缺乏运动、不良情绪影响脑肠肽分泌、高强度高压力职业等都会增加罹患慢性萎缩性胃炎的风险。

如烟草中的尼古丁是造成黏膜萎缩的元凶，因患者长期大量吸烟，对尼古丁的过量摄入能使胃黏膜下血管收缩、痉挛，导致黏膜缺血、缺氧，最终继发胃黏膜血流量减少。同时尼古丁还能使幽门括约肌松弛运动功能失调，导致胆汁反流，在胆汁反复的刺激下胃黏膜出现糜烂和炎症。肝胃郁热证的患者以饮酒、吸烟的患者多见且胃镜检查发现胃黏膜炎症更加严重。有研究表明吸烟对慢性萎缩性胃炎患者的胃肠激素也有一定的影响，Hp阳性的CAG患者的胃液中表皮生长因子（EGF）的含量更低。同时也发现吸烟不仅会提高Hp的感染率，也增加了根治Hp的失败率。

6.环境相关因素

国内低氧、沿海地区及农村地区CAG高发。研究显示，平原地区的年轻人CAG发生率相较于高海拔低氧地区的年轻人来讲更低，原因在于高海拔地区长期缺氧，居民体内自由基代谢发生紊乱，超氧自由基在铁离子环境下与过氧化氢发生作用，最后产生对人体有害的羟自由基，导致胃部疾病多发。有研究显示，沿海地区CAG患病率远超全国平均水平，主要在于沿海地区居民血清PGⅡ水平平均高于内陆，说明沿海地区居民有着更高的胃黏膜萎缩风险。农村地区由于经济发展的限制，卫生条件有限，对于疾病的预防观念及治疗意识的宣传不够普及，因此农村居民更容易受到Hp感染，加上就医不及时等其他各种情况延误病情，从而导致胃黏膜萎缩性改变，并且国内研究表明农村患者根除Hp的失败率是城镇患者的3倍以上。

7.药物毒性相关因素

研究表明，长期药物刺激会导胃黏膜上皮细胞的损害。如抗菌药物会对胃黏膜产生直接侵害，破坏胃肠道的正常菌群，刺激胃肠道黏膜上皮。非甾体抗炎药能够抑制环氧化酶活性，阻碍前列腺素合成，促使胃酸大量分泌、局部血流减少，削弱胃黏膜的屏障作用。孔岩君等研究发现胃溃疡的发生与患者使用阿司匹林等非甾体抗炎药有密切关系，胃黏膜受到破坏从而诱使CAG复发。

8.重金属及放射接触相关因素

铅、铜、汞、锌等多种重金属的刺激可损伤胃黏膜。肿瘤患者的放射治疗也会导致胃黏膜损伤。

9.疾病相关因素

贫血和慢性萎缩性胃炎密切相关，其中缺铁性贫血尤为明显。

第二节 证候学

胃癌（GC）是我国消化系统常见恶性肿瘤，经统计学对大量癌症患者分析研究，2020年全球新发癌症（包括非黑色素瘤皮肤癌）19292789例，而其中23.7%的患者来自中国，且新确诊的癌症患者中，大约五分之二的患者为消化系统肿瘤（食管癌、胃癌、肝癌、结直肠癌）；中国2020年癌症死亡率占全球30%。虽然在中国近年来胃癌发病率、死亡率均有所下降，但其仍位列所有恶性肿瘤的前三名。

慢性萎缩性胃炎（CAG）是以胃黏膜上皮由于各种因素遭受破坏，胃黏膜各基层腺体萎缩、数目减少，最终导致胃黏膜对外来致病因素的防御机能下降，伴或不伴有肠上皮化生的一类慢性胃炎。世界卫生组织定义CAG伴异型增生和肠上皮化生为胃癌前病变（PLGC），因PLGC发展为恶性肿瘤的潜能较高，癌前病变转化为胃癌在切片下可显示出多段组织病理学改变。1988年Correa提出肠型胃癌的病理演变过程，即Correa级联反应：慢性非萎缩性胃炎（CNAG）→慢性萎缩性胃炎（CAG）→胃黏膜肠上皮化生（GIM）→胃黏膜上皮内瘤变（GIN）/胃黏膜异型增生（GD）→胃癌（GC）。其中GIN包括胃黏膜低级别上皮内瘤变（GLIN）和胃黏膜高级别上皮内瘤变（GHIN）两个过程。PLGC是指具有恶性转化的GIM和GIN/GD，常在CAG背景下发生进展，是"炎—癌"转化的关键环节。因此规范诊断和干预CAG可有效降低向GC转变的风险，减轻社会公共卫生负担。现代医学认为，Hp感染作为CAG的发病最重要的因素之一，其他内源因素包括遗传、胆汁反流、自身免疫等，外源因素包括酗酒、不良生活与饮食习惯、精神压力过大等，治疗上分为对因治疗和手术治疗，对因治疗为采用根除Hp、抗氧化剂、抗胆汁反流，手术治疗主要为内镜下黏膜剥离术（ESD）。CAG的病理报告显示的严重程度往往与症状严重程度没有呈现正相关的关系，所以很难用症状来判断患者是否患有此病。其最主要的症候特点为局部的疼痛、不适、饱胀感，以上腹部最为明显，另外由于胃黏膜的屏障机能减退，胃动力、胃内代谢因子紊乱，导致消化不良，可引起食欲不振、恶心、呕吐、口苦、反酸、嘈杂、嗳气等一系列症状。除此之外，由于胃黏膜的屏障机能减退，影响胃蛋白酶和胃酸的分泌，导致对食物中铁的摄入不足，加上胃黏膜损伤引起的慢性失血，致使少数患者可出现贫血、消瘦等消化道外表现。部分患者经常合并焦虑、抑郁等精神症状，既可能为发病病因，又可为发病症状。CAG的治疗目标，一是改善症状，提高患者的生活质量；二是延缓或阻滞病变进一步发展，阻断部分中、重度患者向恶性肿瘤的演变，减少胃癌的发生。CAG患者需重视养成良好的生活习惯，饮食宜清淡、低盐，少食多餐，以流质食物为主；多摄入一些新鲜蔬菜、水果以补充维生素，或者优质蛋白质食物如鱼肉、浓肉汤等，忌食腌制、熏烤和油炸等食物，以防引起消化液分泌增多，间接加重胃病。对于Hp阳性的患者，根除治疗目前仍是CAG和肠化最基本的治疗。有学者提出在治疗期间补充叶酸、维生素C、胡萝卜素、非甾体类药物等，可以预防胃癌的发生，但其他学者对这一观点存在争议，需进一步临床研究。中医药具有多途径、多靶点作用优势，其在"整体观"和"辨证论治"的指导原则下，将辨证论治与辨病论治相结合。在改善治疗萎缩性胃炎患者临床症状以及改善病变等方面取得了非常良好的效果，具体体现在缓解疼痛明显、个体化治疗、毒副作用小等方面，显示了中医中药在此领域广阔的发展前景。

中医学一般将CAG归属于的"胃痛""胃痞"等疾病范畴，其发病原因包括外感六淫、饮食不洁、情志失调、劳逸过度、素体脾虚等多个方面，也可以由"内外合邪"，多种病因共同作用下导致。此病病变脏腑主要在胃，可涉及肝、脾等脏腑。此病患者由于疾病迁延难愈，病程较久，且治疗后又反复发作，久病损耗气血导致体虚，故往往表现为本虚标实、虚实夹杂之证候。本虚主要为脾胃气血阴阳受损，呈现出脾胃虚寒、胃阴亏虚之证候，气血亏虚体现于各个证型之中。邪实病机与气、血、湿、火关系密切，可表现为气滞、血瘀、湿热、郁热等证候。在疾病的发展过程中，脾胃虚弱与气滞、血瘀、湿热、郁热等实邪常常互为因果，交错出现，贯穿于整个疾病的始终。

慢性萎缩性胃炎无对应中医病名，只是根据诊断其主要症状来划分。以胃痛为主症者，诊为"胃痛"；以胃脘部胀满为主症者，诊为"胃痞"；以反酸、吐酸水为主症者，诊为"吐酸"；以胃中空虚，似饥非饥，似痛非痛为主症者，诊为"嘈杂"。胃为多气多血之腑，以通为用，以降为顺，胃腑通降失调，气机调畅不顺，病在气分，因滞而病；血行不通，胃络受损，血离脉外，病在血分，因瘀致病。早期多在气分，病久则兼涉血分。中医学把该病的病因病机归结为外邪犯胃（Hp感染）、饮食不洁、情志损伤及素体脾虚等，上述因素损伤中焦脾胃，致水谷运化失司，气机升降失常，因虚致实，表现为气、瘀、湿、火、寒5个方面，分别为气滞、血瘀、湿阻、火郁、寒凝。临床辨证应当四诊合参，辨证求因，审因论治，根据患者所述病情和相应体征，找出疾病过程中最为突出的矛盾，即问题的关键，作为辨证论治的主要依据。根据大量临床试验查明，慢性萎缩性胃炎患者最常见的证型为脾胃虚弱证、气滞血瘀证和寒热错杂证，不同的病因往往呈现出不同的证候特点，如由Hp感染引起者以脾胃湿热证多见，由胆汁反流引起者以肝胃不和证多见；由自身免疫因素引起者以气阴两虚证多见。

由于地域、气候等因素的不同，不同地区的中医学者对慢性萎缩性胃炎发病机制的理解可能存在一定的差异，导致各医家或流派对CAG的辨证分型错综复杂、繁简不一。结合现有共识和标准，本书采用由国内学者整合出的《慢性萎缩性胃炎中西医结合诊疗共识意见》和《慢性萎缩性胃炎中医诊疗共识意见》，确定常用证候为肝胃不和证（包括肝胃气滞证和肝胃郁热证）、脾胃湿热证、脾胃虚弱证（包括脾胃气虚证和脾胃虚寒证）、胃阴不足证及胃络瘀阻证。

一、肝胃气滞证

肝属木，其气宜升发而不宜滞，肝失疏泄，横逆乘脾，形成肝脾不调之证，郁滞之气凝涩血脉，随着病情进一步发展为心血瘀阻，脾运受累，气血生化不足，亦影响血行，血为气之母，血瘀反过来又进一步加重气滞。由于慢性萎缩性胃炎的主要病变部位在胃，脾之升清与胃之降浊使人体之气处于上下循环之中，以供正常生命活动。《温热经纬》曰："盖胃以通降为顺。脾主运化，以升为健，"胃主通降，以降为和，只有胃气和降，才能保持腑道通畅，传导正常。《素问·经脉别论》亦曰："饮入于胃，游溢精气，上输于脾，脾气散精，上归于肺。"脾胃运化功能的正常发挥离不开脾升胃降形成的气机协调平衡状态，气机升降出入带动水谷精微散布于全身，上行头目濡养脑髓，水谷糟粕经大肠、小肠排出体外，以维持"清阳出上窍，浊阴出下窍"之生理过程。诸因皆可引发气滞，若饮食不节，食滞中焦，可致气机阻滞；若忧思寡欢，引起肝气郁结，可致"木郁土壅"；若湿热中阻，阻遏气机，可引起胃气壅滞；若患怒太甚，肝气过盛，可横逆犯胃；若素体脾虚，运化不及，积滞内生，则可引起胃失和降。肝气犯胃，胃气上逆引起恶心、呕吐、嗳气等，脾胃运化失常，津液输布障碍引起口干口渴、大便不畅、苔腻等临床表现，肝气郁滞则脉弦，可将其归类为"胃痞""胃痛""嘈杂"等病。此类慢性萎缩性胃炎患者的临床特点以肝脾不和，气机郁滞，脾胃升降功能失调为主，兼伴有外感六淫、饮食、热邪、寒邪等邪气致病的特点。

现代医学对慢性萎缩性胃炎的早期诊断，其一，是根据内镜下黏膜和黏膜血管的颜色，在胃镜下可观察到黏膜血管清晰可见，部分黏膜由最初的橘皮样色逐渐变成灰绿或者灰黑色，并可伴见出血和糜烂；其二，是根据组织学检查判断是否存在胃组织腺体萎缩、增生或化生的状况，在胃镜下可以明确观察到黏膜皱襞变薄、表面趋于平坦，甚至消失。黏膜的颜色变淡，但黏膜下血管清晰可见，胃小凹变浅或胃黏膜有结缔组织增生；其三，是根据光镜下炎细胞的浸润程度，镜下可发现黏膜上多层淋巴细胞和浆细胞浸润，淋巴细胞集结可形成淋巴滤泡。其中伴有肠上皮化生者由于胃黏膜上皮被肠黏膜上皮所取代，可见黏膜表面粗糙不平，呈颗粒状或结节状，最开始常发生于胃窦，继而向小弯、大弯、胃体部扩展。

此型患者病情相对较轻，病机特点主要为肝气乘脾导致的脾虚、肝郁病理状态。患者在胃镜下可发现胃黏膜腺体萎缩程度较轻，黏膜皱襞变薄，表面粗糙不平，血管充血变大，一般无糜烂或出血。患者多表现为胃脘部隐痛、胀痛或闷满不适，可因情绪的波动而变化，如抑郁时加重，伴有嗳气，反酸，嘈杂，食欲不振，胸胁胀满，舌淡苔薄白，脉弦或弦细等症。治疗当以疏肝健脾为主，对此常用逍遥散、柴胡疏肝散进行加减。若患者出现反酸、吐酸等症状，常加用乌贼骨、瓦楞子、海蛤壳、海螵蛸等抑木制酸之品；若平素性情急躁或抑郁者，常予香附、郁金、柴胡等疏肝解郁之品。

1.病机特点

慢性萎缩性胃炎为胃腑受邪，如感受外邪、情志失调、内伤饮食引起脾胃虚弱，土虚木侮，肝脾失调，气机郁滞。另外木火刑金，肺金失于宣肃，亦影响脾胃气机之出入失衡，脾胃通降失职，六腑传化物异常，病患由生。白长川教授认为其发病关键为"滞伤脾胃"，"因滞而虚"，食（酒）滞、气滞、寒滞等壅阻于中焦，损伤脾气，日久致脾胃虚衰，胃黏膜及腺体发生萎缩。盖因当今社会，经济发展迅速，生活节奏加快，民众竞争工作，社会和生活压力大，行志过劳，耗伤心血，以至精神紧张，情志变化过激，肝气郁滞，木郁土壅，故今慢性萎缩性胃炎以肝郁相关证候为多，发病初起其病机特点以肝脾不和，脾胃升降功能失调为主，主要表现为气滞，兼有外感六淫、饮食不节、热邪、寒邪、脾胃气血虚弱等病因的特点。早在《素问·举痛论篇》中就有关于气的记载："夫百病皆生于气也。"因此疾病发展初期多影响气机运行，或因气的生理功能失常，或因脏腑气机紊乱所致。

气滞是机体经络之气流通受阻，郁滞不通的一种病理状态，主要表现为在局部呈现胀痛之感，往往由脏腑功能失调，形成食积、瘀血、痰湿、寒凝、情志抑郁等实邪阻滞引起，也可因脏气虚衰，推动无力，而生气滞。气滞可引起脾胃气血流行不通，功能失调，失于濡养，从而造成脾胃虚弱；脾胃虚弱，运化水谷失权，气机升降失常导致血液瘀堵，又反过来加重气机阻滞，形成恶性循环，这正好又符合慢性萎缩性胃炎的发展变化规律。脾胃运化的水谷精微为全身各个脏腑输送营养，古人所说，"气行则血行，气滞则血瘀"，脾胃受邪，其气必虚，因虚致郁，而生气滞，气滞形成日久，又可转变为血瘀，而血瘀又可造成气滞，两者相辅相成，互为因果。所以慢性萎缩性胃炎患者起病多以气滞为先，日久形成血瘀状态。气滞特点主要为胀、闷、疼痛等，一旦形成气滞，就容易出现上腹部胀闷不适，上腹部疼痛的症状；并且伴有情志不舒，如容易发怒，或者经常叹气，焦虑，心情抑郁等。胃以降为顺，因滞而病，中焦气机阻滞、脾胃升降功能失调，是慢性萎缩性胃炎早期发病的关键。肝失疏泄而气运不畅，脾胃受邪而正气亏虚，病程日久而痰瘀阻滞，所以在慢性萎缩性胃炎早期初期多见肝郁气滞、肝胃不和、脾胃虚弱、脾胃虚寒等证型，治疗上应以健脾理气为主，并重视疏肝行气解郁。

2.证候特点

脾胃同居中焦，五脏六腑、四肢百骸皆赖其所养，为后天之本，气血生化之源。气机郁滞是慢性萎缩性胃炎的始动环节，可影响水谷、水液输布，若脾运化水谷精微的功能减退，则食物不能被消化吸收，一则堵塞引起腹胀，二则未完全腐熟被排出引发泄泻、便溏；脾运化水湿功能下降，痰、饮、湿等病理产物聚于太阴湿土，可导致痰饮、泄泻等病证。若胃受纳、腐熟水谷及通降功能失常，可致食欲不振，消化不良，并累及肠道的传导功能，出现胃痛、腹痛、胃痞及便秘等；若胃失和降，胃气上逆，上冲咽喉，可出现呕吐、嗳气、呃逆等病证。脾胃一伤，湿浊内生，郁而化热，聚而成毒，气滞则血瘀，随着病程发展进一步可出现湿、热、毒、瘀等多种病理产物，影响脾胃升清降浊功能，加重气机的失常，使脾升胃降更加难复。慢性萎缩性胃炎无论在疾病哪个发展阶段其实都伴有脾胃的功能失调，只是其程度、特点、性质各有偏重，症状略有差异，如泛酸、嗳气、呕吐、呕逆，嘈杂等症状可见于慢性萎缩性胃炎的各个阶段，这些症状对于鉴别诊断慢性萎缩性胃炎各个阶段无明显意义，因病机不同可呈现出不同的证候特点。此型患者主要以肝脾不和，气机郁滞为特点，气郁结于中焦，常表现为脘腹胀满，嗳气反酸，脉弦或沉而有力等症状。肝经循行于胁下，气滞表现为两胁胀痛；肝脏失于条达，可见性情急躁或情志抑郁；肝气犯胃，脾失升清，胃失降浊，枢机失运，胃气上逆，导致呃逆嗳气、烧心吞酸等。

3.肝胃不和证型诊断标准

主症：①胃脘胀满或胀痛；②胁肋胀痛。

次症：①症状因情绪因素诱发或加重；②嗳气频作；③胸闷不舒。

舌脉：舌质淡红，苔薄白或白，有齿痕，脉弦细。

证型确定：主症和舌象必备，加次症 2 项以上，参考脉象。

二、肝胃郁热证

肝为将军之官，主疏泄，以气为用。由于七情所伤，情志不遂，或突然受到精神刺激，肝喜条达而恶抑郁，各种实邪阻遏肝脉，致使肝气失于生发、条达，气不舒则郁而化热。或者患者平素肝阳亢盛，其人多怒，怒则气逆，肝阳上亢，郁而化热。肝气郁滞，郁热内蕴，主要体现出两胁胀满灼痛，烦躁易怒，口苦口干，舌红苔黄，脉弦数的证候特点。肝主疏泄，胃主受纳与和降，二者相互调节，相互影响。肝木的条达可以疏泄中焦胃土的塞郁，即肝气得疏则胃气得降；脾胃健运使水谷精微充足，肝血充盛，疏泄正常，气机调畅，即脾胃得运则肝气得疏。长期过食肥甘厚腻之品，辛辣香燥之物最易损伤脾胃，脾胃运化失职，胃气壅滞，气机郁闭，郁而生热，甚或热蕴成毒，表现为胃脘灼痛，痛势急迫。痰湿困脾或饮食劳倦伤脾，脾阳郁而不升，阴火煎灼胃阴，可见身热倦怠、腹满吐利等症。脾胃之热与肝经郁热结合，发为肝胃郁热，其病因与饮食不节、情志不遂有密切关系。在病理上，以肝对胃的侵犯为主，正所谓"见肝之病，知肝传脾"。肝郁胃热，必然引起肝木之疏泄不利，脾胃之升降失司，临床多表现为嘈杂泛酸，口干口苦，烦躁易怒，小便短黄，舌质红，苔黄厚，脉弦滑数。该证型常见于慢性萎缩性胃炎的急性活动期，以胆汁反流者多见。在治疗上主要采取舒肝解郁，通腑清热，降逆利胆等治法，因此舒、通、降是其突出特点，即疏郁热、通腑气、降胃气，常用左金丸和龙胆泻肝汤加减。用药以黄芩、黄连、栀子等苦寒之品清泻胃中之火，牡丹皮、赤芍之品清热凉血，吴茱萸降逆胃气，柴胡疏解肝之郁热。

1. 病机特点

情志不遂，肝气郁滞，胃气上逆是本证的重要发病因素。气机何以郁而化热？一为实邪内阻，气机被遏；二为七情所伤，情志失调；三为饮食劳倦戕伤脾胃，升降悖逆，阳郁不达而化热。《四圣心源》云："土气冲和，肝随脾升，胆随胃降，木荣而不郁，土弱而不能达木，则木气郁塞，而胆病上逆，木邪横侵，土被其贼，脾不能升而胃不能降。"情志不遂，肝失疏泄，气机升降失常，郁而化热；饮食不节，烟酒无度，戕伤脾胃，内生湿热，壅阻中焦。慢性萎缩性胃炎病程日久，久病劳倦，伤及脾胃，脾气虚弱，木不疏土，而肝主疏泄，性喜条达，与胆互为表里，胆附于肝，为六腑之一，以降为和，以通为用，少阳枢机不利，肝经郁热可致胆火内郁，胆气外溢，不循常道，上逆于胃，胃失和降。"肝为起病之源，胃为传病之所"，气机郁滞为源，郁久壅热为本，肝胃郁热是起病之关键。综上，情志不畅、饮食不节、劳倦内伤，致使肝木失于调达，胆汁失于疏泄，中焦壅滞不通，气机郁久，化火化热，火热炽于中土，而成肝热、胃热、胆热。

2. 证候特点

郁热，由于气血运行不畅而导致火热之气闭郁在体内，气血"从阳化火"而形成"郁热"。人身之阳气，升降出入，运行不息，是人体生命活动的基础。若阳气升降出入不畅，郁滞不通，阳气凝聚，郁而化热，此即"气有余便是火"之谓。肝胃郁热，临床表现一为肝气的郁滞，由于平素压力过大，心情欠佳而导致体内气血流通不畅；二为肝、胃、胆的热邪。情志抑郁，肝气郁结，经气不利，可见胸胁胀满；肝失条达，久郁不解，失其柔顺疏畅之性，可见烦躁易怒；胃热盛，可引起胃脘灼痛、痛势急迫或者饥不欲食；肝经之热循经上炎，上犯头目，可引起头痛、目赤，循耳则耳鸣、耳聋、耳肿；肝胆相为表里，肝热传胆，胆气循经上逆则口苦，津为火热所灼故口干，或者"胃内酸水上攻口腔、咽溢，不及吐出而下咽"。发为泛酸；少阳未解，而病邪兼入阳明，形成枢机不利，兼阳明化燥成实形成便秘；积食停滞，胃中浊气上逆引起口臭；气机郁结，邪热不能外达而上灼，舌红苔黄厚、脉弦数或弦滑数乃肝郁胃热之征象。

3.肝胃郁热证型诊断标准

主症：胃脘饥嘈不适或灼痛。

次证：①心烦易怒；②嘈杂反酸；③口干口苦；④大便干燥。

舌脉：舌质红苔黄、脉弦或弦数。

证型确定：主症和舌象必备，加次症2项以上，参考脉象。

三、脾胃虚弱证（脾胃虚寒证）

提及慢性萎缩性胃炎发生发展的重要原因，最离不开的便是脾胃虚弱。"脾胃虚衰，四肢不举，诸邪遂生"，脾胃为人体气机运行的枢纽，脾胃虚弱，脾虚无以运化水湿，从而导致痰湿水饮运化障碍，气机运行不畅，又易产生瘀血、湿浊等病理产物。脾虚失于运化，中焦气机升降失常，则气滞、热郁、血瘀、食积、痰湿等证随之而出；脾气虚损，脾不能正常为胃行其津液，又会使得胃阴不足，胃失所养。人之五脏六腑都有赖于脾胃之气，正如刘完素所言"五脏六腑，四肢百骸，受气皆在于脾胃土湿润"，脾胃虚弱日久累及其他脏腑，往往使慢性萎缩性胃炎的发生发展变化更加复杂。脾胃为后天之本、气血生化之源，各种原因导致的脾胃亏损，均可使人体气血阴阳化生无源，邪气趁机侵袭人体而发病，正所谓"内伤脾胃，百病由生"。脾胃虚弱，功能失调，症状有虚有实、有寒有热，变化多端，其中以脾气虚、脾阳虚最为常见。脾气虚表现为神疲乏力、气虚懒言、语音低微、腹胀腹痛、便秘、腹泻等，脾阳虚导致脾胃虚寒，表现为胃痛隐隐，喜温喜按，四肢不温，小便短少，舌淡苔白，脉虚弱或迟缓。脾胃虚弱是慢性萎缩性胃炎的发病本质，脾胃气虚、阳虚为贯穿整个发病过程。此型患者胃镜下表现为黏膜呈颗粒状或结节状，黏膜颜色由原先的红色变为白色，或呈现为红白相间之象；黏膜壁变薄甚至消失，可见暴露充血的黏膜血管。脾胃气虚者，常用四君子汤加减，脾胃虚寒者常用小建中汤或黄芪建中汤加减。

1.病机特点

脾胃乃后天之本，为水谷之海，主要功能为受盛化物。脾主升清，胃主降浊，一升一降，保证人体健康的生命活动。脾气升，则水谷之精微得以输布；胃气降，则水谷及其糟粕才得以下行。外感六淫中一气偏胜，其中寒、湿、燥、火等外邪均可戕伤脾胃，尤以寒邪为甚，寒凝瘀阻，可致胃腑不通，不通则痛；饮食不节，饥饱无常，损伤胃络，引起脾胃受损，胃气失和，冲逆而上；恼怒气冲，忧思气结，可使肝失其疏，脾运不健，胃失和降。或者父母体质比较虚弱，导致胎儿的先天禀赋与常人相比较为不足，加上后天调养不当，最终导致脾胃中焦受损失养，清阳不升、浊阴不降。"十胃九寒"，久病者，脾胃虚弱为病机之本，寒邪侵袭多为发病之标。过食生冷，或食后受凉，寒积胃脘，多为中阳不足，脾失健运，内不能运化水谷，外又易感时令之寒，内外合邪，则成寒积。中焦虚寒，脾阳失于温煦，胃络失于温养，脉络拘急，气血运行失畅，则成胃痛，寒为阴邪，其疼痛尤为明显。

2.证候特点

脾胃是五脏平衡枢纽，主运化，脾胃正常运转，升降气机，则上焦之心火、肺气得以肃降，下焦之肾阳、肝阳得以升发，五脏之气血阴阳循环得以循环无休，所以脾胃的虚弱可影响全身脏腑。脾气虚弱，运化功能减退，胃气弱则不能食，表现对食物的欲望下降，长久引起消谷善饥、饥不欲食。脾主四肢肌肉，脾胃消化功能减退，气血不足，不能滋养四肢百骸，导致面色萎黄，肌肉消瘦，全身无力，舌色淡白，脉搏无力。脾对水液的运化功能减退，可见便溏，劳累后下肢水肿。脾胃升清功能减退，升不足导致清气不升，可见头目眩晕，精神疲倦；中气下陷可引起内脏下垂、脱肛、子宫脱垂。脾主统血，脾对血的控制、固摄功能减退，可见多种出血症状，如便血、月经过多、崩漏等，便血而属脾不统血者，多表现为先便后血，血色紫黯，肠道出血多为先血后便，颜色鲜红。脾胃阳气，一主温煦，二主温化，三主温通，四主固摄。阳气不足，不能温煦脾所主之四肢，故手足不温、清冷；不能温化津液，则津液凝聚、不能正常输布，筋脉失养而抽搐；寒凝气滞，脾胃升降失常，胃气该降不降，故上逆呕吐，脾气该升不升，故泄泻，腹中隐痛；不能固摄气血津液，所以流口水、喜唾涎沫、便血、女子月经过量。

3.脾胃虚弱证型诊断标准

主症：①胃脘胀满或隐痛；②胃部喜按或喜暖。

次症：①食少纳呆；②大便稀溏；③倦怠乏力；④气短懒言；⑤食后脘闷。

舌脉：舌质淡，脉细弱。

证型确定：主症和舌象必备，加次症2项以上，参考脉象。

四、脾胃湿热证

湿热者，一为外感湿热之邪，二为内生湿热，多由患者平素饮食中嗜食肥甘，辛辣恣厚之品，饮酒过度引起。脾为太阴湿土，同气相求，最易招致外界的湿气的侵犯。由于疾病迁延不愈，耗伤正气，脾胃虚弱，湿邪中阻化热，蕴结于中焦脾胃，"内不能运化水谷之湿，外复感时令之湿"，发为本病。此类患者体质偏于阳虚，发病以夏秋之交为多见，盖因暑令之候阴雨连绵不断，云气之水落于大地，日气煦照大地，暑热地湿，交相蒸并，致使湿浊弥漫，夹杂暑热之阳邪。人生活于暑邪之中，感触吸受，每易致病，即薛生白谓："太阴内伤，湿饮停聚，客邪再至，内外相引，故病湿热。"湿热中阻中焦脾胃，脾胃运化受阻，症见脘腹痞闷，呕恶吞酸，口苦黏腻，肢体困重，大便溏泄，小便短赤，舌质红，舌苔黄腻，脉濡数等，临床治疗常用黄连温胆汤加减。湿热疫毒长期作用于中焦脾胃，致使胃黏膜失养，毒瘀交阻，往往使得本病病势缠绵，日久难愈，久蕴发展成为阴阳俱伤。Hp属于革兰阴性杆菌，其致病特点与湿热邪气致病高度的相似性，所以Hp感染者临床多发脾胃湿热证。此证型患者胃黏膜免疫活跃，胃镜下多表现为黏膜红肿充血，甚至糜烂，黏液黏稠混浊，溃疡面覆盖有较多的白色或黄色相兼苔垢。

1. 病机特点

湿为阴邪，属水之类，其性重浊黏腻，致病常挟热邪，于长夏称为暑。湿热裹结，湿郁热炽，热蒸湿动，湿热之邪客于胃脘，随着时间的推移逐步浊化为毒，可弥漫全身表里，充斥于三焦，以阻滞气机，遏伤阳气为其特点。"湿"为阴邪，其性重着、趋下，脾为"太阴湿土"，喜燥、易为湿邪困阻，湿邪困阻于脾，则脾气升清功能失职；"热"为阳邪，其性炎上，胃为"阳明阳土"，喜润、易受热邪扰动，可导致胃气失于和降，造成"脾湿"和"胃热"的病理状态。另外湿热阻滞，则三焦不畅，"三焦者，原气之别使也，主通行三气，经历五脏六腑"，气机失畅，水液代谢受到障碍。热以湿为依附，湿不去则热不清，湿去则热不能独存，热处湿中，湿热裹结，如油入面，难解难分，临床病程多迁延难愈。

2. 证候特点

"因于湿，首如裹，湿热不攘，大筋软短，小筋弛长，软短为拘，弛长为痿"，湿热不除，则营卫不和，经络阻滞，气血不通，最易侵犯筋脉，使其"气不能煦之，血不能濡之"，实则拘挛不畅，虚则发为痿证。湿热邪气侵犯脾胃，导致脾胃升降失职、纳运失健，可见脘腹胀满、大便不爽、舌苔黄腻等症状。湿性重浊、黏滞，易困阻肌表，蔽阻清阳，清阳不升，导致头晕且沉；阳气壅遏，肺气不宣，升降失常，可导致胸闷、咳嗽、喘息。脾为湿困，水湿内聚，气机不畅，可见胸脘痞闷，大便溏滞不爽。热为阳邪，易耗伤津液，胃为热扰，灼伤胃阴，伤及胃络，可见胃脘疼痛，嘈杂灼热，口舌生疮。热为湿遏，以致发热在里，热势不扬，患者自觉发热，按其肌肤却不甚热。湿热阻中，热蒸湿浊，可见头晕胀痛，倦怠乏力，四肢沉重，舌苔白腻而黏，脉沉濡或沉缓。湿重于热，多为湿温证，表现为发热淹缠，昏沉困倦，胸痞纳呆，口不渴或渴不多饮，治宜扶阳逐湿；热重于湿，表现为阳明经证或腑证，表现为身大热，大汗出，大渴引饮，喘促气粗，心烦谵语，舌质红、苔黄厚，脉洪大。

3. 脾胃湿热证型诊断标准

主症：胃脘痞胀或疼痛。

次症：①口苦口臭；②恶心或呕吐；③胃脘灼热；④大便黏滞或稀溏。

舌脉：舌质红，苔黄厚或腻，脉滑数。

证型确定：主症和舌象必备，加次症2项以上，参考脉象。

五、胃阴不足证

脾阴虚是导致慢性萎缩性胃炎的关键病理环节之一，脾体阴而用阳，若脾阴不足，则阳无以用，随之脾胃则运化失常，水谷精微无以传达胃腑，胃腑失养。朱丹溪提出："人之阴气，依胃为养"，盖因胃主受纳水谷，腐熟水谷精微以养阴气，阴阳互根，相互转化，促进人体生长发育。胃为阳土，喜润恶燥，可因热病消灼阴津，或胃病迁延不愈，损耗气血，或过用吐下之剂，损失津液，或长期饮酒，嗜食辛辣以养胃火，津血同源，为阴液转化，最终致使胃阴耗损，虚热内生，从而发为此病。胃阴受损，则腐熟水谷功能减退，络脉失养，发展为胃络瘀阻，"瘀血不去，新血不生"，胃黏膜腺体血供不足，腺体失于营养而萎缩，在胃镜下表现为黏膜表面粗糙不平，黏液量少，皱襞变细或消失，呈龟裂样改变，或可透见黏膜下小血管网。经云"人年四十而阴气自半"，胃阴不足型GAG以中老年群体多见。五脏皆禀气于胃，只有胃阴充足，人体津液才有化生之源。胃阴不足，症见脘腹痞满，胃中嘈杂，饥不欲食，口燥咽干，大便干结，舌红少苔，脉细数，治宜滋阴降火，临床常用沙参麦冬汤或益胃汤进行加减治疗。"欲复其阴，非甘凉不可"，用药当以甘凉濡润为主。

1.病机特点

胃阴虚者，多是疾病久者，或者大病、热病之后，其病程较长、病情较重、病变较深，治疗更为困难，正所谓"阴虚难复"。阴不足者，一是内热炽盛，伤及胃阴，可为过食辛辣煎炸油腻之品引起的食积内热，兼有食积特点，也可为患者情绪不畅，肝气郁结，郁久化热，耗伤阴液引起，兼有气滞特点；二为久病不治或经汗吐下误治，患者平素脾胃虚弱，不堪攻伐，久病耗伤气血，损及阴液，或因汗吐下三法使胃中津液随表、口、便而出；三为先天禀赋不足，与体质有关，素体阴虚之人，胃阴也亏。胃阴虚者，一则表现为阴液不足，不能滋润肌体，二则为阴不制阳，阳偏盛而生内热。阴虚与气虚、血虚、阳虚、阳亢、精亏、津液亏虚以及燥邪等互为因果，胃阴虚可长期与此类证候并见，伴见偏受纳、和降的功能特点。

2.证候特点

胃为水谷之海，主受纳腐熟水谷，以降为和。胃阴不足，虚热内生，则胃脘隐痛而有灼热感，嘈杂不舒，痞胀不适；胃中虚热扰动，加快食物腐熟过程，则消谷善饥；胃失其职，纳化迟滞，则饥不欲食；胃失和降，胃气上逆，可见呕吐、呃逆；胃中阴液不能上滋咽喉，则口燥咽干，不能下润肠道，则大便干结。"阴虚生内热"，扰乱心神，表现为五心烦热，潮热盗汗。"阴伤气耗，气能生津；阴虚阳损，阳生阴长；阴伤血亏，阴血同源"，阴虚日久，必然损及气与阳，亦可导致血虚，伴见面色淡白，唇甲色淡，头晕眼花，妇女月经量少、色淡，脉细等症。小便短少，舌红少苔，脉细数，为阴液亏损之候。脾胃互为表里，胃阴之虚可见脾气之虚，脾失健运，化源不足，可现面黄肌瘦，少气懒言，四肢倦怠乏力。胃阴不足常易于合并脾阴虚，脾阴虚多因情志内伤，五志化火，以运化和升清功能障碍为特点，胃阴虚多由热病伤津所致，以受纳和腐熟功能障碍为特点。偏于脾阴虚者，多见食少纳呆、形体消瘦、大便秘结；偏于胃阴不足者，多见饥不欲食、消谷善饥、口渴欲饮等。

3.胃阴不足证型诊断标准

主症： 胃脘痞闷不适或灼痛。

次症： ①饥不欲食或嘈杂；②口干；③大便干燥；④形瘦食少。

舌脉： 舌红少津，苔少；脉细。

证型确定：主症和舌象必备，加次症2项以上，参考脉象。

六、胃络瘀阻证

慢性萎缩性胃炎患者如果从胃镜下观察发现胃黏膜由原先的红色变为苍灰色，或呈现出大片苍白区，与周围正常黏膜界限不清，胃黏膜层萎缩变薄甚至消失，表明胃黏膜组织缺血缺氧。《脾胃论》曰："脾胃不足，皆为血病。"脾胃运化水谷无力，气血渗灌不足导致胃络失养，萎弱不荣，其属胃络瘀阻之证。脾胃受伐，脾虚无以运化水湿，胃虚无以腐熟水谷，气血生化无权，胃体失养，正气亏虚，无力祛除外邪，邪毒内伏于中焦胃膜而发病。胃黏膜受损，防御外邪功能低下，Hp、胆汁等邪毒乘虚而入，正邪胶着，反过来又损伤胃络，胃络受损，离经之血不得尽祛，经脉淤堵，而成血瘀。患者素体脾虚，脾胃气阴不足，气虚血行推动无力可成瘀，阴虚脉道血行涩滞可成瘀，或脾阳虚衰，温煦无力，寒凝血滞而致胃络血瘀。研究表示，慢性萎缩性胃炎存在血液黏滞性增高、血流速度减慢等血液流变学障碍，正好符合瘀血致病的特征。《疡科心得集》所言："癌瘤者，阴阳正气所结肿，乃五脏瘀血浊气痰滞而成。"瘀血为病，气血流通不畅，经络阻塞不通，瘀血与浊毒积于胃腑，日久形成肿块，迟则引起肠上皮化生或胃黏膜不典型增生，长则化为癌瘤。在临床中，慢性萎缩性胃炎伴肠化生者被认为是重要的癌前病变，胃黏膜萎缩程度越高，胃癌发生的危险性越大。"初病在气，久病入血"，气虚和血瘀是CAG发生发展为胃癌的重要病理基础，故此证候患者病情易反复发作，经久不愈，临床可见血瘀兼夹气滞、湿阻、热郁、气虚、阴虚、脾虚、肾虚等证型，患者多表现为胃脘刺痛，痛有定处，舌质紫暗或有瘀斑、瘀点，脉涩等特点。治疗当以健脾益气，活血化瘀为主，对此常用失笑散合丹参饮加减。胃镜检查示重度萎缩性胃炎伴重度或中度异性增生、肠上皮化生。

1.病机特点

慢性萎缩性胃炎发展到血瘀阶段，表明脾胃长期受损，其病机以本虚血瘀为主要特点，并可牵连其他脏腑。脾胃同居中焦，在生理特点上，脾主运化水谷精微，以调节体内水液代谢的平衡；胃主受纳腐熟水谷，将饮食物转化为食糜，二者共同完成对饮食物的消化吸收，将水谷精微物质输布全身脏腑，充养四肢百骸，而食物糟粕经小肠泌别清浊随大肠和小肠排出。若脾胃气机推动无力，一方面，脾之清气不升，胃之浊阴不降，中焦痞塞不通，可发为痞闷；另一方面，脾胃运化、腐熟失职，水反为湿，谷反为滞，致食、湿、痰、热等积滞内生，加重痞满，人体上下之气不能交接，阴阳相济失调，往往可形成上热下寒之候。而叶天士云："初病气结在经，久病血伤入络。"脾胃气虚功能长期失调，一是气损及阳，脾胃之气的长期虚弱导致脾气温煦功能也随之减弱，致使脾阳不振，胃失温煦，进一步加重脾胃衰弱的程度；二是阳虚及肾，脾为"后天之本"，气血生化之源，化生后天之阴阳，肾为"先天之本"，肾之阴阳为一身阴阳之根本，二者相互资助、相互促进。肾主藏精功能的正常发挥有赖于后天水谷精微的滋养，中焦脾阳虚衰，气血不足，后天之本不足需以先天之气血渗灌，日久累及肾阳；三是阳损及阴，《素问·生气通天论》曰："无阳则阴无以化。"肾中水火交融则阴阳自和，阴阳互根互藏，肾阳虚衰必然导致肾中阴液亏虚，出现阳损及阴。而五脏六腑之阴皆赖肾之元阴以浇灌，肾阴亏损则化生胃之津液不足，致使胃阴亏虚。气虚则推动血液运行无力，形成血瘀；血虚则胃络空虚、充血不足引起脉络瘀阻；阴虚则胃体失于濡养，阳虚则温煦功能减退，全身水谷精气和精微物质的运输不利，最终发展为胃络瘀阻。总结此证候患者病机主要体现在三个方面：一是运化失职；二是化生无源；三是脾不统血。"百病皆瘀"，气虚、气滞、阴虚、寒凝、热郁、痰凝、湿阻等均可致血瘀，从而导致全身脏腑的功能和运行失去调控。

2.证候特点

慢性萎缩性胃炎晚期以久虚血瘀为主要特点，除脾胃自身病变外，还包含邪气迁延致其他脏腑引起病变。"邪之所凑，其气必虚"，长期的疾病过程耗伤脾胃之气，因虚成滞，滞而化瘀，气愈虚则血愈瘀，互为因果。虚则化生无源，瘀则运输不利，全身脏腑皆处于衰惫状态，而邪气可为促进肿瘤生长的"热毒"、影响肿瘤微环境的"瘀毒"、形成酸性微环境的"湿毒"，正气愈虚，邪气愈盛。气虚体现在神疲乏力，食少便溏，气短懒言等方面，血瘀体现在腹部结块，按之疼痛，舌苔瘀斑瘀点等方面。而瘀血为患，可为气虚、气滞、阴虚、寒凝、湿阻等，此类患者在血瘀基础上兼夹化瘀的病因特点。伴气虚者，多见面色淡白，身倦乏力，气少懒言；伴气滞者，多见两胁胀痛，情志不舒，胸闷食少；伴阴虚者，多见形体羸瘦，骨蒸潮热，口干口渴；伴寒凝者，多见四肢不温，腹部冷痛，大便泄泻；伴湿阻者，多见肢体困重，头重如裹，胸闷腹胀。在慢性萎缩性胃炎的发展过程当中，早期炎性微环境中的趋化因子、生长因子造成持续的炎症反应，损伤腺体致萎缩，后期炎症诱导细胞不断增殖使胃上皮增厚产生瘤变，逐渐发展致胃癌。这种持续性的炎症反应以及炎症细胞的不断增殖正是中医气滞血瘀的结果。胃黏膜腺体血运障碍、营养匮乏而致腺体萎缩，并在瘀血的病理基础上渐渐出现胃黏膜出血、糜烂、溃疡、增生等病变，所以此类患者常伴肠上皮化生（中度/重度），胃镜下血管透见或者黏膜呈现出结节或者颗粒状。胃痛既可表现为隐痛，空腹、夜间加重，也可表现为痛如针刺，绵绵不休，伴见舌暗紫，有瘀斑瘀点，脉涩或沉弦。

3.胃络瘀阻证型诊断标准

主症：胃脘痞满或痛有定处。

次症：①胃痛拒按；②黑便；③面色暗滞。

舌脉：舌质暗红或有瘀点、瘀斑；脉弦涩。

证型确定：主症和舌象必备，加次症2项以上，参考脉象。

4.主要证型

（1）气滞血瘀证。

胃脘刺痛，痛有定处，按之痛甚，疼痛延久屡发，食后加剧，入夜尤甚，两胁胀痛，急躁易怒，大便不畅，胸闷食少，舌暗红或有瘀斑；脉弦或涩。

（2）湿阻血瘀证。

胃脘刺痛或胀满，肢体困倦而重，或头重如裹，胸闷腹胀，口中黏腻无味，可伴有低热起伏，小便黄赤，大便溏，舌质红，苔黄腻，脉滑数或弦涩。

（3）瘀热互结证。

少腹坚满胀痛，谵语烦躁，恶热口渴，至夜发热，心神不宁，头痛头胀，小便黄赤，大便秘结，舌红或绛，苔黄干，脉沉实而涩等。

（4）气虚血瘀证。

胃脘疼痛如刺，痛处不移，拒按，面色淡白或晦滞，身倦乏力，气少懒言，胸胁不舒，纳谷减少，不思饮食，大便溏稀，舌淡暗或有紫斑，脉沉涩。

（5）阴虚血瘀证。

胃脘刺痛，入夜尤甚，形体羸瘦，不思饮食，骨蒸潮热，口干口渴，肌肤甲错，面目黯黑，舌红绛有瘀斑，或遍体紫红瘀点，脉弦细涩等。

（6）肾虚血瘀证。

胃脘或腰脊刺痛拒按，腰膝酸软，毛发易脱，肤色暗沉，唇色暗紫、耳鸣耳聋，记忆力减退、尿少、尿浊或尿血、舌淡紫、脉细涩等。

慢性萎缩性胃炎的病机复杂，繁简不一，所表现出的临床症状各不尽同，上述证候可单独出现，也可相兼出现，随着病情的发展变化，证候也会随之动态变化，诊断应以胃镜和病理检查为依据。天津中医药大学第二附属医院消化科在李慧臻教授领导下，综合分析统计慢性萎缩性胃炎患者临床表现证候，发现单一证候患者较为少见，大多数患者以复合证候为主，临床应在辨别单一证候的基础上辨别复合证候，其中频率最高的为寒热错杂型，其次为脾虚血瘀型。由于脾胃亏虚，湿热留扰，气机升降失常致虚实错杂，寒热并见，治当复脾胃升降之职，使清阳得升、浊阴得降，方选仲景半夏泻心汤最宜。方中以辛温之半夏、干姜与苦寒之黄连、黄芩相伍，具有辛开升清阳、苦降降浊阴之用。然"四季脾旺不受邪"，清阳浊阴痞塞中焦又缘于脾虚失运，故方中佐以甘平之参、大枣、草益气补虚，复脾升胃降之职。全方通过辛开苦降甘补的巧妙配合，具有升清阳、降浊阴、补脾虚作用。内伤饮食、外感邪气，内伤七情等病因使脾胃受损，气血运行不畅而瘀滞，胃安散正是根据本病脾虚，气滞血瘀之基本病因病机，以益气健脾，活血理气立法。胃安散合并丹参饮、枳术丸及越鞠丸可奏行气、活血、化瘀之效，方中黄芪、党参补益脾肺；丹参活血通经，祛瘀止痛；白术健脾燥湿、枳壳理气宽中，调理中焦脾胃之升降；炒谷芽、炒麦芽、焦槟榔消食化积，清泄胃热；同时槟榔也具有行气功效，加上延胡索行气止痛，使全方补而不滞。经汤药治疗后，患者胃镜下表现及胃黏膜病理较于之前皆有好转，其疗效显著，在一定程度上可以预防胃癌前病变发展为胃癌。本科室将此类患者证候进行总结，希望予以后世医家鉴别诊断及治疗。

七、寒热错杂证

寒热错杂证，是指在同一患者身上同时出现寒证和热证，呈现寒热交错的现象。由于阴阳不相顺接，可为上下不相平衡，或为表里不相贯通，从而出现上热下寒、上寒下热、表寒里热、表热里寒等证候。发病呈现寒热交作之状，当邪气盛，正气虚时则寒，正气来复，正邪相争则热。"阴胜则寒，阳胜则热"，寒、热为阴阳盛衰的具体形式，寒、热相对并相互转化。CAG证候复杂，素体脾虚，病久则脾胃之阴阳失调，出现偏胜或致阴阳均受损，故存在寒热错杂之候。盖因外感邪气、内伤饮食情志、脏腑功能失调等均可导致脾胃气机不利，胃失所养，久则导致肝失疏泄、脾失健运、胃失和降，形成脾胃失和，气滞血瘀之病机，体现出虚实相间、寒热错杂等特点。症见胃脘疼痛，喜温喜按，时感灼热，呕吐酸涎，四肢不温，口干口苦，不思饮食，食则不舒，舌边红绛，苔白中，脉细弦。临床上主要以寒热平调为中心，兼以疏肝达气，补脾健胃，使气机升降出入正常，脾胃运化健全，常用半夏泻心汤加减治疗，对慢性胃炎症状的改善、Hp的消除及胃镜病理学充血、水肿及糜烂的改善均具有较显著的效果。

1. 病机特点

脾的运化，胃的受纳是以阴阳作为物质基础和动力的，脾属于阴土，胃属于阳土。脾胃运化之气血，气入经充于阳，归于足阳明胃经；血入脉添于阴，归于足太阴脾经，再经十二经别离、入、出、合灌傍于全身。脾胃气血虚弱，化生阴阳无根，阴不足而胃不濡，阳气伤而寒湿停，中焦停滞，上下阴阳气不能交接，发为此病。中焦脾胃具有阴阳、寒热、虚实的基本属性，胃为阳明，多热多实，脾为太阴，多虚多寒。寒为阴邪，易袭阴位，致脾阳虚衰，火为阳邪，易袭阳位，损耗胃阴；或湿热留恋中焦，湿伤脾阳，热郁胃中均可导致寒热错杂之证。此类型患者寒热错杂证主要为上下寒热的错杂，即为上热下寒和上寒下热，尤以上热下寒者多见。其寒多为虚寒，在脾胃虚寒基础上伴见湿热、郁热、瘀热或虚热征象，虚证偏寒多，实证偏热多。一可为寒热互结中焦，气机升降失和；二为寒热错杂，虚实互见，气滞湿阻；三为肝胃不和，寒热错杂；四为脾胃气虚，中阳不足，气滞血瘀，寒热错杂。

2. 证候特点

贪喜冷饮，损伤脾阳，痰湿内生，饮食停滞，日久郁而化热，郁火与寒邪形成脾寒胃热证。水液运化失常，湿聚中焦，郁而化热，以脾胃虚寒为本，湿热郁滞为标。中焦寒热错杂，脾升胃降失常，气机痞塞不通，脾气不升，胃气不降，发为此病。胃属阳，实热者多伤于胃，胃火炽盛，灼伤阴液，症见胃脘灼热如痞闷，呕吐泛酸，口苦口干，烦躁，喜欲冷饮；脾属阴，虚寒者多病于脾，脾阳不足，温煦功能减退，症见肠鸣下利，腹部喜暖再按，腹中冷痛胀坠，便溏或饮冷即泻。寒热互结中焦，症见舌苔黄或白，脉弦滑或沉细，因寒热之偏颇而变。上热下寒者，表现为口干口苦，口舌生疮，口臭，灼热胀痛，腹中畏寒或冷痛，遇凉则泻，大便溏薄畅通，或完谷不化，小便清长。上寒下热者，表现为呕吐清水，清涎自涌，胃痞畏寒，口淡不渴，大便黏腻不爽，排便不畅，小便短赤等。郁热者，多见情志不舒，烧心泛酸；湿热者，多见肢体困重，大便溏薄；瘀热者，多见少腹硬满，其人发狂；虚热者，多见潮热盗汗，口干口渴，临床较为少见。

3. 寒热错杂证型诊断标准

主症：胃脘痞满或灼热疼痛。

次症：①嘈杂吞酸；②口干口苦；③大便溏泄。④小便清长。

舌脉：舌苔黄，脉弦滑或沉细。

证型确定：主症和舌象必备，加次症 2 项以上，参考脉象。

八、脾虚血瘀证

CAG虽病机复杂，临床症候多呈现出虚实夹杂之候，然溯本求源，脾胃气虚为其发病的基本病理基础。其发病者，可因久病失养，年老体衰；或素体亏虚，中气不足；或饮食不节，饥饱失常；或外邪侵袭，寒伤中阳；或思虑过度，情志内伤，使脾胃运化失司，气血生化乏源。并且CAG多在慢性胃炎的基础上反复不愈，久病迁延发展而来，患者素体脾胃虚弱。而脾胃为多气多血之脏腑，脾胃病则气血病，气病则血不通致血病，血病又致气病更甚，久则气滞血瘀；或气虚无力推动血行而致瘀；或中阳不足，无以温煦，脾胃虚寒，寒凝胃络而致瘀；或饮食不节，过食辛辣化燥生热，阴虚津枯而致瘀。脾胃为人体气机枢纽，脾气一虚，血流缓慢，痰浊、瘀血、水饮等病理产物堆积，血流缓慢，脉络瘀堵。胃络瘀阻，既可瘀堵经络，致使脾胃升降失常；又可使血行不畅，脏腑失养，使脾胃更加虚弱；脾胃气虚，无力推动血液之运行，调控气机之升降，则血瘀益甚，如此因虚致瘀，由瘀致虚，形成不良循环，而致病情迁延难愈。临床表现主要为胃脘胀满或隐痛，饥不欲食，气短懒言，大便干结，舌质紫暗或有瘀斑，脉弦涩，常用胃安散加减治疗。

1. 病机特点

《临证指南医案》所言："初病在气，久病入血……凡气既久阻，血亦应病，循环之脉自痹。"此型患者乃本虚标实之病，脾胃虚弱为本，尤以气虚为甚，血瘀、络伤、脉堵为标。气为血之帅，血随气行，脾胃为气之源，素体脾胃虚弱，运化失职，则脾胃升降、运纳、腐熟失常，气虚不足以行血，血行减慢、迟缓，从而形成胃络瘀阻。脾胃为五脏六腑气机升降之枢纽，气血生化之源，脾胃运化水谷无力，气血生化乏源，五脏六腑，四肢百骸失其所养则萎。胃失和降、脾失健运，导致气机不畅，入血入络，久成血瘀。瘀血不去，新血不生，从而形成了恶性循环，使得脾虚更重，病情缠绵难愈。

2. 证候特点

脾的主要生理功能是主运化，统摄血液。脾虚者，包括脾气虚、脾阳虚、中气下陷、脾不统血等类型。脾气虚，表现为食欲下降，消化功能减退，腹胀明显，进食后加重，面色萎黄，神疲乏力；脾阳虚，表现为面色苍白，四肢不温，口淡不渴，腹胀腹痛，便溏，舌苔白滑；中气下陷，表现为脏器脱垂，如腹部坠胀、胃下垂、子宫下垂、脱肛以及便意增强、频繁；脾不统血，血离脉外，表现为皮下出血、牙龈出血、鼻腔出血、月经血量增多、便血等慢性出血，血不足则头晕眼花。血瘀者，乃血流不畅，运行受阻，郁积于胃络所致。瘀血阻塞络脉，气血运行受阻，以致血液涌破胃络而出血；瘀血内阻，气血运行不畅，肌肤失养，因此面色黧黑，肌肤甲错，摸之如鳞甲，口唇爪甲紫暗；瘀血停积，脉络不通，气机阻滞，不通则痛，故疼痛剧烈，如针刺刀割，部位固定不移。舌紫暗，舌下络脉青紫迂曲，脉细涩为瘀血常见之候。

3. 脾虚血瘀证型诊断标准

主症：①胃脘痞满。②胃脘痛有定处或拒按；

次症：①乏力；②面色暗滞；③黑便；④舌质暗红或有瘀点；⑤脉弦涩。

舌脉：舌质暗红或有瘀点；脉细弱或弦涩。

证型确定：主症和舌象必备，加次症2项以上，参考脉象。

九、总结

五脏是一个相通的整体，肝升肺降，心肾水火既济，脾胃居于中土斡旋于中，脾胃与他脏存在互因互果，互通互用的关系。例如肝失疏泄，木不疏土可致脾滞不行；心失所养，郁而化火可壅滞胃土；肺失宣肃，脾胃枢机失运；肾虚失养，其阴阳为一身之根本，脾胃化生无源。反过来脾胃亦可影响他脏，脾胃属土，土生万物，脾胃运化之精微不断滋养肾精，脾统血与肝藏血结合控制全身血液运行，脾土生肺金助肺宣发，脾统筹人的气血以供养心脏。脾胃与他脏之间存在一元或多元的相关性，在慢性萎缩性胃炎疾病期间与其他脏腑呈现出动态化、系统性的三维网络特征。脏腑失去脾胃运化的水谷精微滋养，如脑失所养，轻则引起纳呆，重则脑髓生化无源，导致头晕、头痛、记忆力下降。心阳不足，心神鼓舞无力，又可引起心悸。土虚木侮，肝气侵犯脾胃，肝脾不和，可引起口苦、咽干、目眩、胸胁痛等一系列症状。水谷精微不能下行致肾，肾阳失去所养，温煦全身无力，可引起腰酸膝冷、小便不利、下利清谷。脾胃受损，迁延日久，气血生化无源，肌肉失于濡养，四肢不充，可见虚劳。阳虚及肾，脾阳虚进一步演变为脾肾阳虚，正虚邪甚，邪气留恋日久，邪蕴生毒，可发展为癌变。

1.心悸

心悸是以心中悸动、惊惕不安甚则不能自主为主症的疾病。临床多呈发作性，每因体虚劳倦、七情所伤、感受外邪等发作，致气血阴阳亏虚，心失所养，从而表现为胸闷、气短、健忘、眩晕、水肿等症。病情较轻者为惊悸，多表现为心中悸动，惊惕不安；病情较重者为怔忡，多表现心痛胸闷，眩晕乏力。《黄帝内经》无心悸之病名，但有此类似症状的记载。如《素问·平人气象论》云："乳之下，其动应衣，宗气泄也。"《素问·举痛论》云："惊则心无所倚，神无所归，虑无所定，故气乱矣。"对心悸脉象的变化有深刻认识，记载脉律不齐是本病的表现。正式的惊悸病名于张仲景《伤寒杂病论》中提出。清·李用粹《证治汇补·胸膈门·惊悸怔忡》将心悸分为肝胆心虚、郁痰、停饮、气虚、血虚、痰结、气郁、阴火八个方面。

中医理论强调人体是一个有机的整体，生命活动是整体机能活动的综合产物。脏腑之间通过五行相生相克关系相互影响，相互关联，一脏有病，可相互传变，如子病犯母，母病及子等。脾胃居中土，与其他脏腑关系非常密切，是五脏六腑的中心，脾胃有病则可根据五行相生相克关系影响致他脏。例如，"脾藏营，营舍意"，脾神受损亦可波及心神；心主血，脾主藏血，脾气虚可牵连致心血虚致心脾两虚之证候。脾足太阴经从足走胸，胃足阳明经从头走足，脾胃中焦气机紊乱可以通过脾胃经脉气机的升降影响神志。《素问·平人气象论》说："胃之大络，名曰虚里，贯膈络肺，出于左乳之下。"胃气随经络循行下降，穿过心胸，使其浊气外出，维持心神的安宁。邪犯阳明胃经，经气下降不畅，则会影响心神。《灵枢·经脉》说：足太阴"其支者，复从胃别上膈，注心中"。脾气随脾经亦上行致心胸，其经气上升太过与不及均可致心神紊乱。慢性萎缩性胃炎到了晚期，患者多呈现素体脾胃虚弱之候，脾胃为气血生化之源，心神赖气血的奉养而精明，脾胃虚弱致气血生化亏乏，则心神不能充养，精神匮乏。并且经过长期的病症折磨，患者心情一直处于忧虑的状态，"久虑伤脾"，思则气结，中焦不通，则水谷不能运化，气血生化无源，可出现神疲乏力，头目眩晕，不思饮食，脘腹胀闷，泄泻等一系列脾虚症状。心主神明，思虑劳神过度，既易影响心神，又易耗伤心血，心脾两脏受到波及，容易形成心脾气血两虚之候，出现心悸，失眠。或者由于脾胃瘀血痹阻心脉，心血运行受阻，发为心悸。慢性萎缩性胃炎的心悸应分虚实两个方面，虚可包括心气虚、心血虚、心阴虚、心阳虚，实主要为瘀血。

2.口苦、咽干、目眩、胁痛

肝在五行属木，对应方位为东，季节为春，居阳升之方，行春升之令，其气以升发为顺。肝气升发则诸脏之气化生有源，气血冲和，五脏安定，生机不息。肝主疏泄，是指肝具有疏通、调畅全身气机的生理作用。而对于饮食物的消化吸收，主要依靠中焦脾胃的受纳、腐熟与运化功能来完成，脾胃的正常消化功能则主要取决于脾的升清和胃的降浊之间的协调平衡，脾胃之间的气机升降功能又依赖于肝的协调。肝居下焦，喜条达而恶抑郁，能疏泄调节一身之气机，脾胃居中焦，升清降浊为气机升降之枢。肝气的畅达为脾气的升降疏通了道路，脾胃的升降为肝气的条达奠定了基础，二者共同调控了人体一身之气的运行和输布。

慢性萎缩性胃炎病程日久，脾胃气机功能失调，"清气遏而不升，浊气逆而不降"，引起不思饮食，脘腹胀闷，恶心呕吐，泄泻等症。另外，脾胃属土，肝属木，在中医五行生克化关系里，土虚容易引起木侮，比如肝气乘脾，肝气犯胃等证。在临床病症方面，脾胃病发展到后期往往伴随肝的症状。正如《临证指南医案》所言："肝为起病之源，胃为传病之所。"《沈氏尊生书·胃痛》曰："胃痛，邪干胃脘病也，唯肝气相乘为尤甚，以木性暴且正克也。"肝主藏血，脾主统血，二者在血液的循行上各司其职，相辅相成，互相影响。脾胃为气血生化之源，同时统摄血液循脉运行而不溢于脉外；肝脏调节血液的流行分布，"人动则血运于诸经，人静则血归于肝藏"。由于脾胃长期虚弱导致脾的统血功能受到影响，进而影响肝的调节功能。二脏受损，统藏失司，即可导致出血，日已长久，则为瘀血。瘀血内停，反阻气机，又反作用于脾胃和肝脏，形成"气滞血瘀之恶性循环"。这就是慢性萎缩性胃炎晚期所导致的恶性症状。肝胆互为表里，肝病及胆，胆中火郁，郁火上炎，就会出现口苦；胆中有火，郁火伤津，就会咽干；胆的郁火上扰头目，就会出现目眩；足厥阴肝经和足少阳胆经均循行于胁肋部，肝胆又位于胁部膈下末肋之内，肝胆受累，就会出现胁痛。

3.腰膝酸软、小便不利、下利清谷

脾肾两脏是中医五脏系统中密切关联的子系统，脾主运化水谷精微，化生气血，为后天之本，肾藏精，主命门真火，为先天之本，脾肾在生理和病理上相互影响、相互传变。"脾为后天，肾为先天，脾非先天之气不能化，肾非后天之气不能生"。脾的运化，必须得肾阳的温煦蒸化，始能健运；肾精又赖脾运化水谷精微的不断补充，才能充盛。脾肾两脏都参与水液代谢，脾主运化水湿，脾气散精疏布于全身，而这一过程须赖肾气的蒸化及肾阳的温煦，肾主水，司关门开合，使水液的吸收和排泄正常，肾输布代谢水液又须赖脾气与脾阳的协助。两者之间无论哪个发生病理改变，都势必影响到另一脏正常生理功能的充分发挥。

现代医家根据临床表现提出慢性萎缩性胃炎从肾论治，脾为后天，肾为先天，由于患者脾阳亏损，后天之阳赖先天之阳充补，肾阳流失，元阳不足，脾胃失去温煦与推动致中州气血郁结而发病。穷必及肾，久病伤正，脾胃失调，痰瘀内结，导致正气亏乏，肾元下虚。脾阳久虚，损及肾阳，或肾阳不足，火不暖土，可致脾肾阳虚之证。一些医家认为，慢性萎缩性胃炎的发生发展为气血虚弱→气滞→血瘀的一个过程，无论气滞还是血瘀，均可导致胃肠功能障碍，微循环和胃分泌功能紊乱，最终胃黏膜屏障功能减弱。"腰为肾之府"，肾藏精主骨生髓，肾精不足，骨髓空虚，腰膝失养，则会引起腰膝酸软；肾的功能主要是主纳气、主通调水道，肾气如若亏虚，水道不通，则引起小便不利；脾胃亏虚累及肾脏，中下焦阳气不通，食物腐熟无力，则引起下利清谷。

慢性萎缩性胃炎患者发病机制复杂，再加上其基本处于迁延难愈的状态，其证候特点往往不具有典型性。患者可呈现出单一证候的特点，也可表现为两种或三种证候相兼等复合证候的特点。常见的复合证候有肝郁脾虚证、脾虚气滞证、寒热错杂证、气阴两虚证、气滞血瘀证、虚寒夹瘀证、湿热夹瘀证等。同时，随着病情的发展变化，证候也呈现动态变化的过程，临床需认真甄别。

第三节　常用方剂

一、肝胃气滞证

临床表现有呃逆连声，腹胀，肠鸣矢气，脉弦等，可以选择柴胡疏肝散、五磨饮子、四逆散、逍遥散等辨证加减应用。

1.柴胡疏肝散

【来源】《医学统旨》。

【组成】柴胡6g，川芎4.5g，陈皮6g，枳壳4.5g，芍药4.5g，甘草1.5g，香附4.5g。

【用法用量】水煎服，日1剂。

【主治】肝气郁滞证。临床可见胸闷、情绪压抑、烦躁、嗳气、腹胀、脉弦、胁肋疼痛等症状。

柴胡疏肝散联合半夏泻心汤的功效：

临床有胁肋刺痛，或伴口苦，恶心呕吐，甚至胁痛拒按等症状可以用柴胡疏肝散。柴胡疏肝解郁；香附和川芎行气活血止痛；枳实性味苦寒可散结，燥湿化痰，通利水液；苍术可燥湿化痰；陈皮味苦可泻，味辛可散，可消食导滞；枳壳可理气宽中；芍药可柔肝止痛；白术可健脾；白芍可养血柔筋通络；当归可补血调血；甘草可益气补虚，缓急止痛，调和诸药；诸药合奏，具有疏肝理气、和胃止痛之效。柴胡疏肝散用于脘腹胀满、胁肋部胀满、呕逆吞酸或呕吐呃逆等症状。

半夏泻心汤是《伤寒论》中具有寒热平调功效的方剂，全方以甘温除热为主，辅以酸敛降逆之品，以达清泻脾胃湿热之效。以上两方为基础，可合用保和丸，加入薏苡仁、焦麦芽、焦神曲、焦山楂、党参等健脾；同时也能燥湿化痰，使痰涎随气下行而消之。焦三仙可消食，对于米、面、肉等胃中停滞者，可以行气导滞；大黄可破血逐瘀，又能通大便而泻下瘀血之症，是临床常用之品；陈皮，法半夏降逆止呕，又能助焦三仙，和胃消滞；黄芩与黄连合用能清热燥湿，泻火解毒。

柴胡疏肝散联合半夏泻心汤能够发挥协同治疗作用，较好的改善症状，增强治疗效果。

2.五磨饮子

【来源】《医方考》。

【组成】木香、沉香、槟榔、枳实、乌药各等分。

【用法用量】上五味，白酒磨服。

【主治】七情郁结，脘腹胀满之气厥证。

五磨饮子的功效：

五磨饮子善于降气，可以用于气滞证、气逆证；可以调畅气机，在治疗慢性萎缩性胃炎表现有腹胀、嗳气、满闷不舒、胃脘痛等症状时有良好的临床疗效，在临床上广泛应用，多种由气滞、气机不畅导致的病证都可使用，且疗效显著。

3.四逆散

【来源】《伤寒论》。

【组成】炙甘草十分（6g），枳实（破、水渍、炙干）十分（6g），柴胡十分（6g），芍药十分（6g）。

【用法用量】上四味，各十分，捣筛，白饮和，服方寸匕，日三服。

【主治】阳郁厥逆证，肝脾不和证等。

四逆散的功效：

四逆散中芍药与柴胡相配，疏肝而不伤阴，一散一敛，相反相成；枳实与柴胡相配，一升一降，可增强疏肝理气作用；炙甘草补益脾胃，调和诸药，四药合用，既可以调理肝脾之功，又可以调和气血。四逆散可有效缓解肝胃不和型慢性胃炎症状，提高临床疗效；能够有效抑制炎性介质的释放，改善胃黏膜炎症反应；能够上调胃黏膜PGE2表达，从而促进胃黏膜的修复；能在一定程度上影响PCNA及Bcl-2、Bax蛋白的表达，调控细胞的增殖凋亡过程，改善胃黏膜异型增生，对慢性萎缩性胃炎癌前病变中有一定的治疗作用。

4. 逍遥散

【来源】《太平惠民和剂局方》。

【组成】柴胡15g，当归15g，白芍15g，白术15g，茯苓15g，生姜15g，薄荷6g，炙甘草6g。

【用法用量】上为粗末，每服6g，水一大盏，烧生姜一块切破，薄荷少许，同煎至七分,去渣热服,不拘时候。

【主治】肝郁血虚脾弱证。有两胁作痛,或往来寒热,或月经不调,脉弦而虚等临床症状。

逍遥散的功效:

方中柴胡和薄荷疏肝;当归和白芍养血柔肝;茯苓、白术和炙甘草可健脾益气等。现代医学证实,逍遥散可调节中枢单胺类递质,对体内激素水平进行调节,并调节患者的免疫功能,发挥抗自由基、保肝和微循环改善等作用,对于患者病情有良好的控制作用。

二、肝胃郁热证

证机概要为肝郁化火,郁热伤胃。可以选择小柴胡汤、左金丸、金铃子散等辨证加减应用。

1. 化肝煎

【来源】《景岳全书》卷五十一。

【组成】青皮6g,陈皮6g,芍药6g,牡丹皮4.5g,栀子(炒)4.5g,泽泻4.5g,土贝母6~9g。

【用法用量】水煎服,每日1剂,空腹时温服。

【主治】怒气伤肝,气逆动火,胁痛胀满,烦热动血。

化肝煎的功效:

本方的最大特点是善解肝气之郁,平气逆而散郁火。方中牡丹皮和栀子清肝泻热;芍药养阴柔肝;青皮和陈皮调肝理气等,对肝胃郁热型慢性胃炎有良好的临床疗效。另外,化肝煎加减联合叶酸能够显著降低Hp阳性慢性萎缩性胃炎患者血清PGⅡ、IL-1β、IL-6、IL-17及MDA水平,提高血清PGⅠ及SOD水平,改善胃黏膜腺体细胞功能及抗氧化能力,减轻炎症和氧化应激反应,提高临床疗效。

2. 左金丸

【来源】《丹溪心法》卷一。

【组成】黄连六两(18g) 吴茱萸一两(3g)。

【用法用量】上药为末,水丸或蒸饼为丸,白汤下五十丸(6g)。

【主治】肝火犯胃证。

左金丸的功效:

方中吴茱萸可疏肝解郁、降逆止咳、制酸止痛;其配伍黄连能肝胃同治,肝郁得解,胃气得降。左金丸对慢性胃炎肝火犯胃证的临床效果显著。另外,柴胡疏肝散合左金丸加减治疗慢性糜烂性胃炎效果确切,促进临床症状的改善,加快胃黏膜组织的恢复,改善胃黏膜组织情况,预后良好,安全性高。

3. 金铃子散

【来源】《太平圣惠方》。

【组成】金铃子、延胡索各30g

【用法用量】上为末,每服二三钱(6~9g),酒调下,温汤亦可。

【主治】肝郁化火证。有胸腹、胁肋诸痛,痛经、疝气痛,时发时止,口苦,舌红苔黄,脉弦数等临床症状。

金铃子散的功效:

方中金铃子清热燥湿止痛;延胡索活血行气止痛;对肝郁化火型慢性胃炎的临床效果显著。金铃子散维持胃黏膜的完整性,增强局部免疫力,促进胃黏膜再生,从而改善患者的临床症状,达到治疗萎缩性胃炎的目的,更可以降低胃癌的发生率。另外,四逆散合金铃子散辅助西药治疗肝胃气滞证慢性胃炎患者效果确切,可有效缓解主要中医证候,提高Hp清除率,改善炎症反应。

4.小柴胡汤

【来源】《伤寒论》。

【组成】柴胡24g,黄芩9g,人参、半夏、甘草(炙)、生姜(切)各9g,大枣(擘)4枚。

【用法用量】上七味,以水一斗二升,煮取六升,去滓,再煎,取三升,温服一升,日三服。

【主治】伤寒少阳病证;妇人伤寒,热入血室;疟疾,黄疸等内伤杂病而见以上少阳病证者。

小柴胡汤的功效:

方中柴胡清热,疏理气机;黄芩清热燥湿;半夏降逆和胃;人参和炙甘草补益正气;生姜和大枣顾护胃气。小柴胡汤能够改善胃黏膜的分泌能力,保护胃黏膜,还能够有效使胃黏膜屏障功能更加完整。肝胃不和型慢性浅表性胃炎常用小柴胡汤治疗,能够提升疗效,改善临床症状。

三、脾胃虚弱证

证机概要为脾胃虚弱,健运失职,升降失司。可以选择黄芪建中汤、补中益气汤、四君子汤、香砂六君子汤等辨证加减应用。

1.黄芪建中汤

【来源】《金匮要略》。

【组成】黄芪一两半、桂枝、生姜各三两、芍药六两,炙甘草二两、大枣12枚(擘)、胶饴(饴糖)一升。

【用法用量】煎服,每日1剂,分两次。

【主治】慢性萎缩性胃炎(脾胃虚寒型、肝郁气滞型、脾胃阴虚型)。

黄芪建中汤的功效:

黄芪建中汤由小建中汤加黄芪变化而来,加黄芪可以增强益气建中的临床疗效,黄芪和饴糖配伍可加强益气温中的功效,黄芪和饴糖和桂枝三味中药联合应用可以起到辛甘化阳的作用。芍药和甘草两药相伍则能酸甘化阴,同时甘苦相须,阳生阴长,脾胃虚损可除。在治疗脾胃虚寒型慢性萎缩胃炎方面有良好的临床功效。

2.补中益气汤

【来源】《内外伤辨惑论》。

【组成】黄芪15g,人参(党参)15g,白术10g,炙甘草15g,当归10g,陈皮6g,升麻6g,柴胡12g,生姜9片、大枣6枚。

【用法用量】上药㕮咀,都作一服。用水300mL,煎至150mL,去滓,空腹时稍热服。

【主治】脾虚气陷证,气虚发热证。

补中益气汤的功效:

慢性萎缩性胃炎是由于多种原因导致胃黏膜皱襞变平或消失的一种炎症,且黏膜层较薄,胃腺体部分或完全消失,并导致上腹部疼痛,食欲下降,饭后饱胀,反酸等临床症状。严重的表现为贫血,消瘦,腹泻等。慢性萎缩性胃炎病程长,情志、饮食等都可以影响病情的发展。脾主运化、胃主受纳,久病则伤正,甚则中气下陷,补中益气汤具有补中益气,升阳举陷的功效,可以治疗脾胃虚弱、气虚发热,中气下陷等引起的证候,方中黄芪,党参可补益中气,健脾养胃,去瘀通络;诸药相合,可以起到补中益气,健脾养胃,活血通络,理气止痛的临床功效。

3.四君子汤

【来源】《太平惠民和剂局方》。

【组成】人参9g,白术9g,茯苓9g,炙甘草6g。

【用法用量】上四味,研为细末,每服二钱,水一盏,煎至七分,通口服,不拘时候。

【主治】脾胃气虚证。面色萎白,语声低微,气短乏力,食少便溏,舌淡苔白,脉虚缓。

四君子汤的功效:

方中人参、白茯苓和白术除湿健脾益气;甘草缓和药性。四君子汤治疗脾胃虚弱证慢性胃炎的疗效显著,可以调节机体内的胃平滑肌,抑制胃动力亢进,促进胃蛋白酶的分泌和胃动素的增加,改善临床症状等。

4.香砂六君子汤

【来源】《古今名医方论》卷一。

【组成】人参一钱,白术二钱,茯苓二钱,甘草十分,陈皮八分,半夏一钱,砂仁八分,木香七分。

【用法用量】加生姜二钱,水煎服。

【主治】脾胃气虚,痰阻气滞证;治疗气虚痰饮,呕吐痞闷,脾胃不和,变生诸证者。

香砂六君子汤的功效:

方中的党参可益气健脾;木香和砂仁可温中止痛、行气化湿止痛;陈皮和半夏可燥湿化痰、降逆止咳;白术健脾补气。香砂六君子汤可以在很大程度上稳定患者的病情,其胃脘隐痛、痞满、胃痛喜按喜暖等症状会得到很大程度的改善,在慢性胃炎的临床疗效显著。

四、脾胃湿热证

证机概要为湿热蕴结，胃气壅滞。可以选择连朴饮、三仁汤等辨证加减应用。

1. 连朴饮

【来源】《霍乱论》。

【组成】制厚朴6g，川连姜汁炒3g，石菖蒲3g，制半夏3g，香豉炒9g，焦栀9g，芦根60g

【用法用量】水煎服。

【主治】湿热霍乱。有胸脘痞闷，或者恶心呕吐，或霍乱吐泻，舌苔黄腻，脉濡数等症状表现。

连朴饮的功效：

连朴饮为中医苦泄法的代表方剂，方中半夏降逆止呕；淡豆豉宣透郁热；芦根清热生津；诸药配伍，辛开苦降。治疗脾胃湿热证慢性胃炎的疗效显著，能有效改善其的临床症状，还可以有效根除Hp。

2. 三仁汤

【来源】《温病条辨》。

【组成】杏仁五钱（15g），飞滑石六钱（18g），白通草二钱（6g），白蔻仁二钱（6g），竹叶二钱（6g），厚朴二钱（6g），生薏苡仁六钱（18g），半夏五钱（15g）。

【用法用量】甘澜水八碗，煮取三碗，每服一碗，日三服。

【主治】湿温初起证，暑温夹湿之湿重于热证。

三仁汤的功效：

方中杏仁宣利上焦肺气，白豆蔻畅中焦脾胃之气；薏苡仁使湿热之邪从下焦而去，湿热之邪从三焦分消；竹叶增强清热利湿的作用；半夏和厚朴化湿和胃等。三仁汤治疗脾胃湿热证慢性胃炎的疗效显著，其中杏仁能够作用于胃肠道黏膜，改善消化系统功能；白蔻仁可增强胃肠的蠕动。三仁汤治疗脾胃湿热型慢性胃炎不仅能有效改善症状，还可以改善胃黏膜局部萎缩及肠化等病理变化，降低其癌变率，提高治疗效果等，另外，加味三仁汤可显著提高Hp根除率，提高临床疗效。

五、胃阴不足证

常有饥不欲食，舌质红，脉细数等表现。可以选择益胃汤、一贯煎、沙参麦冬汤、麦门冬汤、芍药甘草汤等辨证加减应用。

1. 益胃汤

【来源】《温病条辨》。

【组成】沙参9g，麦冬15g，冰糖3g，细生地15g，玉竹（炒香）4.5g。

【用法用量】水煎服，每日1剂，分两次服用。

【主治】慢性萎缩性胃炎属于脾胃虚弱、胃阴不足型者。

益胃汤的功效：

全方重在益胃，清而不寒，润而不腻，方中麦冬可降低毛细血管的通透性和抗炎，而沙参和生地黄能改善免疫功能，常用于慢性胃炎胃阴不足证，疗效显著。另外，益胃汤还能有效改善嗳气、胃中嘈杂、排便干结等临床症状。

2.沙参麦冬汤

【来源】《温病条辨》卷一。

【组成】沙参三钱，玉竹二钱，生甘草一钱，冬桑叶一钱五分，麦冬三钱，生扁豆一钱五分，花粉一钱五分。

【主治】燥伤肺胃证。临床可见有咽干，口燥，舌红少苔，脉细数等症状。

【用法用量】水五杯，煮取二杯，日再服。

沙参麦冬汤的功效：

方中沙参和麦冬清养胃阴；玉竹和天花粉生津解渴；生扁豆和生甘草益气培中；冬桑叶轻宣燥热。治疗胃阴不足证的慢性胃炎的疗效良好，沙参麦冬汤可以对胃黏膜起到一定程度的修复效果，方中沙参和麦冬能够提高胃肠道受损细胞的修复，玉竹能提高人体免疫功能。另外，沙参麦冬汤还具有有效抑制Hp的作用。

3.麦门冬汤

【来源】《金匮要略》。

【组成】麦门冬60g，半夏9g，人参6g，甘草4g，粳米6g，大枣12枚。

【用法用量】上六味，以水一斗二升，煮取六升，温服一升，日三夜一服。

【主治】虚热肺痿证，胃阴不足证等。

麦门冬汤的功效：

方中重用麦门冬，滋养肺胃阴津；人参益气生津；甘草、粳米和大枣益气养胃；半夏降逆，对胃阴不足证的慢性胃炎有良好的临床效果。麦门冬汤能明显改善慢性萎缩性胃炎的病理状态，加速胃的排空，改善胃肠道功能紊乱，治疗胃排空延缓性疾病等。另外，长期服用麦门冬汤可以显著减少消化性溃疡的复发，还可以抑制Hp生长。

4.芍药甘草汤

【来源】《伤寒论》。

【组成】芍药12g，甘草12g。

【主治】伤寒伤阴，筋脉失濡，腿脚挛急。

【用法用量】上二味，水煎服，去滓，分温再服。

芍药甘草汤的功效：

方中白芍滋阴养血柔肝；炙甘草补气健脾和胃，药简力专，常用于治疗胃阴不足证的慢性胃炎。加一味香附组成加味芍药甘草汤，其能够显著降低胃黏膜内MDA含量，提高SOD、GSH-Px活力，从而减弱脂质过氧化，从而保护胃黏膜和修复损伤胃黏膜，对阴血不足、肝脾失调之胃痛有良好的疗效。

5.一贯煎

【来源】《续名医类案》。

【组成】北沙参、麦冬、当归身各9g，生地黄18～30g，枸杞子9～18g，川楝子4.5g。

【用法用量】 水煎服。

【主治】 肝肾阴虚，肝气郁滞证。

一贯煎的功效：

研究表明，地黄可以提高免疫力，同时具有抗炎作用，近年来发现其对多种肿瘤有抑制作用；枸杞子可以有效地抗氧化、抗肿瘤；麦冬的有效成分具有增强免疫，抗炎等作用，在抗肿瘤等领域发挥着重要的作用；川楝子可以抗菌消炎。

六、胃络瘀阻证

常有胃脘痛有定处，入夜尤甚，甚或出现黑便或呕血，舌质紫暗等表现。可以选择丹参饮、失笑散等辨证加减应用。

1. 丹参饮

【来源】《时方歌括》卷下。

【组成】 丹参37.2g，檀香、砂仁各3.72g。

【用法用量】 以水一杯，煎七分服

【主治】 心痛，胃脘诸痛。

丹参饮的功效：

方中重用丹参，丹参活血行血化瘀力强；檀香消胀止痛；砂仁理元气、通滞气，是行气化瘀止痛的良方。丹参饮可以通过调节多个靶点和通路，共同发挥抗炎和抗氧化作用，进而调节细胞的增殖和凋亡。另外，现代药理研究表明，丹参饮对血小板有明显的抑制作用，能通过改善血液流变学指标、改善溶血和血管内壁厚度以及红细胞膜的形态和功能来改善血液高凝状态，是治疗胃络瘀阻型慢性胃炎的常用方，四联疗法加丹参饮合升阳益胃汤治疗Hp阳性的慢性萎缩性胃炎，疗效显著且治疗安全。

2. 失笑散

【来源】《苏沈良方》卷八

【组成】 五灵脂、蒲黄各等份。

【用法用量】 上药研末，每服6g。先用酽醋30mL，熬药成膏，以水150mL，煎至100mL，热服。

【主治】 瘀血疼痛证用于小肠气及心腹痛，或产后恶露不行，或月经不调，少腹急痛。现用于心绞痛、胃痛、痛经、产后腹痛、宫外孕等属于瘀血停滞者。

失笑散的功效：

失笑散虽然药味少，但是活血祛瘀、散结止痛的效果特别好，蒲黄中含有黄酮类成分，有止血，化瘀，通脉的作用；五灵脂具有抗肿瘤活性，抑制血小板聚集，抗菌及其他功能；蒲黄、五灵脂相须为用，可以起到活血祛瘀、通利血脉、散结止痛的临床功效，故可用于治疗血瘀气滞所致之病证，特别适用于血瘀型慢性胃炎痛甚者。另外，失笑散与四逆散、金铃子散等加减合用，有活血止痛、行气除胀的功效，可以治疗气滞血瘀型慢性胃炎；失笑散与归芍六君汤加减合用，有健脾益气化瘀的功效，可以治疗气虚血瘀型慢性胃炎；方用失笑散合益胃汤加减，有养阴益胃化瘀的功效，可以治疗阴虚血

瘀型慢性胃炎。

七、寒热错杂证

常伴有肝失疏泄、肝郁表现，故治疗寒热错杂型慢性浅表性胃炎应选用辛开苦降、温清并用、虚实兼顾、调和肝脾的方剂，如乌梅丸、半夏泻心汤、温胆汤等。

1.乌梅丸

【来源】《伤寒论》

【组成】乌梅三百枚480g，细辛六两（180g），干姜十两（300g），黄连十六两（480g），当归四两（120g），附子（炮，去皮）六两（180g），蜀椒（炒香）四两（120g），桂枝六两（180g），人参六两（180g），黄柏六两（180g）。

【用法用量】醋炙乌梅去核捣烂，和余药打匀，烘干，研末加蜜为丸，每服9g，日服2～3次，空腹温开水送下。

【主治】胃热肠寒的蛔厥证，亦可治久痢及反胃呕吐。

乌梅丸的功效：

乌梅性平味涩，能敛肺补肝；党参性平味甘，能健脾益肺及补中益气；桂枝性温味辛，可疏肝达及养血补肝；附子、蜀椒、细辛、干姜四味药能温中暖肾；黄柏和黄连均能苦寒泄热，当归性温味辛，可以补血和血，本方多药合用，有寒温并用，调和肝脾、辛开苦降、清上温下等作用。故虽然乌梅丸原是治疗蛔厥及久利，治疗厥阴病本症之寒热错杂证，但是其所能治疗的病证很多。乌梅丸可以调节免疫功能，及时恢复胃黏膜的基本功能，改善胃蛋白酶原水平，是中医治疗慢性胃炎之寒热错杂证的名方之一。另外，乌梅丸可能通过降低结肠组织中STAT6的表达，调节免疫功能进而保护结肠黏膜，改善腹痛腹泻、黏液脓血便等临床症状；能抑制端粒酶活性，抑制增殖细胞核抗原、c-myc、Survivin的表达，从而干预胃癌及癌前病变。

2.半夏泻心汤

【来源】《伤寒论》

【组成】干姜9g，半夏15g，黄芩9g，黄连3g，人参9g，炙甘草9g，大枣4枚。

【用法用量】上七味，以水一斗，煮取六升，去滓，再煎，取三升，温服一升，日三服。

【主治】寒热错杂之痞证。

半夏泻心汤的功效：

在半夏泻心汤中人参和大枣和甘草补脾益胃，帮助恢复脾气的健旺，提高免疫功能；黄芩和黄连泄热和胃，干姜和半夏能散结散寒，全方辛开苦降，寒温并用，具有降逆消痞的功效，其治疗慢性胃炎的潜在生物学机制具有多成分—多靶点—多途径特点。半夏泻心汤能有效改善患者的临床症状，减轻内镜下胃黏膜萎缩，提高G-17、PGⅠ、PGⅡ水平及Hp清除率、抑制Hp、逆转胃癌前病变及修复、保护胃黏膜等作用。半夏泻心汤可提高Ki67抗原表达，以促进GES-1增殖，起到修复黏膜的效果，还可抑制血清干扰素γ的分泌，减轻炎性反应而保护胃黏膜。半夏泻心汤及其变方加味四逆泻心汤可降低P53、

EGFR及Bcl-2蛋白表达，诱使"病态"细胞凋亡，恢复细胞增殖和凋亡平衡，从而逆转胃癌前病变，还可抑制胃癌前病变黏膜组织核转录因子κB/STAT3信号通路中的炎性因子、癌因子，促进抑癌因子表达，从而阻断胃癌前病变的发生发展。半夏泻心汤的有效活性成分小檗碱可抑制Hp的生长，抑制细菌的葡萄糖及糖代谢中间产物的氧化过程，特别是脱氧反应，从而杀灭Hp；另外还可以促进胃肠道内双歧杆菌和乳酸菌的生长，这些益生菌可通过争夺营养物质以及影响Hp代谢途径来抑制其增殖，进一步产生杀灭Hp的作用。

3.温胆汤

【来源】《三因极一病证方论》。

【组成】半夏（汤洗七次）、竹茹、枳实（麸炒，去瓤）各60g，陈皮90g，炙甘草30g，茯苓45g。

【用法用量】上为锉散，每服四大钱（12g），水一盏半，姜五片，大枣一枚，煎七分，去滓，食前服。

【主治】胆胃不和，痰热内扰证。

温胆汤的功效：

方中半夏、黄芩、黄连清热化痰；竹茹开胃清胆；生大黄清胃肠实热，引胃火下行；枳实和陈皮行气消痰除痞；甘草解毒益中，调和诸药。温胆汤治疗慢性胃炎有较好疗效，且不良反应小，对减少慢性胃炎的复发有重要意义。

八、脾虚血瘀证

本证以脾虚为发病之本、血瘀为主要病理基础，常用安胃汤、活络效灵丹等辨证加减应用。

1.安胃汤

【组成】党参15g，白术12g，白茯苓12g，黄芩9g，丹参15g，陈皮6g，莪术9g，白花蛇舌草15g，甘草6g。

【用法用量】水煎服，每日1剂，分两次温服。

【主治】慢性萎缩性胃炎脾虚血瘀为主者。

安胃汤的功效：

安胃汤以健脾益气为主、活血化瘀贯穿始终为治疗原则。活血化瘀的方法可以改善患者的血液流变状态、增加局部血流供应，利于修复胃黏膜。方中党参健脾益气，配伍四君子汤以加强健脾之作用，丹参和莪术配伍增强破血逐瘀、行气止痛的功效。黄芩、白花蛇舌草可以清热解毒的作用。安胃汤能够改善胃黏膜腺体缺血、缺氧等情况，促进吸收炎症，复生萎缩的腺体，是治疗脾虚血瘀证慢性胃炎的常用方。

2.活络效灵丹

【来源】《医学衷中参西录》上册

【组成】当归，丹参，生明乳香，生明没药各15g（五钱）。

【用法用量】上四味，作汤服。若为散剂，一剂分作4次服，温酒送下。

【主治】各种瘀血阻滞之痛症。

活络效灵丹合异功散的功效：

活络效灵丹中丹参既可以活血祛瘀又可以补血，乳香和没药行气活血化瘀，当归补血活血，全方药简力洪，而异功散是在四君子汤的基础上加陈皮，既可以益气健脾又可以补气行气，两方合用是治疗脾虚血瘀证慢性胃炎的常用方，有良好的临床疗效。

第四节 常用中药

一、肝胃气滞证

临床表现有呃逆连声，腹胀，肠鸣矢气，脉弦等。常用药有乌药解郁顺气；柴胡舒肝解郁；枳实破气消积；沉香宽中降气；代赭石、旋覆花行气降逆；木香、檀香理气止痛；柴苏梗疏肝理气等。若气逆痰阻，心下痞硬，嗳气者，用旋覆代赭汤加陈皮、茯苓；若痰蕴化热者，加黄连、竹茹、瓜蒌。

1.柴胡

【性味】苦，平。

【归经】归肝、胆经。

【功效】疏散退热，疏肝解郁，升举阳气。

【主治】肝郁气滞证，气虚下陷证，感冒发热等。

【用法用量】内服：煎汤，3～10g。

【现代药理】柴胡有解热，镇痛等作用；在体外可以起到抑制结核杆菌，疟原虫和流感病毒生长的作用；而且对肿瘤生长具有抑制作用。

2.代赭石

【性味】苦，寒。

【归经】归肝、胃经。

【功效】平肝潜阳，重镇降逆，止血凉血。

【主治】头痛、眩晕、心神不宁、烦躁易怒、癫病、惊风抽搐、呕吐、嗳气、呃逆等；除此之外，代赭石还可用于饮食积滞等临床表现。

【用法用量】煅用收敛止血力强；内服：煎汤，10～30g；或入丸、散。

3.枳实

【性味】苦、辛、酸，微寒。

【归经】归脾、胃经。

【功效】破气消积，化痰除痞。

【主治】枳实辛散苦降气的作用强，作为破气除痞、消积导滞的要药，善于治一切食积不化导致脘腹胀满疼痛以及嗳腐气臭等症状。

【现代药理】对胃肠平滑肌有兴奋作用。

【用法用量】内服：煎剂一般3～10g；可生用或炒用，炒后性较平和。

【使用注意】本品辛散苦泄，性烈而速，破气力强，能伤正气，耗散真气，故无气聚邪实者忌用，脾胃虚弱和孕妇慎用。

4. 旋覆花

【性味】苦、辛、咸，微温。

【归经】归肺、脾、胃、大肠经。

【功效】消痰行气，降逆止呕。

【主治】痰涎壅肺、胸膈痞满、咳喘痰多、脾胃气逆、心下痞满、噫气呕逆。

【用法用量】入汤剂应布包煎，以免绒毛刺喉。内服：煎汤，5～10g，或入丸、散。

【使用注意】阴虚劳咳、风热燥咳者禁服。

5. 紫苏梗

【性味】辛，温。

【归经】归肺、脾、胃经。

【功效】疏肝理气，和胃安胎。

【主治】用于脾胃气滞，胸脘痞闷，腹胀嗳气，恶心呕吐等症状。

【用法用量】内服：一般3～10g。

【注意事项】本品辛散耗气，气虚者慎用。

6. 檀香

【性味】辛，温。

【归经】归脾、胃、肺、心经。

【功效】理气止痛，散寒开胃。

【主治】是治疗气滞型慢性胃炎的常用药物，也用于治疗肝胃气滞、脾胃虚弱（寒）或脾虚食滞湿阻型的慢性胃炎。

【用法用量】内服一般3～6g。

【注意事项】阴虚火旺，气热吐衄者慎用。

7. 木香

【性味】辛、苦，温。

【归经】归脾、胃、大肠、三焦、胆经。

【功效】理气止痛，健脾消食。

【主治】脾胃气滞证，泻痢后重，胸胁胀痛等临床表现。木香能行脾胃之滞气，行大肠之滞气，疏理肝胆和三焦之气机。

【用量用法】内服：煎汤，3～6g，或入丸、散。

【注意事项】阴虚、津亏、火旺者慎服。

8. 沉香

【性味】辛、苦，微温。

【归经】归脾、胃、肾经。

【功效】行气止痛，温中止呕，纳气平喘。

【主治】脘腹冷痛，气逆喘息，胃寒呕吐呃逆，腰膝虚冷，大肠虚秘，小便气淋。

【用法用量】内服一般6～10g，宜后下；也可以入丸、散剂。

9.乌药

【性味】辛，温。

【归经】归肺、脾、肾、膀胱经。

【功效】行气止痛，温肾散寒。

【主治】寒凝气滞、胸腹胀痛、肾阳不足、遗尿尿频等。

【用量用法】煎服，6～10g。

二、肝胃郁热证

临床表现有胃脘灼痛，烦躁易怒，舌红，苔黄，脉数等。常用药有牡丹皮、栀子清泻肝火；白芍、甘草柔肝缓急止痛；青皮、陈皮疏肝和胃；浙贝母、泽泻清泻郁热；黄连、清热燥湿。若口苦、口干者，加柴胡、黄芩、玉竹、麦冬等解郁清热，养阴生津。

1.牡丹皮

【性味】苦、辛，微寒。

【归经】归心、肝、肾经。

【功效】清热凉血，活血化瘀。

【主治】治疗发斑、吐血、衄血、无汗骨蒸、血滞经闭、痛经等。

【用量用法】煎服，6～12g。

【注意事项】血虚有寒、月经过多者不宜使用。孕妇慎用。

2.栀子

【性味】苦，寒。

【归经】归心、肺、三焦经。

【功效】泻火除烦，清热利湿，凉血解毒；外用消肿止痛。

【主治】热病烦闷，血热吐衄，湿热黄疸，淋证等。

【用量用法】煎服，6～10g。外用生品适量，研末调敷。

【注意事项】本品苦寒伤胃，脾虚便溏者慎用。

3.泽泻

【性味】甘、淡，寒。

【归经】归肾、膀胱经。

【功效】利水渗湿，泄热，化浊降脂。

【主治】其利水渗湿作用较强，可以治疗水湿停蓄之小便不利、水肿。泽泻化浊降脂，可用于高脂血症，还可以治疗热淋涩痛，遗精等。

【用量用法】煎服，6～10g。

4.黄连

【性味】辛、苦，热；有小毒。

【归经】归肝、脾、胃经。

【功效】散寒止痛，降逆止呕，助阳止泻。

【主治】湿热痞满、呕吐吞酸、泻痢、黄疸、高热神昏等。

【用量用法】内服：煎汤，2~5g，外用适量。

5.白芍

【性味】苦、酸，微温。

【归经】归肝、脾经。

【功效】养血敛阴，缓急止痛，平肝潜阳。

【主治】白芍与桂枝、生姜、饴糖、大枣配伍可温中健脾，适用于虚劳里急，腹中痛等临床表现，例如《伤寒论》中的小建中汤；白芍和甘草配伍可酸甘化阴，治疗脘腹疼痛和转筋的临床表现；治疗慢性萎缩性胃炎的专方绝大多数含有白芍，可以表现出芍药对慢性萎缩性胃炎的治疗的重要作用。

【用法用量】内服：煎汤，5~10g，用作缓急止痛可用至15~30g。

【使用注意】虚寒证不适合单独使用白芍，反藜芦。另反酸明显者尽量少用，或配伍乌贼骨、瓦楞子等应用。

【现代药理】白芍含芍药甙、牡丹酚、苯甲酸等成分，可以起到解痉止痛，抗炎，抗溃疡，抗菌，解热等临床疗效。

6.陈皮

【性味】辛、苦，温。

【归经】归脾、肺经。

【功效】理气健脾，燥湿化痰。

【主治】本品为理气燥湿之常用药。适用于脾胃气滞或湿浊中阻之脘腹胀满，食少纳呆，胸膈满闷，脘痞呕恶，苔腻等症。

【用法用量】内服：煎汤，3~10g。

【注意事项】气虚及吐血者慎用。

【现代药理】陈皮当中的挥发油有刺激胃肠，促进消化液分泌，抗溃疡的临床功效。

7.甘草

【性味】甘、平，炙后微温。

【归经】通行十二经。

【功效】补脾益气，润肺止咳，清热解毒，缓急止痛，调和诸药。

【主治】甘草配伍芍药可用于治疗脘腹挛急作痛等症状，比如芍药甘草汤；甘草和干姜配伍治疗中焦虚寒，脘腹胀痛者等症状，比如甘草干姜汤、理中汤等；甘草常配桔梗、麦冬、玉蝴蝶、沙参等治疗慢性萎缩性胃炎有咽喉肿痛者等，比如甘桔汤。

【用法用量】内服：煎汤，2~10g。

【注意事项】清火宜生用，补中宜炙用。由于本品甘缓，故湿盛者忌服。反大戟、芫花、甘遂、海藻。

三、脾胃虚弱证

临床表现有纳呆，乏力，舌质淡，苔薄白，脉细弱等，常用中药有黄芪、党参、太子参益气健脾；白术补脾益气；当归养血和营以助脾等。若纳呆厌食者，加砂仁、莱菔子、鸡内金、神曲行气消食。

1. 党参

【性味】甘，平。

【归经】归肺、脾经。

【功效】补中益气，健脾益肺，生津止渴。

【主治】党参与白术、茯苓、甘草配伍，具有补气，健脾，益胃的功效，比如四君子汤；党参配伍茯苓、白术、黄芪、木香、当归、三七粉等，可治疗慢性萎缩性胃炎患者证属于脾胃虚弱者。

【现代药理】党参含皂贰、菊糖、微量生物验及淀粉等成分，可增强机体抵抗力，有抗溃疡的作用。

2. 黄芪

【性味】甘，微温。

【归经】归脾、肺经。

【功效】补气升阳，益卫固表，利水消肿，生津养血，行滞通痹，托毒排脓，敛疮生肌。

【主治】治疗气虚，便溏，水肿，中气下陷，脱肛，崩漏等。

【用量用法】内服：多生用，煎汤，9~30g。益气补中宜蜜炙用。

3. 太子参

【性味】甘，微苦，平。

【归经】归脾，肺经。

【功效】益气健脾，生津润肺。

【主治】治疗气虚证，气阴不足证，太子参可以治疗脾虚体倦，病后虚弱等症状。

【用法用量】内服：煎汤，10~30g；也可做丸、散、膏剂等。

4. 当归

【性味】甘、辛、微苦，温。

【归经】归心、肝、脾经。

【功效】补血活血，调经止痛，润肠通便。

【主治】用于脾胃虚寒之症，对伴有贫血，面色苍白，气短乏力，胃脘隐痛者尤佳。

【用法用量】内服：煎汤，5~15g，大剂量可用至30g。

【注意事项】湿盛中满，大便溏泻者忌服。

5. 白术

【性味】甘、苦，温。

【归经】归脾、胃经。

【功效】补脾益气，燥湿利水，固表止汗。

【主治】常用党参、黄芪等配伍可治疗脾胃虚寒型慢性萎缩性胃炎。白术配合党参、半夏、香附、砂仁可以治疗脾虚兼滞（气滞、食滞）慢性萎缩性胃炎，临床效果较为满意。白术可以治疗脾虚泄泻,也可用大量生白术通便。

【用法用量】内服:煎汤,5~15g。

【现代药理】含挥发油可调节胃肠蠕动,增加消化液的分泌,除此之外,白术还具有强壮、抗肿瘤、保肝等作用。

6.神曲

【性味】甘、辛,温。

【归经】归脾、胃经。

【功效】消食和胃。

【主治】饮食积滞证。

【用量用法】内服:煎汤,6~15g;或入丸、散。

【注意事项】胃火炽盛,舌绛无苔,以及胃酸过多者不宜服。

7.莱菔子

【性味】辛、甘,平。

【归经】归脾、胃、肺经。

【功效】消食除胀,降气化痰,止咳平喘。

【主治】饮食停滞,脘腹胀痛,喘咳痰多,胸闷食少等。

【用法用量】内服:煎汤,4.5~9g;可入丸、散剂,健脾理气多炒用。

【使用注意】本品辛散耗气,气虚者慎用。

8.鸡内金

【性味】甘,平。

【归经】归脾、胃、小肠、膀胱经。

【功效】健胃消食,涩精止遗,通淋化石。

【主治】治疗消化不良,鸡内金消食化积作用较强,还可以治疗小便淋沥,痛不可忍等。

【用量用法】内服:煎汤,3~10g,大剂可用至20g;研末,每次1.5~3g;或入丸、散。

【注意事项】一般以生用为宜。研末服比煎剂效果好。

9.山楂

【性味】酸、甘,微温。

【归经】归脾、胃、肝经。

【功效】消食健胃,行气散瘀,化浊降脂。

【主治】治疗肉积、胃胀、腹胀、痛经、产后瘀阻等临床表现。

【用法用量】内服:煎汤,9~12g,大剂30g。

【注意事项】脾胃虚弱而没有食积,胃酸分泌过多者慎用。

四、脾胃湿热证

临床表现有胃脘灼痛,吐酸,嘈杂,苔黄腻,脉滑数等。常用药有黄连、黄芩清热;

半夏、茯苓祛湿健脾；热偏重者，加蒲公英、白花蛇舌草、半枝莲；伴恶心呕吐者，加竹茹、紫苏叶和胃降逆；大便秘结不通者，加大黄（后下）通腑；气滞腹胀者，加厚朴、枳实。

1. 黄芩

【性味】苦，寒。

【归经】归肺、脾、胆、大肠、小肠经。

【功效】清热燥湿，泻火解毒，止血，安胎。

【主治】黄芩苦寒，善清中上焦湿热，用于治湿温或暑湿初起，舌苔黄腻等症；长于清肺热，可以治肺热咳嗽；还可以治疗痈肿疮毒，治疗热盛迫血妄行之吐血，治疗胎热之胎动不安等

【用法用量】内服：煎汤，3～10g。

2. 黄连

【性味】苦，寒。

【归经】归心、脾、胃、肝、胆、大肠经。

【功效】清热燥湿，泻火解毒。

【主治】治湿热黄疸、心火亢盛、高热、目赤牙痛、消渴等。外治湿疹、湿疮、耳道流脓等。

【用量用法】清心除烦，心火偏亢、心烦失眠宜酒炒；下焦湿热宜用盐水炒；中焦湿热、胃失和降、恶心呕吐用姜汁炒；泻火解毒可生用。内服：煎汤，2～10g，或入丸、散。

【注意事项】本品极苦大寒，易伤阳气，损伤脾胃，故不可过量或久服，中病即止。脾胃虚寒者禁服。

3. 蒲公英

【性味】苦、甘，寒。

【归经】归肝、胃经。

【功效】清热解毒，利湿。

【主治】虚中夹实之热证。

【用法用量】内服：煎汤，10～15g；外用可适量。众多医家治脾胃病多用蒲公英，研末，生姜汤送服，治疗慢性胃炎、胃溃疡等。

【使用注意】蒲公英用量过大可以导致缓泻。

4. 白花蛇舌草

【性味】苦、甘，寒。

【归经】归胃、大肠、小肠经。

【功效】清热解毒，利湿通淋。

【主治】白花蛇舌草为清热解毒之药，是近年治疗慢性萎缩性胃炎的重要药物之一。常与活血化瘀或健脾之类中药配伍使用，对脾胃湿热型胃癌前期病变具有一定的临床疗效；由于白花蛇舌草有抗肿瘤的作用，慢性萎缩性胃炎伴肠化或不典型增生患者可酌情

应用。

【用法用量】内服：煎汤，15~60g。

5.半枝莲

【性味】辛、微苦，凉。

【归经】归心、肝、肺、胃经。

【主治】活血祛瘀，清热解毒，利水消肿。

【主治】适用于疔疮肿毒，咽喉肿痛，跌仆伤痛，水肿，黄疸，蛇虫咬伤等。

【用法用量】内服：煎汤，15~30g。

6.半夏

【性味】辛，温，有小毒。

【归经】归脾、胃、肺经。

【功效】燥湿化痰，散结，降逆止呕。

【主治】治疗湿痰，寒痰，瘰疬痰核，呕吐反胃等。

【用法用量】内服，9~15g。

【注意事项】凡有虚证，阴虚干咳者，忌服。

7.茯苓

【性味】甘淡平。

【归经】归心、脾、胃、肺、肾经。

【功效】利水渗湿，补脾益胃，宁心安神。

【主治】用于脾胃虚弱，运化失职所致的胃脘痞满，食少纳呆，虚寒胃痛，便溏倦怠等症状。

【用法用量】内服：煎汤，6~30g。

五、胃阴不足证

临床表现有嘈杂，饥不欲食，脉细数等。常用药有生地、麦冬、沙参、玉竹滋阴养胃；乌梅生津止渴；白芍敛阴缓急止痛；若阴虚火旺者，加百合、石斛；若便秘者，加火麻仁、玄参润肠通便；神疲乏力，气短懒言者，加太子参、莲子、黄精等益气养阴。

1.沙参

【性味】甘、苦，微寒。

【归经】归肺、胃经。

【功效】滋阴润肺，止咳化痰，养胃生津。

【主治】用于胃阴不足之脘痞纳呆，口干烦渴，大便燥结等症。

【用法用量】内服：煎汤，9~15g。

【注意事项】虚寒证忌服，反藜芦。

2.黄精

【性味】甘，平。

【归经】归脾、肺、肾经。

【功效】补气养阴，健脾润肺益肾。

【主治】脾胃气虚证，有体倦，乏力，食欲不振，脉象虚软等表现；能改善肝肾亏虚，须发早白等早衰症状。

【用法用量】内服：煎汤，10~30g；或入丸、散、膏剂。

3.百合

【性味】甘，微寒。

【归经】归肺、心经。

【功效】养阴润肺，清心安神。

【主治】阴虚肺燥证，有干咳少痰或咽干音哑等症；还可以治疗虚热上扰，失眠，心悸等症状。

【用法用量】内服：煎汤，10~30g；或入丸、散剂。

【使用注意】由于百合性味甘寒，是滑利之品，所以一般风寒咳嗽或者中寒便溏者忌用。

4.石斛

【性味】甘，微寒。

【归经】归肺、肾经。

【功效】滋阴除热，养胃生津。

【主治】阴伤津亏、口干烦渴、食少干呕、病后虚热、胃阴不足等。

【用法用量】内服：煎汤，6~15g，鲜品15~30g，亦可入丸、散、酒剂均可。

【使用注意】石斛甘而微寒，虚证无火者，实热苔腻、胃脘饱闷者均忌用。

5.白芍

【性味】苦、酸，微温。

【归经】归肝、脾经。

【功效】养血敛阴，缓急止痛，平肝潜阳。

【主治】白芍与桂枝、生姜、饴糖、大枣配伍可温中健脾，适用于虚劳里急，腹中痛等临床表现，例如《伤寒论》中的小建中汤；白芍和甘草配伍可酸甘化阴，治疗脘腹疼痛和转筋的临床表现；治疗慢性萎缩性胃炎的专方绝大多数含有白芍，可以表现出芍药对慢性萎缩性胃炎的治疗的重要作用。

【用法用量】内服：煎汤，5~10g，用作缓急止痛可用至15~30g。

【使用注意】虚寒证不适合单独使用白芍，反藜芦。另反酸明显者尽量少用，或配伍乌贼骨或瓦楞子等应用。

【现代药理】白芍含芍药甙、牡丹酚、苯甲酸等成分，可以起到解痉止痛，抗炎，抗溃疡，抗菌，解热等临床疗效。

6.麦冬

【性味】甘、微苦，微寒。

【归经】归肺、胃、心经。

【功效】养阴润肺，益胃生津，清心除烦。

【主治】阴虚肺燥证。有鼻燥咽干、干咳等症，常用于胃阴虚热证，有舌干，口渴，胃脘疼痛，便干等症。

【用法用量】内服：煎汤，6～12g；可入丸、散，或代茶饮。

【使用注意】风寒感冒、痰湿咳嗽、脾胃虚寒泄泻者宜慎用。

7.生地黄

【性味】甘，苦，寒。

【归经】归心、肝、肾经。

【功效】清热凉血，养阴生津。

【主治】常用治温热病热入营血，温毒发斑，能滋肾阴而降虚火，滋阴润燥以通便，清热养阴治热病伤阴等。

【用法用量】内服：煎服，10～15g。

8.乌梅

【性味】酸、涩，平。

【归经】归肝、脾、肺、大肠经。

【功效】敛肺止咳，涩肠止泻，生津止渴，驱蛔和胃。

【主治】本品为酸性药物，具有养阴生津之功效，是治疗慢性萎缩性胃炎的常用药物；多适用于胃酸缺乏，胃阴不足，虚火灼胃所引起的胃脘灼痛，口舌干燥，大便干结，舌质红少苔或花剥苔等临床症状。

【用法用量】内服：煎汤，3～10g，大剂量可用至30～60g。

【注意事项】外有表邪及内有实热积滞者不宜用。

【现代药理】本品对Hp具有明显的抑菌作用，还有收缩胆囊、促进胆汁分泌，解痉，抗菌驱蛔等作用。

六、胃络瘀阻证

临床表现有胃脘痛有定处，入夜尤甚，甚或出现黑便或呕血，舌质紫黯等。常用药有五灵脂、丹参、红花化瘀止痛；半枝莲活血祛瘀；三棱、莪术破血行气；山楂活血散瘀；郁金和川芎活血行气；檀香和砂仁和胃止痛。若胃痛甚者，加延胡索、木香行气活血止痛。见呕血及黑便等出血者，加三七粉（冲服）。

1.郁金

【性味】辛、苦，寒。

【归经】归心、肝、肺、胆经。

【功效】活血行气，疏肝解郁，凉血散瘀，清心除烦，利胆退黄。

【主治】治疗肝胃不和型，气滞血瘀型慢性胃炎，慢性胃炎伴肠上皮化生、不典型增生等。

【用法用量】内服：煎汤，3～10g。

【注意事项】丁香与郁金同用时当注意。月经过多，孕妇忌用。

2.红花

【性味】辛，温。

【归经】归肝、心经。

【功效】活血通经,祛瘀止痛。

【主治】用于气滞血瘀型的慢性胃炎,对伴有肠上皮化生或不典型增生者常配伍三棱、莪术等。

【用法用量】内服:煎汤,3~10g。

3.三棱

【性味】苦,平。

【归经】归肝、脾经。

【功效】破血行气,软坚消积,健胃止痛。

【主治】对伴有肠上皮化生或不典型增生应用较多。

【用法用量】内服一般3~10g。

【注意事项】月经过多及孕妇忌服。

4.五灵脂

【性味】苦、咸、甘,温。

【归经】归肝、脾经。

【功效】化瘀止血,活血止痛。

【主治】治疗瘀血所致的心胸、胃脘痛、腹痛等。

【用法用量】内服:煎汤,3~10g,包煎。

【使用注意】孕妇慎用,不和人参同用。

5.川芎

【性味】辛,温。

【归经】归肝、胆、心包经。

【功效】活血行气,祛风止痛。

【主治】治疗气滞血瘀的胁肋、脘腹诸痛,头痛,风湿痹痛等。

【用法用量】内服:煎汤,3~15g,或入丸、散剂。外用适量研末调敷。

6.延胡索

【性味】辛、苦,温。

【归经】归肝、胃经。

【功效】活血,行气,止痛。

【主治】寒疝腹痛,寒滞胃痛,气滞血瘀所致胸胁疼痛等。

【用量用法】内服:煎汤,3~10g。

【注意事项】孕妇及血虚者禁服。

7.丹参

【性味】苦、微寒。

【归经】归心、肝经。

【功效】活血祛瘀止痛,养血安神。

【主治】治血性不畅的胸痹、心腹胃脘疼痛、月经不调、经闭痛经、跌打损伤、痈疽肿痛，以及失眠、心悸怔忡等。

【用量用法】生用清热除烦凉血作用好，酒炒活血化瘀作用较强。内服：煎汤，5~15g；研末，2~3g。

【注意事项】丹参注射液临床有致过敏性哮喘、皮疹、月经过多及肝损害等报道，使用时应予以注意。

8.莪术

【性味】辛、苦，温。

【归经】归肝、脾经。

【功效】破血消积，行气止痛。

【主治】治气滞血瘀的经闭腹痛、癥瘕积聚；治食积，脘腹胀满疼痛等。

【用量用法】生用长于行气止痛，醋炒用于破血祛瘀。内服：煎汤3~10g。

【注意事项】孕妇及气虚亏虚无积滞者禁服。

9.三七

【性味】甘、微、苦，温。

【归经】归肝、胃经。

【功效】止血化瘀，消肿定痛。

【主治】三七有止血，散瘀的作用，常用于血证。在胃肠病方面，主要用于瘀血阻络之胃脘痛，治疗慢性萎缩性胃炎时，多于方中加入三七；三七配伍党参、黄芪、茯苓、白术、木香、当归可治疗脾胃虚弱型慢性萎缩性胃炎；用本品配伍清热解毒药物组成清热化瘀汤，用于治疗慢性萎缩性胃炎的临床效果满意，同时该组方具有抑制Hp的作用。

【用法用量】内服：煎汤，3~10g，研末吞服每次1~3g。

10.半枝莲

【性味】辛、微苦，凉。

【归经】归心、肝、肺、胃经。

【功效】活血祛瘀，清热解毒，利水消肿。

【主治】适用于疔疮肿毒，咽喉肿痛，跌仆伤痛，水肿，黄疸，蛇虫咬伤等。

【用法用量】内服：煎汤，15~30g。

七、寒热错杂证

临床表现有胃脘胀满或疼痛，遇冷加重，嘈杂泛酸，口干口苦，肢冷便溏等。常用药有黄芪、白术、干姜、黄芩、生地黄、白芍等，胃痛较重者加延胡索等。

1.半夏

【性味】辛、温，有小毒。

【归经】归脾、胃、肺经。

【功效】燥湿化痰，散结，降逆止呕。

【主治】治疗湿痰，寒痰，瘰疬痰核，又能和胃降，治疗呕吐反胃等。

【用法用量】内服，9~15g。

【注意事项】凡有虚症，阴虚干咳者，忌服。

2.黄芪

【性味】甘，微温。

【归经】归脾、肺经。

【功效】补气升阳，益卫固表，利水消肿，生津养血，行滞通痹，托毒排脓，敛疮生肌。

【主治】治疗气虚，便溏，水肿，中气下陷，脱肛，崩漏等。

【用量用法】多生用。内服：煎汤，9～30g。益气补中宜蜜炙用。

3.干姜

【性味】辛、热。

【归经】归脾、胃、心、肺经。

【功效】温中散寒，温肺化饮，回阳通脉，温经止血。

【主治】脾胃虚寒、腹痛、吐泻清稀等。

【用法用量】生用干姜可以治疗脘腹冷痛、呕吐、痰饮咳喘及回阳救逆等症状；炮黑用可以治疗虚寒性出血、泻泄等临床症状。内服：煎汤，3～10g，或入丸、散。

【注意事项】阴虚有热及血热妄行者禁服。

4.黄芩

【性味】苦，寒。

【归经】归肺、脾、胆、大肠、小肠经。

【功效】清热燥湿，泻火解毒，止血，安胎。

【主治】黄芩苦寒，善清中上焦湿热，用于治湿温或暑湿初起，舌苔黄腻等症；长于清肺热，可以治肺热咳嗽；还可以治疗痈肿疮毒，治疗热盛迫血妄行之吐血，治疗胎热之胎动不安等。

【用法用量】内服：煎汤，3～10g。

5.白术

【性味】甘、苦，温。

【归经】归脾、胃经。

【功效】补脾益气，燥湿利水，固表止汗。

【主治】白术不仅可以治疗脾虚泄泻，也可以用大量生白术以达到通便的临床功效。常与党参、黄芪等配伍可治疗脾胃虚寒型慢性萎缩性胃炎。白术配合党参、半夏、香附、砂仁可以治疗脾虚兼滞（气滞、食滞）慢性萎缩性胃炎，临床效果较为满意。

【用法用量】一般剂量为5～15g。

【现代药理】含挥发油可调节胃肠蠕动，增加消化液的分泌，除此之外，白术还具有强壮、抗肿瘤、保肝等作用。

6.白芍

【性味】苦、酸，微温。

【归经】归肝、脾经。

【功效】养血敛阴，缓急止痛，平肝潜阳。

【主治】白芍与桂枝、生姜、饴糖、大枣配伍可温中健脾，适用于虚劳里急，腹中痛等临床表现，例如《伤寒论》中的小建中汤；白芍和甘草配伍可酸甘化阴，治疗脘腹疼痛和转筋的临床表现；治疗慢性萎缩性胃炎的专方绝大多数含有白芍，可以表现出芍药对慢性萎缩性胃炎的治疗的重要作用。

【用法用量】内服：煎汤，5~10g，用作缓急止痛可用至15~30g。

【使用注意】虚寒证不适合单独使用白芍，反藜芦。另反酸明显者尽量少用，或配伍乌贼骨或瓦楞子等应用。

【现代药理】白芍含芍药甙、牡丹酚、苯甲酸等成分，可以起到解痉止痛，抗炎，抗溃疡，抗菌，解热等临床疗效。

八、脾胃虚寒证

临床表现有食入难化，面色㿠白，大便溏薄，舌质淡，脉濡弱等。常用药有黄芪、党参健脾益气；荜澄茄温中散寒；干姜配伍散寒止痛；吴茱萸温中和胃；砂仁和胃理气。若阳虚水饮内停，加桂枝等。

1.吴茱萸

【性味】辛、苦，热；有小毒。

【归经】归肝、脾、胃经。

【功效】散寒止痛，降逆止呕，助阳止泻。

【主治】脘腹冷痛，五更泻，呕吐等。

【用量用法】内服：煎汤，1.5~6g，或入丸、散。外用：适量，研末调敷或煎水洗。

【注意事项】本品性偏燥烈，不可多用，多用于喉部干燥难忍。阴虚有热、血热妄行者禁服。孕妇慎服。

2.砂仁

【性味】辛、微苦，温。

【归经】归脾、胃经。

【功效】化湿醒脾，行气和胃，安胎。

【主治】气滞湿阻证，临床表现有腹胀、腹痛、食少吐泻等；痰阻气结证、胸闷和胎动不安等。

【用量用法】生用或盐水浸炒用。入汤剂应后下。内服：煎汤，2~6g，或入丸、散。

【注意事项】阴虚内热者禁服。

3.党参

【性味】甘，平。

【归经】归肺、脾经。

【功效】补中益气，健脾益肺，生津止渴。

【主治】党参与白术、茯苓、甘草配伍，具有补气，健脾，益胃的功效，比如四君子汤；党参配伍茯苓、白术、黄芪、木香、当归、三七粉等，可治疗慢性萎缩性胃炎患者证属于脾胃虚弱者。

【现代药理】党参含皂甙、菊糖、生物碱类及黄酮类等成分,可增强机体抵抗力,有抗溃疡的作用。

4.黄芪

【性味】甘,微温。

【归经】归脾、肺经。

【功效】补气升阳,益卫固表,利水消肿,生津养血,行滞通痹,托毒排脓,敛疮生肌。

【主治】治疗气虚,便溏,水肿,中气下陷,脱肛,崩漏等。

【用量用法】多生用,煎服,9~30g。益气补中宜蜜炙用。

5.干姜

【性味】辛、热。

【归经】归脾、胃、心、肺经。

【功效】温中散寒,回阳通脉,温肺化饮。

【主治】为温暖中焦之主药。治脾胃虚寒,脘腹冷痛。善于温肺散寒化饮,治寒饮喘咳。

【用法用量】生用干姜可以治疗脘腹冷痛、呕吐、痰饮咳喘及回阳救逆等症状;炮黑用可以治疗虚寒性出血、泻泄等临床症状。内服:煎汤,3~10g,或入丸、散。

【注意事项】阴虚有热及血热妄行者禁服。

6.甘草

【性味】甘、平,炙后微温。

【归经】通行十二经。

【功效】补脾益气,润肺止咳,清热解毒,缓急止痛,调和诸药。

【主治】甘草配伍芍药可用于治疗脘腹挛急作痛等症状,比如芍药甘草汤;甘草和干姜配伍治疗中焦虚寒,脘腹胀痛者等症状,比如甘草干姜汤、理中汤等;甘草常配桔梗、麦冬、玉蝴蝶、沙参等治疗慢性萎缩性胃炎有咽喉肿痛者等,比如甘桔汤。

【用法用量】内服:煎汤2~10g。

【注意事项】清火宜生用,补中宜炙用。由于本品甘缓,故湿盛者忌服。反大戟、芫花、甘遂、海藻。

7.荜澄茄

【性味】辛、温。

【归经】归脾、胃、肾、膀胱经。

【功效】温中下气,散寒止痛。

【主治】脘腹胀痛、寒疝腹痛、呕吐呃逆等。

【用量用法】内服:煎服,2~5g。

8.桂枝

【性味】辛,甘,温。

【归经】归肺、心、膀胱经。

【功效】发汗解肌，温通经脉，助阳化气，平冲降逆。

【主治】风寒感冒、脘腹冷痛、经闭痛经、水肿心悸等。

【用量用法】内服：煎汤，3～9g。

九、中焦湿阻证

临床表现有泄泻清稀，腹痛肠鸣，脉濡缓等。常用药有茯苓利水渗湿；白豆蔻化湿行气；甘草健脾化湿；白术燥湿；薏苡仁渗湿；陈皮行气燥湿；石菖蒲和胃化湿。若湿阻中焦，气机不利，加苍术、厚朴、枳实。

1.薏苡仁

【性味】甘、淡、微寒。

【归经】归脾、肺、肾经。

【功效】利水渗湿，健脾止泻。

【主治】水肿腹胀，泄泻，湿痹，肺痈胸痛等。

【用法用量】内服：煎汤，10～30g。生用清利湿热，炒用健脾止泻。

【使用注意】阴虚者慎用。

【现代药理】薏苡仁油对离体兔小肠有一定作用，小剂量时产生兴奋作用，大剂量时产生抑制作用；薏苡仁醇或水提物对实验动物有一定的抑制癌细胞作用。

2.厚朴

【性味】苦、辛，温。

【归经】归脾、胃、肺、大肠经。

【功效】行气燥湿，消积除满，下气平喘。

【主治】厚朴具有理气行滞的作用，能使气机调畅，升降有序，痰浊得以排出而不伤正气。比如脾胃寒湿、气滞不畅等症状，厚朴可配伍橘皮，干姜，草豆蔻，木香等合用，达到燥湿温中的治疗效果。如果脾阳不振，出现纳呆腹胀，呕吐泄泻等临床表现，可用生黄芪和白术配伍，以达到补脾益气的临床效果。如出现脾胃气弱、运化迟滞、腹部胀满等临床表现，可以配伍人参，生姜，半夏，甘草等中药。如果出现食积不化，脘腹胀满，嗳腐吞酸等临床表现，可以配伍山楂，神曲，麦芽等中药。如出现脾失健运及食积不化等症状，常与枳实，白术，茯苓等配伍，半夏还可以和其他药物合用，如枳实消痞丸等。

【用法用量】内服：煎汤，3～10g，或入丸、散剂。

【注意事项】气虚津亏者以及孕妇慎用。

【现代药理】厚朴酚具有预防试验性胃溃疡的功效，对胃液分泌有抑制作用；厚朴碱在胃酸中可产生较强的收缩力，并使之消失，还具有明显镇痛、消炎作用。

3.茯苓

【性味】甘、淡，平。

【归经】归心、脾、胃、肺、肾经。

【功效】利水渗湿，补脾益胃，宁心安神。

【主治】用于脾胃虚弱，运化失职所致的胃脘痞满，食少纳呆，虚寒胃痛，便溏倦怠等症状。

【用法用量】内服：煎汤，6～30g。

4.石菖蒲

【性味】辛、苦，温。

【归经】归心、肝、脾、胃经。

【功效】化痰开窍，和胃化湿，安神醒脑。

【主治】多用于湿浊中阻，脾运不良，胃气不和等证的慢性胃炎。

【用法用量】内服：煎汤，5～10g。

【注意事项】凡阴亏血虚及精滑多汗者，不宜服。

5.白豆蔻

【性味】辛，温。

【归经】归肺、脾、胃经。

【功效】温中止呕，化湿行气，开胃消食。

【主治】治疗湿阻中焦，还可以治疗湿温初起证，寒湿呕逆等。

【用量用法】生用：入汤剂宜打碎、后下。内服：煎汤，3～6g，也可以入丸、散。

6.甘草

【性味】甘平，炙后微温。

【归经】通行十二经。

【功效】补脾益气，润肺止咳，清热解毒，缓急止痛，调和诸药。

【主治】甘草配伍芍药可用于治疗脘腹挛急作痛等症状，比如芍药甘草汤；甘草和干姜配伍治疗中焦虚寒，脘腹胀痛者等症状，比如甘草干姜汤、理中汤等；甘草常配桔梗、麦冬、玉蝴蝶、沙参等治疗慢性萎缩性胃炎有咽喉肿痛者等，比如甘桔汤。

【用法用量】内服：煎汤，2～10g。

【注意事项】清火宜生用，补中宜炙用。反大戟、芫花、甘遂、海藻。

7.陈皮

【性味】辛、苦，温。

【归经】归脾、肺经。

【功效】理气健脾，燥湿化痰。

【主治】本品为理气燥湿之常用药。适用于脾胃气滞或湿浊中阻之脘腹胀满，食少纳呆，胸膈满闷，脘痞呕恶，苔腻等症；与党参、白术、茯苓等配伍同用，可以起到健脾理气的临床效果，比如六君子汤；与法半夏、茯苓、厚朴、苍术等配伍合用，可以起到燥湿和中的临床效果；二陈汤为基础方随证加减以治疗慢性萎缩性胃炎，临床上可取得良好的治疗效果。

【用法用量】内服：煎汤，3～10g。

【注意事项】气虚及吐血者慎用。

【现代药理】陈皮当中的挥发油有刺激胃肠,促进消化液分泌,抗溃疡的临床功效。

8.枳实

【性味】苦、辛、酸,微寒。

【归经】归脾、胃经。

【功效】破气消积,化痰除痞。

【主治】枳实辛散苦降气的作用强,作为破气除痞、消积导滞的要药,善于治一切食积不化导致的脘腹胀满疼痛以及嗳腐气臭等症状,常用山楂,莱菔子,麦芽等消食化积的中药配伍,消食药合用可以起到破气消积,导滞的治疗效果。如果出现脾胃虚弱、食积不化、脘腹痞满等症状,常与白术配伍,用消补兼补法健脾消痞,或加入木香,砂仁等配伍。心下痞满、体虚倦怠等证属脾胃虚弱、寒热互结,常与人参、茯苓,白术、厚朴、麦芽、黄连等配伍。如出现胃肠燥热、大便坚硬等症状,常与麻子仁,大黄,厚朴、杏仁等配伍。

【现代药理】对胃肠平滑肌有兴奋作用。

【用法用量】内服:煎剂,3~10g。可生用或炒用,炒后性较平和。

【使用注意】本品辛散苦泄,性烈而速,破气力强,能伤正气,耗散真气,故无气聚邪实者忌用,脾胃虚弱和孕妇慎用。

9.白术

【性味】甘、苦,温。

【归经】归脾、胃经。

【功效】补脾益气,燥湿利水,固表止汗。

【主治】白术常用党参、黄芪等配伍可治疗脾胃虚寒型慢性萎缩性胃炎。白术配合党参、半夏、香附、砂仁可以治疗脾虚兼滞(气滞、食滞)慢性萎缩性胃炎,临床效果较为满意。白术不仅可以治疗脾虚泄泻,也可以用大量生白术以达到通便的临床功效。

【用法用量】一般剂量为5~15g。

【现代药理】含挥发油可调节胃肠蠕动,增加消化液的分泌,除此之外,白术还具有强壮、抗肿瘤、保肝等作用。

第五节 临证病例

慢性萎缩性胃炎临床以肝郁气滞及脾胃虚寒为多见。胃镜检查示轻度慢性萎缩性胃炎伴轻度胃腺异型增生,或伴有肠上皮化生。早在《素问·举痛论篇》中就有关于气的记载:"夫百病皆生于气也。"因此疾病发展初期多影响气机运行,或因气的生理功能失常,或因脏腑气机失调。生理上,胃主和降,以降为顺;肝主疏泄,调畅气机;脾主升清,以升为健,三者相互影响,互为因果。若脾失健运,胃失和降,肝气郁结,疏泄不利,均可直接影响气机的通畅。如木郁不能疏土,可致肝胃不和,或肝脾不调;脾不升清,胃不和降,则升降气机痞塞,或逆乱失常,导致气滞中满;脾胃不和,则木可侮之,使气机乖常而生痞满。故多见肝郁气滞、肝胃不和、脾胃虚弱、脾胃虚寒等证型。

病例1：陈某，女，56岁，慢性胃炎史多年，反复发作，胃脘胀满。近日来因情绪波动致症状反复。症见：胃脘胀满甚痛，呃逆，嗳气，纳少，肠鸣便溏，善太息。舌淡红，苔薄白，脉弦。

【**辅助检查**】胃镜检查示慢性胃炎。病理报告示慢性萎缩性胃炎伴中度肠化（小肠化）。

【**中医诊断**】胃痛，肝胃不和证。

【**西医诊断**】慢性萎缩性胃炎。

【**治法**】疏肝解郁，理气和胃。处方：乌药10g，焦槟榔15g，枳壳15g，木香10g，沉香6g，柴胡10g，陈皮10g，茯苓15g，白术15g，太子参15g，砂仁10g，甘草5g，共7剂，每日1剂，分2次服用。

【**复诊一**】服药7剂后胀满减轻，唯觉乏力，纳少，便溏，此脾虚明显，加山药、莲子、薏苡仁，健运脾气。继服上方14剂。

【**复诊二**】患者症状稳定，情绪平稳，进食增加，无便溏等症，药剂逐渐减少，嘱1剂分2日分服，巩固2月，随访1年病情稳定。

病例2：王某，女，49岁，2019年10月18日首诊。主诉：间断性胃脘部胀满1个月余。患者近1个月以来时感脘腹胀满不适，餐后尤甚，平素易觉疲乏，劳累后胃脘隐隐作痛，纳呆食少，二便尚可。现症见：胃脘胀满，面容倦怠，舌质淡，苔薄白，脉缓。

【**辅助检查**】胃镜提示慢性轻度慢性萎缩性胃炎。

【**中医诊断**】胃痞，脾胃虚弱证。

【**西医诊断**】慢性萎缩性胃炎。

【**治法**】益气健脾，理气化痰。

方用香砂六君子汤加减。具体处方为：陈皮10g，半夏10g，党参15g，茯苓15g，炒白术20g，炒枳壳20g，木香10g，砂仁（后下）5g，佛手15g，槟榔15g，莱菔子15g，炒麦芽15g，厚朴15g，炙甘草5g，每日1剂，早、晚分服，共7剂。

【**复诊一**】2019年10月25日：患者服药后胀满、疲乏缓解明显，无胃痛。观其舌质淡红，边有齿痕，舌苔薄白，脉濡缓。守方加黄芪20g，苍术15g，山药15g，薏苡仁15g，同时加重党参、茯苓用量，均加至20g，每日1剂，早、晚分服，共7剂。

【**复诊二**】2019年11月1日：患者诸症只余纳食不香，舌质淡红，舌苔薄白，脉弦。未予汤剂，予患者院内制剂"运脾颗粒"3盒，每日3次，冲服。嘱其避风寒、畅情志、调饮食起居。

【**按**】患者以胃脘胀满、疲倦乏力为主诉，舌淡边有齿痕，脉濡缓，诊为胃痞，证属脾胃气虚。患者中焦气虚，运化无力，则湿聚成痰，痰湿中阻，发为痞满。故选方香砂六君子汤加减，扶脾治本，理气畅中，兼化痰湿，标本兼顾。枳壳、厚朴行气宽中，燥湿消痰，共除中焦痞满；食后胃胀用佛手以和胃理气；纳呆加莱菔子、炒麦芽以健脾开胃，消食除胀，配槟榔以行气化积。复诊时患者症状缓解明显，但仍纳食不香，乃仍有湿困之象，是以脾运化之力未健，遂加强党参、黄芪以补脾助运，苍术、茯苓、薏苡仁健脾燥湿，山药补脾养胃。三诊诸症已除，予以院内制剂重振食欲，同时能巩固疗效。

病例3：王某，男，52岁，2019年11月24日首诊。主诉：间断性上腹部胀痛2年余。患者上腹部胀满，疼痛不适，以右胁肋处为甚，口干，口中异味感，偶有反酸，善太息，嗳气频作，纳可，二便调。舌质黯，苔薄白，脉弦。

【中医诊断】胃痞，辨证为肝胃气滞证。

【西医诊断】慢性萎缩性胃炎。

【治法】疏肝行气、和胃降逆。

方用柴胡疏肝散加减。柴胡15g，陈皮15g，枳实15g，白芍15g，川芎15g，醋香附15g，郁金15g，丹参20g，檀香（后下）5g，砂仁（后下）5g，浙贝母15g，海螵蛸20g，黄芪40g，桂枝10g，茯苓20g，白术20g，甘草5g，每日1剂，早、晚分服，共7剂。

【复诊一】2019年12月3日：患者胃胀稍有缓解，但仍有胃痛，右胁肋不适，纳眠可，二便调，舌质紫黯，苔白，脉弦。拟前方减轻茯苓用量至15g，加醋延胡索10g，炒麦芽20g，加重丹参用量至30g。每日1剂，早、晚温服，共7剂。

【复诊二】2019年12月17日：患者自觉诸症减轻，但胃脘部畏寒喜暖，纳眠可，二便可。舌质微紫，苔薄白，脉弦。拟二诊方加高良姜15g。续用7剂，煎服法同前。

【按】患者以上腹部胀痛不适、尤以右胁肋处为甚为主诉，属肝胃气滞之痞病。患者平素易太息、嗳气，情志不调，则肝气郁结，肝失疏泄，其初诊时有上腹部胀痛不适，右胁肋尤甚，口干、口中异味感等诸多症状，均由肝木失于条达所致。故方中以柴胡疏肝散疏肝行气，和胃降逆；海螵蛸、浙贝母制酸止痛；黄芪、桂枝、茯苓、白术温中健脾，和胃止痛；患者久病，气滞则血瘀，血瘀与气滞常互为因果，而瘀血与CAG发展成胃癌高风险相关，李慧教授通晓中医"治未病"思想，时刻注重病情发展变化，及时预防癌变，遂于方中以丹参饮活血祛瘀，行气止痛；二诊患者症状有缓解，遂减轻茯苓用量，因患者仍有疼痛，遂加醋延胡索、加重丹参用量以增强祛瘀止痛作用；炒麦芽以健脾开胃。三诊加高良姜以温中散寒止痛，续用7剂以巩固疗效。

病例4：田某，女，60岁，2012年8月12日初诊。主诉：间断性胃脘灼热疼痛2年余。现病史：胃痛经常突发，胃中嘈杂，甚则呕吐酸水，喜凉饮，饥不欲食，口干苦，胸胁不舒，大便干结，夜眠不安，形体苍瘦，唇红口干，舌红少津，脉细弦而数。平素嗜食辛辣之品，平时情绪急躁易怒。三年前在某县医院行胃镜检查，诊断为胃溃疡。有高血压病史8年，否认传染病史。

【辅助检查】胃镜检查示慢性萎缩性胃炎。

【中医诊断】胃痛，肝胃不和证。

【西医诊断】慢性萎缩性胃炎。

【治法】清热养阴，疏肝和胃。

【处方】生地黄12g，牡丹皮10g，黄连3g，川楝子6g，沙参12g，麦冬10g，焦麦芽15g，当归10g，郁金10g，香附10g，炒白芍10g，炙甘草6g。共5剂，每日1剂，水煎分2

次服。嘱：食清淡之品，调畅情志，戒郁怒。

【复诊一】2012年8月17日，患者来诊。患者服药后胃痛明显好转，胸胁自觉舒畅，无明显嘈杂吐酸，只余胃脘部稍感满闷，纳食不佳，排便干结，2～3日1行，寐欠安。初诊以清热养阴为主，患者症状好转，但滋阴药有碍胃之虞，当健运脾胃，加强理气的力量。故在上方的基础上，去生地黄，加枳壳、鸡内金各15g，以行气消积，瓜蒌仁12g，痛便，酸枣仁10g，夜交藤30g，助眠。共4剂，每日1剂，水煎；分2次服。

【复诊二】2012年8月21日，患者来诊。饮食增加，夜眠甚酣，大便正常。情绪不佳时偶有胃痛。在原方基础上，去夜交藤，瓜蒌仁剂量调整为6g，加柴胡6g，玫瑰花10g，玳玳花10g。嘱患者控制情绪，保持心情舒畅。

【按】患者过食辛辣之品，容易胃中生热，损伤胃阴，可影响胃的受纳腐熟。而且患者性情急躁，木横克土，胃腑通降无权而致胀满疼痛。东垣原用清胃散治"因服补胃热药，而致上下牙痛不可忍……此阳明经中热盛而作也"。笔者认为，清胃散清胃热，兼养胃阴，十分适合本证的治疗。方中生地黄清热凉血、养阴生津，牡丹皮助生地黄清热，黄连清热泻火，当归补血温润，助生地黄养阴生津，在三味苦寒之药中佐以辛温。故在治疗中，用清胃散和一贯煎进行了化裁。另外，明代医家张景岳提出"胃脘痛证……亦无不皆关于气"，治疗上强调以理气为主。该病案中胃痛的发生与肝也有密切的关系，肝气郁结，横逆犯胃，肝为起病之源，胃为传病之所。故在治疗时应肝胃同治，方能获效。

病例5：田某，女，60岁，2019年9月初诊。患者两周前无明显诱因突发胃痛，甚则呕吐酸水，喜冷饮，饥不知食，口干，胸胁满闷，便干，夜间寐差，形体消瘦，舌红少津，脉细数。

【辅助检查】胃镜检查示慢性萎缩性胃炎，碳13呼气试验示Hp（+）。
【中医诊断】胃脘痛，胃阴亏虚证。
【西医诊断】慢性萎缩性胃炎。
【治法】清热养阴，疏肝和胃。

处方：半夏10g，黄芩6g，黄连6g，党参10g，甘草10g，干姜6g，葛根10g，茯苓15g，生地黄12g，牡丹皮10g，川楝子6g，甘草6g，沙参12g，麦冬10g，焦麦芽15g，当归10g，郁金10g，香附10g，白芍10g。水煎服，加姜3片，大枣5枚，每日1剂，早晚温服，共7剂。

【按】沙参麦冬汤为滋养胃阴的名方，用于治疗胃阴不足胃脘痛，除此之外还可用以治疗肺、肝阴亏，甚至四肢肌肉筋脉失于滋养的疾患，这也是遵从中医"异病同治"的理论观点。本病中半夏泻心汤与沙参麦冬汤合用治疗胃阴亏虚证之胃痛，患者既有胃阴亏虚，又有肝木克土，胃阴损伤，胃之受纳功能受损，肝木克土，胃腑通降无权而导致胃脘胀满疼痛。因此把握住"补益脾土""抑木扶土""泻胃中实邪"三个基本原则，最后随证治之，予安神之品补脾益心助睡眠。沙参麦冬汤是清代名医吴鞠通为温病后期燥伤肺胃阴分而创立，堪称清养肺胃、生津润燥代表方剂。沙参麦冬汤由沙参、麦冬、玉竹、天花粉、冬桑叶、生扁豆、生甘草组成。其中麦冬、玉竹、天花粉养胃生津；沙参、冬桑叶滋阴清热；生扁豆、生甘草补中益气，兼以化湿。诸药合用，既养肺胃，清余热，亦可防止滋阴之品助湿碍胃，是滋养胃阴较理想的方剂。而方中沙参与麦冬两味药的用量，各家亦众说纷纭。国家名老中医朱良春主张药味少而量大，建议用量甚至可达各60g，酌情而定，与天时地利相结合，符合中医"天人合一"的整体观念。胃痛以上腹胃脘部疼痛为主要临床特征，需与痞满、心痛、胁痛等相鉴别。本病常由外感寒邪，饮食伤胃，情志不遂，脾胃虚弱，以及气滞、瘀血、痰饮等病因所致，可一种病因单独致病，也可多种病因共同致病。病变部位主要在胃，与肝脾关系密切，与胆肾也有关。基本病机为胃气阻滞，胃络瘀阻，胃失所养，不通则痛。预后一般较好，对胃痛患者，要特别强调饮食和精神方面的调摄，它是治疗及预防不可或缺的措施。

病例6：张某，女，57岁，2019年4月首诊。两年前患者无明显诱因出现胃脘部疼痛，平素性情急躁易怒，每逢烦躁发怒或食生冷之物后病情加重，时有嗳气，胃脘部如有气体梗阻，得嗳气后稍缓解，时有右侧胁下胀痛，口苦，偶有反酸烧心，无恶心呕吐，无腹痛腹胀，无腹泻，纳少，失眠，焦虑易激惹，夜尿频多，白日小便尚可，大便可，日行一次。舌红，苔黄，脉弦。已停经近10年。

【辅助检查】胃镜检查示慢性萎缩性胃炎；碳13呼气试验示Hp（＋）。

【中医诊断】胃脘痛，肝气犯胃证。

【西医诊断】慢性萎缩性胃炎。

【治法】疏肝理气，和胃止痛。

处方：法半夏9g，干姜6g，黄芩9g，黄连3g，柴胡12g，川芎9g，白芍15g，枳壳12g，陈皮15g，青皮9g，香附9g，生甘草6g，合欢花12g，夜交藤9g，栀子9g，炒白术12g，茯神15g，煅龙骨9g，煅牡蛎9g，远志9g。水煎服，每日1剂，分早晚2次饭后温服，共7剂。

【复诊一】患者诉胃脘部疼痛及右侧胁下胀痛均略有减轻，胃脘部胀满消失，仍时有反酸烧心，时有嗳气，平素多有烦躁，善太息，自服药以来夜寐渐安，舌淡红，苔薄黄，脉弦。处方：柴胡15g，延胡索12g，川芎9g，白芍15g，枳壳12g，香附9g，木香12g，砂仁（后下）6g，沉香6g，青皮9g，陈皮12g，合欢花12g，夜交藤9g，栀子9g，黄芩9g，茯神15g，远志9g，川楝子6g，炙甘草6g，薄荷6g，紫苏梗9g，厚朴9g，北沙参9g，知母6g，金铃子6g。水煎服，加生姜3片，每日1剂，分早晚2次，饭后温服，共7剂。

【按】复诊时患者无明显胃脘部胀满，而以胃脘部疼痛为主症，故加延胡索以增强行气止痛之功。患者仍反酸烧心、时有嗳气，此肝气犯胃致胃气上逆所致，朱良春认为，肝逆犯胃，是慢性萎缩性胃炎的一个突出的证候。然养胃不忘制肝，正是中医整体观的体现，为此，朱师尝取甘寒濡养，敌甘化阴之法，养胃阴以制木横，故应参以半夏厚朴汤之义，同时参以养胃阴制木横的方法，加紫苏梗、厚朴以和降胃气；加沙参、知母以滋养胃阴，以制木横；患者平素情志不畅，肝郁日久，故应加强疏肝行气解郁之功，遂加用沉香、薄荷、川楝子，以行气解郁、疏肝泄热。而川楝子、金铃子、延胡索又可参金铃子散之义，川楝子味苦性寒归经入肝，本品性主降泄，能疏肝郁、清肝火、止疼痛、除湿热。《珍珠囊》云："主上下部腹痛，心暴痛。"延胡索味辛苦性温归经肝胃，本品温而和畅，辛润走散，能畅血脉、消瘀血、散滞气、行壅结、通经络、止疼痛。《本草纲目》："玄胡索能行血中气滞，气中血滞，故专治一身上下诸痛，用之中的，妙不可言。"《本草求真》："延胡索，不论是血是气，积而不散者，服此力能通达，以其性温，则于气血能行能畅，味辛则于气血能润能散，所以理一身上下诸痛，往往独行功多。"所以，在方中以金铃子清热行气，泄气分之热以止痛，延胡索活血行气，行血分之滞而止痛。二药合用，疏肝泄热，行气止痛，而尤善于止痛。肝火清，气滞散，血脉畅，其痛自止。

【复诊二】 患者诉胃脘部疼痛及右侧胁下胀痛进一步减轻，无嗳气，反酸、烧心减轻，近来心情舒畅，饮食可、寐尚可。处方较二诊用方去延胡索、金铃子、青皮、紫苏梗、厚朴，继予7剂，以进一步减轻症状，稳定病情。嘱患者调情志，节饮食。

【按】 患者肝气郁滞所致诸症均得以减轻，故此时应减少理气之品的用量，正如魏之琇在《续名医类案》中云："此病外间多用四磨、五香、六郁、逍遥，新病多效，久服则杀人矣。"在胃痛的治疗中，理气药虽然见效快，但是久服必耗气伤阴，因此理气药的用量是我们需要注重的问题。另外消化系统疾病易使患者产生焦虑情绪，而不良情绪亦可加重消化系统疾病，指导患者有效调畅情志，则利于疾病的恢复。《素问·宝命全形论》有"土得木而达"之说，脾胃主气机之升降，而肝主疏泄调畅气机升降，若忧思恼怒，情志不遂，可致肝失疏泄，肝气郁滞，横逆犯胃，以致胃失和降，不通则痛，发为胃痛。而肝之疏泄，与气血之运行、胆腑之通降、郁火之生成皆密切相关，而以上三者，皆可导致胃痛。如国医大师张镜人认为，脾胃升降的生理活动全赖肝胆的疏泄功能，肝胆疏泄功能减退，则脾胃升降秩序失常，故而以通为用"是治疗肝郁气滞所致胃痛的治疗大法，常以通降药物作为主要药物"，如董建华喜用香附、紫苏梗、陈皮、香橼皮、佛手、枳壳、大腹皮等行气通降，认为可收以通为补之效。患者平素情志不舒，烦躁易怒，怒则肝气上，肝失疏泄，气机不畅，木旺乘土，横逆犯胃，导致胃失和降，气机阻滞，不通则痛。肝气不畅，内郁化火，故而烦躁易怒；肝胃气机不畅，郁而化热，故吞酸；肝胃之火上行，致心火旺盛，肾水难以制心火，故而夜寐不安。

综上所述，患者诸多症状，皆与患者情志不舒，肝气郁滞有关。故治疗以疏肝理气、和胃止痛为主，且患者脾胃畏冷，舌脉反有热象，此寒热错杂之象，亦应注重寒热平调，故方用柴胡疏肝散合半夏泻心汤加减。方中以柴胡功善疏肝解郁，香附理气疏肝而止痛，川芎活血行气以止痛，助柴胡以解肝经之郁滞，并增行气活血止痛之效；陈皮、青皮、枳壳理气行滞；法半夏消痞散结，黄芩、黄连共用以苦寒之品清中焦之热，干姜则温中散寒，上四味共用，则可寒热并用，攻补兼施，可平调错杂之寒热，并可和胃消痞；另用龙骨、牡蛎、夜交藤、合欢花、远志、茯神以交通心肾、安神助眠；栀子合柴胡、黄芩、川芎以疏肝解郁，使郁热得解，则利于肝气得调达；芍药、甘草养血柔肝、缓急止痛、调和诸药。

病例7：孙某，女，33岁，2020年1月初诊。间断胃脘部疼痛10年余，加重10日。

每受凉或食生冷后，必发胃脘部疼痛，缠绵不愈。10日前患者因降温再次出现胃脘部疼痛，伴腹泻，平素易感冒，不欲饮食，畏风畏寒，多汗，乏力，晨起偶有头晕，小便可，大便1～2日一行。舌淡，苔白，脉细弱。

【辅助检查】胃镜检查示慢性萎缩性胃炎；碳13呼气试验示Hp（+）。

【中医诊断】胃痛，脾胃虚寒证。

【西医诊断】慢性萎缩性胃炎。

【治法】温中健脾，益气和胃。

处方：法半夏9g，高良姜6g，党参15g，黄芪15g，茯苓15g，炒白术12g，陈皮15g，炙甘草6g，桂枝9g，白芍15g，延胡索9g，木香12g，砂仁（后下）6g，枳壳9g，防风10g，浮小麦15g。水煎服，每日1剂，分早晚2次温服，共7剂。

【按】脾与胃相表里，同居中焦，脾升胃降，共奏受纳运化水谷之功。胃之受纳腐熟，赖脾之运化升清，所以脾胃相互影响，若脾胃虚弱，则中焦虚寒，致使胃失濡养，不荣则痛，发为胃痛。人体的阳气，是生命产生的原动力，脾胃居中，不仅为阳气的产生提供物质基础，同时也是气机升降的枢纽，所以，脾胃功能的正常与否，对于阳气的产生和运行起着至关重要的作用。对脾胃而言，脾阳与胃阳如同釜底之薪，是脾胃腐熟水谷的动力源泉，为土之大德。而脾阴、胃津属阴，需阳气的温运才能发挥其功用。正如《医学纲目》云："脾胃之症，始则热中，终传寒中。"而温运中阳，可以使中气充足，清浊复位，否则阳衰土败，土湿水寒，水盛土湿，万物萧条，由此可见，阳气对于脾胃发挥其生理功能的重要性。李东垣《脾胃论·肺之脾胃虚论》云："脾胃之虚，怠惰嗜卧，四肢不收。"故脾主四肢肌肉，脾胃虚弱之时，患者有乏力、四肢倦怠之感；脾胃虚寒，则后天之气不足，难充卫气，卫气虚则不能温煦皮肤、固守营阴，则表现为易受风寒、自汗多汗。而"治中焦如衡，非平不安"则提示我们，脾胃的升降功能也是互相协调的，两者一升一降的功能就如同"太极"一般，在动态中维持着平衡。在以上理论的指导下，在治疗上，我们应格外注重脾胃阴阳与气机升降的平衡，所以在治疗虚寒胃痛时，我们注重温阳健脾的同时，还应不忘平衡升降。故方用半夏泻心汤合黄芪建中汤加减。以黄芪补益中焦脾胃阳气，桂枝、芍药以温通阳气、缓急止痛，合半夏泻心汤以调理脾胃气机，使脾胃恢复升降之职，另加延胡索以行气止痛，加木香、砂仁以行气和胃，补而不滞；《读医随笔·用药须时邪有出路》云"虚弱之人，中气不运，肠胃必积有湿热痰水，格拒正气，使不流通……服补益者，必先重服利汤，以攘辟其邪，以开补药资养之路也"，故加茯苓以合白术、半夏利水渗湿；卫气为后天之气，赖中焦脾胃化生水谷之气充养，加防风合黄芪、白术，即玉屏风散之义，以益气固表，另加浮小麦以固卫止汗。二诊：患者诉胃脘部胀痛缓解，希望调整体质，正时值冬月三九，予三九贴穴位敷贴、艾条灸、耳针等中医外治法治疗。处方予初诊原方去延胡索，共7剂以稳固疗效，后坚持服用中成药补中益气丸，以健脾益气，升阳固脱。

病例8：王某，女，42岁。患者3天前与人争吵，餐后腹部胀满，脐上为甚，餐后加重，肠中转气，排气增多，排气后腹胀减轻，偶有胁肋部疼痛，无嗳气，无恶呕，无反酸烧心，易怒，寐可，二便调。舌红，苔薄白，脉弦。

【辅助检查】心电图：窦性心律。胃镜检查示轻度慢性萎缩性胃炎。

【中医诊断】胃痞，肝郁气滞证。

【西医诊断】慢性萎缩性胃炎。

【治法】疏肝解郁，理气消痞。

处方：香附12g，川芎12g，苍术10g，神曲15g，栀子10g，清半夏9g，陈皮12g，白术10g，黄芩10g，当归12g，甘草6g，党参10g，柴胡10g，木香12g，高良姜6g，黄连3g。水煎服，加姜3片，大枣5枚，每日1剂，3餐后顿服，共7剂。

【按】胃气受伤，不能运化消磨，可为食郁。虽有六郁，但总的认识是多由肝气怫郁先引起肝郁，而后至其他郁病，肝郁是最基本的。因为肝木性喜条达，不为所屈，若人抑郁不乐，情思不畅，怀抱不舒，势必遏制生机使营血不调，三焦不利，而精神血无不受伤矣。方中香附行气解郁，以治气郁；川芎活血行气，以治血郁；苍术燥湿健脾，以治湿郁；栀子清热除烦，以治火郁；神曲消食和中，以治食郁。此方虽无治痰郁之品，然痰郁多由脾湿引起，并与气、火、食郁有关，所以方中不另设治痰药，亦治病求本之意。

【复诊一】胃脘痞胀隐痛缓解，两胁作胀不著，偶有反酸，舌脉同前，药证合拍，守方续服，原方加乌贼骨30g，浙贝母10g，去高良姜。水煎服，每日1剂。前后服药1月余，嘱患者调节心情，遇事不急不躁，注意避寒保暖。复查胃镜示慢性浅表性胃炎。

【复诊二】诸症不显，未见复发。

【按】从《黄帝内经》中的"五郁"到朱丹溪"六郁学说"的创立，体现了中医学发展由浅入深、由理论到注重临床实际的求索过程。六郁学说认为，在气郁之基础上，饮食不节则伤脾，脾胃相为表里，脾在体合肉，开窍于口，它的功能是主运化输布营养精微，升清降浊，为营养生化之源，五脏六腑和四肢百骸皆赖以养，且有益气统血、主肌肉四肢、化痰化湿等重要生理功能，故脾土伤则运化功能受损，其气不能转输渗利，可为湿郁。多忧则伤肺，肺主气司呼吸，主肃降，通调水道为人体内外气体交换之通道，朝百脉以充全身之气，受伤不能通调转输可为痰。郁多虑伤神，心主神明，为情志思维活动的中枢，主血脉循环，是人体生命活动的中心，包络之火受阻，可为火郁。暴怒则伤肝，肝为将军之官而主谋虑、主筋、调节贮藏全身之血液，肝伤则冲脉血海之血不能统运循经，则为血郁重食则伤胃，胃为水谷之海，《灵枢·胀论》说："胃者，太仓也，咽喉小肠，传送也。"《临证指南医案》言："肝为起病之源，胃为传病之所。"脾胃的正常功能均有赖于肝胆的疏泄畅通，借以腐熟、磨化水谷，以运化精微，化生气生血。肝为将军之官，喜调达而恶抑郁。若情志不畅，抑郁恼怒，则肝郁气结，横逆犯胃乘脾，气机失调，升降不利而致气滞。情志失调多思则气结，暴怒则气逆，悲忧则气郁，惊恐则气乱等，造成气机逆乱，升降失职，形成痞满。其中尤以肝郁气滞，横犯脾胃，致胃气阻滞而成之痞满为多见。《景岳全书·痞满》所谓："怒气暴伤，肝气未平而痞。"此案所治为痞。痞者，痞塞不通，上下不能交泰之谓，心下即是胃脘，属脾胃病变。脾胃居中焦，为阴阳升降之枢纽，今中气虚弱，寒热错杂，遂成痞证；脾为阴脏，其气主升，胃为阳腑，其气主降，中气既伤，升降失常，故上见恶呕，下则肠鸣矢气。本方证病机较为复杂，既有寒热错杂，又有虚实相兼，以致中焦失和，升降失常。治当调其寒热，益气和胃，散结除痞。方中以辛温之半夏为君，散结除痞，又善降逆止呕。臣以姜之辛热以温中散寒；黄芩、黄连之苦寒以泄热开痞；香附、川芎疏肝理气，活血解郁；苍术、神曲燥湿健脾，消食除痞；栀子泻火解郁。本方为通治气、血、痰、火、湿、食诸郁痞满之剂。若气郁较甚，胀满明显者，可加柴胡、郁金、枳壳，或合四逆散以助疏肝理气；若气郁化火，口苦咽干者，可加龙胆草、川楝子，或合左金丸，以清肝泻火；若气虚明显，神疲乏力者，可加党参、黄芪等以健脾益气。综合全方，寒热互用以和其阴阳，苦辛并进以调其升降，补泻兼施以顾其虚实。

病例9：郑某，男，64岁。患者6年前无明显诱因出现胃脘痞闷，伴食少乏力，少气懒言，未予诊治。2周前患者无明显诱因再次出现胃脘痞闷，胀满时减，喜温喜按，食少不饥，身倦乏力，少气懒言，大便溏薄。舌质淡红胖，苔薄白黄，脉沉弱或虚大无力。

【辅助检查】心电图大致正常；胃镜检查示慢性萎缩性胃炎。

【中医诊断】胃痞，脾胃虚弱证。

【西医诊断】慢性萎缩性胃炎。

【治法】健脾益气，升清降浊。

处方：陈皮9g，白术12g，泽泻15g，黄芪30g，半夏9g，党参10g，焦神曲20g，升麻10g，柴胡12g，当归10g，苍术15g，甘草6g，茯苓20g，薏苡仁20g。7剂，水煎服，每日1剂，早晚温服。

【复诊一】患者胃脘痞胀缓解，偶有反酸，舌脉同前，药证合拍，守方续服，原方加乌贼骨30g，浙贝母10g。水煎服，每日1剂。前后服药14日余，嘱患者调节心情，遇事不急不躁，注意避寒保暖。

【复诊二】诸症不显，未见复发。

【按】脾胃同居中焦，升清降浊，共司水谷的纳运和吸收。若因表邪入里，影响气机升降失调，痰湿阻滞；或脾胃虚弱等各种原因导致脾胃功能受损，升降失调，胃气壅塞，即可发生痞满。李东垣强调"伤其内为不足，不足者补之""大忌苦寒之药损其脾胃"，提出"以辛甘温之剂，补其中而升其阳，苦寒以泻其火"以及"以诸风药升发阳气……用辛甘温药接其升药"的治疗法则，令脾胃阳气得以升华，故能"降阴火"而"升阳气"，脾胃阳气升华以致元气充足，阴火热邪潜藏，称为甘温除热法，补中益气汤则应运而生。方中重用黄芪为君，性味甘微温，入肺、脾二经，有补中益气，升阳固表之功；人参、白术、炙甘草补气健脾为臣，与黄芪合用，以增强其补益中气之功；血为气之母，气虚日久，营血亦亏，故用当归养血和营，协人参、黄芪以补气养血，陈皮理气和胃，使诸药补而不滞，共为佐药；并以少量升麻、柴胡升阳举陷，协助君药以升提下陷之中气，《本草纲目》谓"升麻引阳明清气上升，柴胡引少阳清气上行，此乃禀赋虚弱，元气虚馁，及劳役饥饱，生冷内伤，脾胃引经最要药也"，共为佐使；炙甘草调和诸药，亦为使药。诸药合用，虚者补之，陷者升之，则诸症自愈；气虚发热者，亦借甘温益气而除之。若痞满较甚，可加木香、砂仁、枳实以理气消痞，或可选用香砂六君子汤以消补兼施。若脾阳虚弱，畏寒怕冷者，可加肉桂、附子、吴茱萸以温阳散寒；湿浊内盛，苔厚纳呆者，可加茯苓、薏苡仁以淡渗利湿；若水饮停胃，泛吐清水痰涎，可加吴茱萸、生姜、半夏以温胃化饮。若属表邪内陷，与食、水、痰相合，或因胃热而过食寒凉，或因寒郁化热而致虚实并见，寒热错杂，而出现心下痞满，按之柔软，喜温喜按，呕恶欲吐，口渴心烦，肠鸣下利，舌质淡红，苔白或黄，脉沉弦者，可用半夏泻心汤加减，辛开苦降，寒热并用，补泻兼施；若中虚较甚，则重用炙甘草以补中气，有甘草泻心汤之意；若水热互结，心下痞满，干噫食臭，肠鸣下利者，则加生姜以化饮，则有生姜泻心汤之意。

病例10：王某，男，52岁，患胃脘痛24年，1周来加剧。该病时发时止，痞满与疼痛交替发作，近因饮食生冷而剧痛。刻诊：胃脘胀痛，嗳气口干，中脘有灼热感，大便欠实，四肢不温，易疲倦，舌体胖大、边有齿痕、苔薄腻。

【辅助检查】胃镜检查示慢性萎缩性胃炎。病理报告示慢性萎缩性胃炎伴肠腺化生。

【中医诊断】胃痛，脾胃不和证。

【西医诊断】慢性萎缩性胃炎。

【治法】调理脾胃。

处方：麸炒白术9g，赤芍、白芍各9g，炙甘草3g，山药9g，炒枳壳9g，白扁豆9g，醋香附9g，佛手片6g，太子参9g，九香虫6g，白花蛇舌草30g，炒谷芽12g，延胡索9g。每日1剂，水煎服。

【复诊一】依上方服用，加减化裁服用3个月，无明显胃脘胀满及嗳气，食纳增进，大便可。复查胃镜：慢性浅表性胃炎。病理报告示胃窦黏膜慢性炎症，肠腺化生已消失。再调健脾养胃之剂以巩固疗效。

【按】脾之与胃，以膜相连，共居中州。脾性喜燥，宜升则健；胃性喜润，宜降则和。故"脾为湿土，得阳始运；胃为阳土，得阴自安。脾喜刚燥，胃喜濡润。"二者燥湿相济，升降相因，则气机调畅，脾胃调和。反之则致中焦诸证丛生，病变蜂起。"中焦如衡，非平不安"，此之谓也。方中用太子参、山药、白术、白扁豆、甘草以补气健脾，以达脾宜升则健，使清气上升；枳壳、佛手、香附、谷芽行气开郁，和胃降逆，以奏胃宜降则和，使浊气下降。复有赤芍、白芍、甘草和用，酸甘化阴，缓急止痛，养胃以润燥；延胡索、九香虫味辛走散，行气止痛，散湿以应脾。诸药合用，升降相因，燥湿相济，攻补兼施，故方简效宏。然调和脾胃类药多辛散香燥，如木香、檀香、降香、沉香等，故临证用药，强调忌选香燥过烈之品，恐有伤津耗气之弊，一般采用制香附、佛手、青皮、陈皮之类。脾胃不和则气机失调，日久郁则化火，火热灼津，胃络损伤，易使胃黏膜发生萎缩病变。故在方中用白花蛇舌草30g，既可清其火热、又能破结抗癌，实属未病先防、已病防变。中医认为，新病多实，久病多虚。胃脘痛属慢性萎缩性胃炎者大多病程迁延日久，尤其该患者，胃脘痛已长达24年之久，病邪久羁，正气消残。在此情况下，欲速则不达。故此方加减固守3个月，获取良效。

病例11：梁某，女，47岁，2017年6月7日初诊。主诉：胃部胀痛间断发作2月余。初诊：患者2月前饮食生冷后出现胃部胀痛不适，食后加重，伴嗳气，咽部如物梗阻感。胃镜检查，胃角、胃窦病理提示：慢性萎缩性胃炎伴肠上皮化生，Hp（+）。杀灭Hp后嗳气稍缓，余症同前。现症见：自觉胃部胀闷不适，时嗳气，食后加重，咽部堵闷感，夜寐可，二便调。查体：胃脘深压痛，揉之觉舒，舌质淡白、苔薄白腻，脉细弱。

【辅助检查】胃镜检查，胃角、胃窦病理提示慢性萎缩性胃炎伴肠上皮化生，Hp（+）。

【中医诊断】胃痞，辨证属中焦虚弱、胃气上逆证。

【西医诊断】慢性萎缩性胃炎伴肠上皮化生。

【治法】以理气健脾，和胃降逆。

处方：党参12g，炒白术10g，茯苓10g，旋覆花10g，代赭石25g，大腹皮15g，炒枳壳10g，砂仁（后下）3g，白花蛇舌草15g，焦山楂、神曲、麦芽各10g，14剂。

【复诊一】2017年7月1日：患者服药后嗳气及咽部梗阻感症状消失，食后饱胀感不显。舌淡红、苔薄白略腻，脉偏细。上方去旋覆花、代赭石，加炒薏苡仁15g，半枝莲15g，莪术9g，14剂。

【复诊二】2017年7月20日：患者诸症明显缓解，舌淡红、苔薄白，脉细有力。

上方去薏苡仁，患者多次来门诊就诊，间断口服中药调治。2018年4月复查胃镜，胃角、胃窦前病理均提示：中度慢性非萎缩性胃炎。

【按】"脾宜升则健，胃宜降则和""但满而不痛者，此为痞"。结合四诊辨证本例属胃痞之胃虚气逆证范畴，方用四君子汤合旋覆代赭汤加减，以健脾和胃消痞。方中香附、大腹皮、炒枳壳、可行气除满，通腑气以和降胃气；加入炒薏苡仁、砂仁以醒脾利湿；焦山楂、神曲、麦芽能开胃助运，且鸡内金可化瘀通络；同时针对肠化生加入白花蛇舌草、半枝莲、莪术等抗癌毒、化瘀通络之品。以上集中体现了方证对应、药证对应、病证合参的用药特点。

病例12：王某，女，80岁，2021年4月6日初诊，主诉：胃脘部胀满感3年余。患者3年前出现胃脘部胀满感，无疼痛，餐后加重，嗳气频，纳食不馨，晨起口干口苦，眠差，需药物助眠，大便2日一行，不成形，小便可，平素乏力明显，时有腰膝酸软，情绪焦虑。舌淡，苔黄腻有裂纹，脉弦略数。

【辅助检查】胃镜检查示慢性萎缩性胃炎。

【中医诊断】胃痞，气阴不足、气滞湿阻证。

【西医诊断】慢性萎缩性胃炎。

【治法】补脾养阴导滞。

处方：党参25g，炒白术10g，车前子10g，山药15g，黄精10g，白芍10g，川芎10g，枳实10g，木香10g，阿胶珠10g，延胡索15g，焦神曲20g，珍珠母10g（先煎），刺五加9g，藿香10g。14剂，每日1剂，水煎，分2次服。

【复诊】2021年4月20日：患者胃脘部胀满感稍减，食欲改善，此后每1~2个月复诊，于前方基础加减化裁，现诉诸症较前缓解。

【按】 本例患者为老年女性，体弱，发病以气阴两虚为本，脾弱则运化失职，故见胃脘部胀满，餐后加重。遣方以党参、炒白术补气健脾，山药平补脾阴，气阴同补，患者体弱，平素腰膝酸软，加用黄精增强补益力量。佐以枳实、木香理气通调助脾运，焦神曲消食导滞，通补结合，使诸药补而不滞，缓解患者胃脘胀满、纳食不香等不适。患者舌苔腻有裂，考虑湿邪伤阴所致，故以藿香芳香化湿，车前子清热利湿兼以养阴。患者平素情绪焦虑，肝木克土，予木香疏理肝郁而不伤阴，投以白芍柔肝缓肝。复诊时患者诸症好转，收效颇佳。

慢性萎缩性胃炎病程日久致脾虚气弱，运化失司，痰湿内停，日久化生湿热，又可耗伤胃阴，伤及胃络，致寒热虚实夹杂。临床以脾虚湿热内蕴及脾虚胃阴不足者多见。胃镜检查示中度慢性萎缩性胃炎伴中度或轻度胃腺异型增生，或伴肠上皮化生。

病例1：张某，男，52岁，2009年7月9日就诊。主诉：胃脘痞闷胀满2年。胃脘痞满胀痛，纳食过多或情绪不佳尤甚。痞满较剧时自行服用吗丁啉等药物，未进行系统化治疗。时有嗳气、呃逆，纳食量少，不知饥饿，大便稀软，易于上火，形体消瘦，腹部无压痛，舌尖红，苔腻微黄，脉弦滑。有饮酒史30余年，每日饮白酒3两左右。

【辅助检查】 2009年5月，胃镜检查示中度慢性萎缩性胃炎伴肠化。
【中医诊断】 胃痞，脾虚气滞、寒热互结证。
【西医诊断】 慢性萎缩性胃炎。
【治法】 健脾消胀，平调寒热。
【处方】 半夏10g，黄芩6g，黄连6g，党参10g，炙甘草6g，干姜10g，白术9g，焦山楂15g，炒麦芽15g，旋覆花10g，枳壳15g，代赭石20g，炒莱菔子10g，陈皮12g，柴胡6g，砂仁（后下）10g。7剂，每日1剂，水煎，分2次服。口服五丹胃福颗粒（天津中医药大学第二附属医院院内制剂），每日3次，每次1袋。嘱：少饮酒，清淡饮食。

【复诊一】 2009年7月16日，患者来诊。胃脘胀满堵闷减轻，饮食增加，仍有嗳气、呃逆，大便稀软，每日1～2次。舌尖红，苔腻微黄，脉弦。患者症状好转，但气滞之象较重，在原方的基础上，加木香6g，焦槟榔20g，鸡内金10g。5剂，每日1剂，水煎，分2次服。

【复诊二】 2009年7月21日，患者来诊。胃脘痞满大减，嗳气、呃逆症状消失。患者口干牙痛，舌尖红，苔黄腻，脉弦滑。患者本身体质易从热化，加喜饮酒浆，热邪挟湿，在原方的基础上，黄连用量调整为10g，干姜、砂仁用量调整为6g，去旋覆花、代赭石、炒莱菔子，加瓜蒌皮12g，佩兰10g，栀子6g。4剂，每日1剂，水煎，分2次服。继续服用五丹胃福颗粒。

【复诊三】 2009年7月25日，患者来诊。胃脘痞满症状基本消失。已无口干牙痛，大便稀，乏力倦怠。考虑患者热象已减，此时脾胃虚弱为主要矛盾，故去瓜蒌皮、栀子，黄连用量调整为6g，党参用量调整为15g，加升麻6g，茯苓10g，山药20g。7剂，每日1

剂，水煎，分2次服。继续服用五丹胃福颗粒。

【复诊四】 患者诸症已平，嘱：患者停中药，坚持服用五丹胃福颗粒5个月，尽量戒酒，半年后复查胃镜。后进行随访，2009年12月胃镜检查示轻度萎缩性胃炎，胃痞未发。

【按】 本病案中，患者中气虚弱，寒热互结，脾胃升降失调，故而作痞。治疗上当以健脾益气、平调寒热、消胀除痞为大法。李东垣在《兰室秘藏》中提到的枳实消痞丸，重用枳实降气消痞为君药，半夏、干姜、黄连的配伍则受仲景泻心汤类的启发，以达到平调寒热的目的。同时，佐以人参、白术、茯苓，以健运脾胃。全方相伍，具有辛开苦降、消补兼施、温清并用的特点，与该患者的病机十分相符。因此在此方的基础上进行化裁，胃虚浊气上逆，噫气连连，则加用旋覆花、代赭石。根据笔者的经验，若湿邪内盛，大便不爽，舌苔厚腻者，可加茯苓、泽泻、薏苡仁淡渗利湿；若水饮留胃，呕吐清水痰涎者，可加生姜以温胃化饮；脾阳不足，畏寒肢冷者，可加附子、肉桂、吴茱萸温阳散寒。

病例2： 徐某，女，38岁。患者近两月余来腹部胀满，脐周为甚，餐后一小时加重，排气增多，排气后腹胀减轻，时有嗳气，偶有恶呕感，无呕吐，无反酸烧心，平素畏寒喜暖，易怒，寐可，二便调。舌红，淡胖，苔薄白黄，脉弦细。

【辅助检查】 心电图检查示窦性心律；Hp（+）；胃镜检查示轻度慢性萎缩性胃炎。

【中医诊断】 胃痞，肝郁气滞证。

【西医诊断】 慢性萎缩性胃炎。

【治法】 平调寒热，消痞散结。

处方：清半夏9g，陈皮12g，旋覆花15g，白术10g，黄芩10g，炒谷芽15g，炒麦芽15g，当归12g，柴胡12g，香附12g，木香12g，瓦楞子（先煎）20g，佩兰15g，高良姜6g，黄连3g，甘草6g，党参10g，焦神曲15g，焦槟榔15g，薄荷3g。水煎服，加姜3片，大枣5枚，每日1剂，3餐后顿服，共7剂。

【复诊一】 患者诉排气量增多，腹胀症状明显减轻，未恶呕。去焦神曲、焦槟榔，水煎服，加姜3片，大枣5枚，每日1剂，3餐后顿服。共7剂。

【按】 此案所治为痞。痞者，痞塞不通，上下不能交泰之谓；心下即是胃脘，属脾胃病变。脾胃居中焦，为阴阳升降之枢纽，今中气虚弱，寒热错杂，遂成痞证；脾为阴脏，其气主升，胃为阳腑，其气主降，中气既伤，升降失常，故上见恶呕，下则肠鸣矢气。本方证病机较为复杂，既有寒热错杂，又有虚实相兼，以致中焦失和，升降失常。治当调其寒热，益气和胃，散结除痞。

【复诊二】 上述症状减轻，偶有大便频，日2次。香砂六君子丸，早晚饭后各1丸，连服7日。

【按】《伤寒论》第一百四十九条"伤寒五六日……但满而不痛者，此为痞，柴胡不中与之，宜半夏泻心汤"。方中以辛温之半夏为君，散结除痞，又善降逆止呕。臣以姜之辛热以温中散寒；黄芩、黄连之苦寒以泄热开痞。以上四味相伍，具有寒热平调，辛开苦降之用。然寒热错杂，又缘于中虚失运，故方中又以参、大枣甘温益气，以补脾虚，为佐药；炒谷芽、炒麦芽消食化积，全方加入大量行气导滞药，行中焦不能运化之气机，并以参、术补气，使行气不伤气；以甘草补脾和中而调诸药。综合全方，寒热互用以和其阴阳，苦辛并进以调其升降，补泻兼施以顾其虚实。如舌苔厚腻者，加半夏、陈皮、石菖蒲、豆蔻等祛湿之品；嗳气、呃逆明显者，予大剂量柿蒂（一般用30g）降逆；腹胀者，加木香（后下）、紫苏梗、厚朴、枳壳、大腹皮等理气消胀；胃脘疼痛明显者，加延胡索、郁金等活血止痛；疲乏倦怠者，加仙鹤草补虚；便秘者，加槟榔、地榆、槐花、绵茵陈（后下）等行气通便；失眠者，加山栀子、珍珠母、丹参等清热安神。谨守病机，重点突出，直达病所。

病例3：刘某，女，62岁，2019年8月初诊。两月前患者无明显诱因出现胸骨后灼痛，伴口酸口苦，当时未就诊，经两月病情仍未缓解，并伴有咽喉不适，偶有咳嗽，干呕，口干口苦，咳嗽剧烈时可有酸水反出，不欲饮食，胃脘痞闷，手心出汗，纳呆食少，夜寐欠安，多梦盗汗，小便略少，大便干。舌红，少苔，脉弦细数。

【辅助检查】胃镜检查示慢性萎缩性胃炎；碳13呼气试验示Hp（-）；心电图未见明显异常。

【中医诊断】吐酸，胃阴不足证。

【西医诊断】慢性萎缩性胃炎。

【治法】滋养胃阴，降逆和胃。

处方：清半夏9g，黄芩12g，黄连3g，北沙参15g，麦冬12g，炙甘草6g，生地黄12g，玉竹9g，海螵蛸15g，浙贝母12g，天花粉15g，桑叶6g，山药15g，茯苓15g，芦根12g，五味子6g，煅代赭石12g，煅龙骨15g，煅牡蛎15g，知母6g，白扁豆9g。水煎服，每日1剂，分早晚两次温服，共7剂。

【复诊】患者口干口苦，咽喉不适消失，胸骨后灼痛及胃脘部痞闷减轻，食欲渐复，食量仍少于前，易神疲乏力，小便仍少，大便略干，舌红，苔少，脉弦滑数。从症状看患者病情有所减轻，表明治法正确，结合患者现症，去龙骨、牡蛎、五味子，加党参12g，生白术15g，以健脾益气；加合欢花15g，酸枣仁6g，以滋阴安神；加竹叶12g，以清热利水。继服7剂以巩固疗效，煎服法如前，嘱患者服药后视情况随诊。

【按】胃阴不足证在吐酸中是常见的证型，患者往往年老，肝肾阴虚，水不足不能济火，继而火盛伤阴，胃阴不足，不能制约胃阳与胃气，进而导致胃气协酸上逆，从而出现诸如口吐酸水，咽喉不适，胸骨后灼热疼痛，食欲不振等症状。胃阴不足，胃火上逆，则干呕口苦；胃阴不足，胃津不能上润口唇，则口干；胃阴不足，胃气失和，升降失司，则脘腹痞闷。沙参麦冬汤出自吴鞠通《温病条辨》，在原著中用作清养肺胃，滋阴润燥，主治温病日久伤阴，其中麦冬、玉竹、天花粉养胃生津；沙参、冬桑叶滋阴清热；生扁豆、生甘草补中益气，兼以化湿；现合半夏泻心汤以辛开苦降，调理脾胃气机，以和降胃气，进而能降上逆之胃酸；另加海螵蛸、浙贝母以制酸止痛；加煅代赭石、煅龙骨、煅牡蛎一方面用以制酸，另一方面能滋阴降火，重镇安神，部分吐酸患者夜间症状加重，制其胃酸的同时，安其心神以助其睡眠，有利于患者病情的康复；加芦根、知母以清热养阴；加茯苓、山药以健脾益气和胃，不忘伤阴同时气的耗伤。

病例4：王某，女，33岁，2019年9月10日因"胃脘隐痛间作1年"就诊。主诉：胃脘隐痛，胃胀，反酸，胃灼热，嗳气，大便先干后稀，晨起恶心欲吐，纳欠佳，夜寐可，小便正常。形体消瘦，体质量指数16.2kg/m²。既往有慢性咽炎、高泌乳素血症病史。舌淡边有齿痕，苔黄稍腻，脉缓。

【**辅助检查**】2018年10月胃镜检查示萎缩性胃炎（C1）Hp（-）；病理报告示（窦小）中度慢性非萎缩性胃炎。2019年8月胃镜检查示浅表性胃炎Hp（-）；病理报告示（窦小）轻度慢性萎缩性胃炎伴肠化。

【**中医诊断**】胃痞，脾胃虚弱、湿热内蕴证。

【**西医诊断**】慢性萎缩性胃炎伴肠化。

处方：太子参10g，麸炒白术10g，法半夏6g，陈皮5g，黄芩10g，仙鹤草15g，麸炒薏苡仁15g，白花蛇舌草15g，肉苁蓉10g，炒莱菔子15g。14剂，每日1剂，水煎，分2次口服。

【**复诊一**】2019年10月15日二诊：患者仍诉胃脘隐痛、左上腹隐痛，守前方去陈皮，加海螵蛸15g。继服14剂。

【**复诊二**】2019年11月12日三诊：胃已不痛，胃胀、反酸明显好转，矢气多，睡眠欠佳，舌淡，苔薄黄，脉缓，前方去黄芩，加百合15g。14剂，继服。

【**随访**】3个月后随访，患者诉服药14剂后症状缓解，因路途遥远故未再复诊，在当地守方调养。

【**按**】患者以胃胀、胃脘隐痛为主要症状，故中医诊断为胃痞。患者素体脾胃虚弱，故见大便先干后稀、形体消瘦；脾虚生湿，湿邪内停，久郁化热，故见胃脘隐痛，胃胀、晨起恶心欲吐，纳差；脾气虚弱，致肝气乘脾犯胃，故见反酸，胃灼热，嗳气；舌淡、边有齿痕、苔黄稍腻、脉缓为脾胃虚弱、湿热内蕴证典型舌脉。治则为益气健脾和胃、清化湿热。方拟参夏莲草汤加味，方中太子参、麸炒白术益气健脾以治其本，法半夏、陈皮理气化湿和胃，黄芩、仙鹤草、薏苡仁清化湿热，白花蛇舌草解毒消癥，且对逆转肠化效果较好，肉苁蓉、莱菔子温阳通便。二诊时患者仍诉胃脘、左上腹隐痛，故守初诊方去陈皮，加海螵蛸加强制酸和胃止痛之功。三诊时患者胃痛缓解，胃胀、反酸明显好转，睡眠欠佳，黄腻苔渐退，药已对证，故守前方去黄芩，加百合养心安神。

病例5：王某，男，57岁，2019年6月18日因"腹胀间作3年"就诊。现症见：间断腹胀，矢气，无嗳气，无反酸、胃灼热，口干，饮食、睡眠可，大便有不尽感，日行2次，尿频，舌淡红，苔黄腻，脉沉滑。

【**辅助检查**】2019年5月9日在我院行胃黏膜低级别上皮内瘤变内镜黏膜下剥离术（ESD切除术）。2019年5月9日病理诊断：（胃角-胃体ESD切除标本）胃黏膜腺体低级别上皮内瘤变（轻度异型增生），周围黏膜中度慢性萎缩性胃炎伴肠上皮化生，急性活动；水平及垂直切缘未见病变残留。Hp（+）。

【中医诊断】胃痞，脾虚湿热证。

【西医诊断】慢性萎缩性胃炎伴肠化；低级别上皮内瘤变ESD术后。

处方：太子参10g，苍术10g，厚朴9g，黄芩10g，仙鹤草15g，麸炒薏苡仁10g，半枝莲15g，莪术10g，白花蛇舌草15g，灵芝12g。中药颗粒剂，14剂，每日1剂，开水冲服，分2次口服。

【复诊一】2019年7月2日二诊：患者诉小便黄，守前方加茯苓10g，14剂。予院内制剂清幽养胃胶囊（由党参、西洋参、白术、白芍、黄芩、仙鹤草、佛手、丹参、红花、白芍、甘草、炒山楂、炒神曲等组成）。

【复诊二】2019年8月1日三诊：患者腹胀间作，苔腻已化，前方去苍术、厚朴，加麸炒白术10g，鸡内金10g，健脾助消化。后以此方加减治疗3个月余，诸症缓解。2019年11月12日在江苏省中医院复查胃镜，病理示（窦大）轻度慢性非萎缩性胃炎伴肠上皮化生，（胃角）轻度慢性非萎缩性胃炎，固有层水肿伴出血。

【按】患者以胃胀为主要症状，故中医诊断为胃痞。患者久病，日久则脾胃虚弱，脾虚运化无力，则生湿，湿阻气滞，故见间断腹胀、矢气；胃阴不足故见口干；湿性重着趋下，日久化热，下注肠道、膀胱，故见大便不尽感，尿频；舌淡红、苔黄腻、脉沉滑为脾虚湿热典型舌脉。故初诊以参夏莲草汤合平胃散加减治疗，若以寒湿为主，加藿香、石菖蒲等温化寒湿，若以湿热为主，加黄芩、黄连、仙鹤草等清化湿热。半枝莲、白花蛇舌草、莪术、灵芝为治疗慢性萎缩性胃炎癌前病变的经验用药，莪术可化瘀消癥、消食除痞，灵芝扶正祛邪，现代药理学研究表明，二药均有抗肿瘤作用。二诊时患者小便黄提示热仍重，故守前方加茯苓淡渗利湿。三诊时患者腻苔已退，提示湿热好转，故去平胃散，加麸炒白术、鸡内金健脾助运。

病例6：王某，男，37岁，2019年7月12日因"胃脘不适1年"就诊。患者1年前开始出现胃脘不适，运动后胃脘不适好转，无明显疼痛，无嗳气，无反酸、胃灼热，纳可，睡眠欠佳，大便时稀，小便色清。舌红，苔薄黄，脉细弱。

【辅助检查】2018年9月18日，胃镜检查示慢性胃炎；病理检查示（窦大）轻度慢性浅表性胃炎，（窦前）轻度慢性浅表性胃炎、轻度肠上皮化生，（胃角）轻度萎缩性胃炎、轻度肠上皮化生。

【中医诊断】胃痞，脾胃虚弱、湿热内蕴证。

【西医诊断】慢性萎缩性胃炎伴肠化。

处方：太子参10g，麸炒白术10g，麸炒山药15g，麸炒薏苡仁15g，仙鹤草15g，百合15g，茯神12g，白花蛇舌草15g。14剂，每日1剂，水煎，分2次口服。

【复诊一】2019年4月4日二诊：患者睡眠稍好转，仍诉上腹不适，舌苔黄腻。前方去麸炒白术，加苍术10g，厚朴10g。

【复诊二】2019年4月19日三诊：患者舌苔仍黄腻，守前方，加茯苓12g，泽泻15g，石菖蒲5g。后以此方加减，如腹胀加枳壳、佛手，小便色黄加黄芩、车前子，黄腻苔退后去苍术、厚朴，改用麸炒白术。

【复诊三】2019年10月8日四诊：患者胃脘不适缓解，睡眠好转。2019年9月18日在江苏省人民医院复查胃镜示慢性胃炎伴糜烂；病理检查示（胃角）轻度慢性浅表性胃炎，局灶肠上皮化生，未见萎缩。

【按】患者以胃脘不适、睡眠欠佳、大便时稀为主要症状，中医诊断为胃痞。患者久病脾胃虚弱，脾虚湿盛，湿性重着，阻碍气机，故见胃脘胀满不适；湿阻化热，下注侵袭肠道，故见大便时溏；热扰心神，故见睡眠欠佳；舌红、苔薄黄、脉弱为脾虚湿热典型舌脉。初诊方虽未以参夏莲草汤方为主，但仍取其治疗大法，方中太子参、麸炒白术益气健脾，薏苡仁、仙鹤草清化湿热，白花蛇舌草解毒消癥，加麸炒山药健脾止泻，百合、茯神宁心安神。二诊时患者上腹不适，舌苔黄腻，湿热未减，湿重药轻，故守前方去麸炒白术，加苍术、厚朴加强祛湿之功。三诊时患者舌苔仍黄腻，加茯苓、泽泻淡渗利湿，加石菖蒲化湿和胃、开窍宁神。腹胀明显时加枳壳、佛手行气除胀。

病例7：王某，女，50岁，2018年8月23日初诊。现症见：胃脘部胀满不适，嘈杂，嗳气，胃痛不显，晨起口干苦，大便干结，食纳尚可，夜寐欠佳，舌淡胖，苔薄黄微腻，脉细弦。

【辅助检查】2018年3月14日于本院查胃镜示慢性胃炎伴增生，Hp感染。病理检查示（胃角）轻度CAG伴肠上皮化生，Hp（++）。

【中医诊断】胃痞，阴虚热结证。

【西医诊断】慢性萎缩性胃炎伴肠化。

【治法】健脾调中，养阴清热。

处方：太子参10g，炒白术10g，法半夏6g，麦冬15g，黄芩10g，仙鹤草15g，炒薏苡仁15g，白花蛇舌草15g，百合15g，炒莱菔子15g。14剂，水煎服，每日1剂，早晚分服。

【复诊一】胃脘部胀满不适减轻，嗳气已除，大便偶有干结。夜寐仍欠佳，舌苔黄腻已化。原方去黄芩，加黄芪10g，肉苁蓉10g，茯神12g，继服14剂。

【复诊二】患者二诊只余食后偶有嗳气，寐欠安。原方去白花蛇舌草，加酸枣仁15g。2019年11月12日于本院复查胃镜示慢性胃炎伴糜烂，伴胆汁反流，贲门炎。病理检查示（窦大）轻度CAG；（胃角）中度CAG，灶性上皮肠化；Hp（-）。

【按】患者以胃脘部胀满不适为主诉，当属胃病，结合舌淡胖，苔薄黄微腻，脉细弦，证属阴虚热结，患者阴液耗伤，津亏不能上承于口，故发为口干，患者时感嘈杂、口苦，苦为火味，结合舌苔脉象，湿热之邪阻滞中焦，胃气上逆故嗳气，腑气不降，肠道津亏故大便不畅，排便干，《素问·逆调论》谓："阳明者胃脉也，胃者六腑之海，其气亦下行，阳明逆不得从其道，故不得卧也。"故而夜寐欠佳。治疗上单教授以太子参、炒白术、炒薏苡仁健脾渗湿助运，半夏、莱菔子降逆调气，莱菔子尚可润肠通便，麦冬养阴生津兼以清心，助百合养阴清心安神，黄芩、仙鹤草、白花蛇舌草清中焦热邪。全方共奏健脾通腑，清热养阴安神之效。

病例8：刘某某，女，71岁。2020年5月12日初诊。主诉：胃脘胀痛反复半年余。现症见：胃胀胃痛明显，口中异味，夜寐不佳，多梦易疲劳，自汗头昏。舌质淡、苔薄，脉细。

【辅助检查】胃镜检查示慢性胃炎伴增生、胆汁反流，Hp（-）。病理示（窦小）中度萎缩性胃炎伴肠化，局部腺体增生；（窦大）轻中度慢性浅表性胃炎，急性活动性，个别肠化，局部淋巴组织增生。

【中医诊断】胃痞，脾胃虚证。

【西医诊断】慢性萎缩性胃炎伴肠化。

处方：太子参10g，炙黄芪10g，麸炒白术10g，炒薏苡仁15g，仙鹤草15g，白花蛇舌草15g，百合15g，黄芩炭10g。14剂。水煎，每日1剂，少量频服。嘱调畅情绪。

【复诊一】2020年5月26日二诊：诸症缓解，治守原意。

【随访】随访3个月，未再复发。

【按】患者为老年女性，结合舌脉，诊为脾胃虚弱之证，方中太子参、白术培固元气；黄芪益气固表；薏苡仁健脾补中祛湿、解毒散结；白花蛇舌草清热解毒；仙鹤草收敛止疮，强壮补虚；黄芩、百合为其常用药对，可养阴润燥、凉血止血。百合味甘性微寒，入肺、心二经，是清肺润燥、宁心安神的药食兼用之佳品，尤其擅长治疗胃阴不足、虚热有余等病症；黄芩味苦性寒，轻虚上行，清热解毒，《本草纲目》认为可选用黄芩炭，以缓和其寒凉之性，以免体虚老人不能耐受用于治疗诸失血，对热入血分、迫血妄行者常有良效。二诊，患者诸症缓解，体现单师临证处方简约严谨，重视整体观念，故收良效。

病例9：王某，男，71岁，2019年9月23日主因"间断上腹部胀满10年余，加重2日"就诊，现症见：上腹部胀满，无疼痛，饥饿后加重，口臭，时有烧心及反酸，纳呆，无恶心，无呃逆，眠欠安，小便黄，大便黏，1日1行，舌质红，苔黄腻，脉细滑。

【辅助检查】2018年7月11日胃镜检查示慢性萎缩性胃炎，胃体息肉，Hp（+++）。病理示（胃窦）轻度萎缩，部分腺体增生及肠化。

【中医诊断】胃痞，脾胃湿热证。

【西医诊断】慢性萎缩性胃炎（轻度萎缩伴肠化）。

【治法】健脾理气，清热化湿。

处方：党参15g，莪术15g，土茯苓20g，六一散30g，陈皮10g，清半夏9g，吴茱萸3g，黄芩10g，白花蛇舌草20g，生薏苡仁30g，酒白芍10g，娑罗子15g，三七粉3g，白豆蔻10g，丹参15g，共7剂，每日1剂，水煎，温服。

【复诊一】服上方7剂后，患者诉胃部胀满感减轻，现仍有少量反酸、烧心，饥饿时明显，仍有口苦，无口干口苦，无呃逆呕吐，纳可，眠欠安，舌黯红，苔薄白，脉细滑。上方去六一散及丹参，加百合15g，苦参10g，共14剂，每日1剂，水煎温服。

【复诊二】服上方14剂后，患者诉服上方后症状较前明显缓解，现偶有胃脘部胀满不舒，饥饿时烧心明显缓解，反酸及口臭症状消失，纳可，眠安，小便不黄，大便正常，1

日1行，舌黯红，苔白，脉细弦。复查胃镜示慢性萎缩性胃炎，Hp（−）。病理示（胃窦）轻度萎缩，轻度肠化，轻度不典型增生。上方去苦参，加麦冬10g，共14剂，每日1剂，水煎温服。嘱患者保持良好情绪，适当运动，合理饮食。

病例10：王某某，男，42岁。间断胃脘胀痛2年、加重1个月。患者平素工作压力较大、饮食不规律，2年前始见胃脘胀痛，程度较轻，未就诊治疗。1个月前自觉胃脘胀痛加重，2周前于某医院行胃镜检查示慢性萎缩性胃炎、Hp（−）；病理检查示胃窦黏膜轻中度肠上皮化生。现症见：胃脘胀痛，餐后尤甚，纳呆，早饱明显，兼见嗳气，偶见胃脘部灼热感，无反酸、烧心、恶心、呕吐等症。大便2～3日1行，便溏，质偏黏，时有排便不尽感及排便不畅感，小便调。眠安。口干不欲饮，日饮水量1500mL；时有自汗；头昏沉。舌质淡红，边有齿痕，中间数个浅裂，苔薄白少津；脉细小数。

【辅助检查】胃镜检查示慢性萎缩性胃炎、Hp（−）；病理检查示胃窦黏膜轻中度肠上皮化生。

【中医诊断】胃痛，气阴两虚证。

【西医诊断】慢性萎缩性胃炎。

【治法】养胃阴、益脾气、升清以降浊。

处方：太子参15g，怀山药12g，生白术12g，炒扁豆12g，石斛12g，天花粉（包煎）6g、乌梅9g，葛根9g，佛手15g，香橼15g，绿萼梅12g，甘松12g，草豆蔻12g，川楝子（打碎）10g、炒麦芽15g，炒谷芽15g，炙甘草6g。连服3个月。

【按】本方由参苓白术散合沙参麦冬汤化裁而来，其中太子参、怀山药、生白术、炒扁豆，补益且性平；佛手、香橼、绿萼梅、甘松，调理中焦气机，且温而不热、香而不燥；石斛、天花粉甘凉以养胃阴；乌梅酸甘化阴养胃生津；葛根一味鼓舞胃气；在众多调气药中草豆蔻偏于香燥，但入于大队甘凉药物中恰又起到刚柔相济的作用，又由于其芳香健脾、开郁行气，配合其他药物取动静结合之意。全方胃脾同调，药味搭配精巧，体现了其临证诊病圆机活法，用药清轻灵动的诊病特色。患者服药后胃脘胀满、疼痛的症状明显改善，胃内灼热感减轻，嗳气减少，大便较前成形，且排便畅快，口干和自汗症状也有所缓解，服药3个月，停药后调饮食、慎起居，1年后复查胃镜，未再提示肠上皮化生。

病例11：贺某，男，69岁，已婚，2012年12月4日初诊：慢性萎缩性胃炎多年，伴中度肠化，十二指肠球部溃疡，此前曾有胃出血3次。现症见：胃脘部发凉，口气秽浊，食欲尚可，眠差梦多，晨起眼睑水肿，矢气少，大便溏薄，日1次，小便正常。望之面部满布褐斑，唇暗，舌体中，质暗，苔薄腻微黄，脉缓中带有涩滞之象。

【辅助检查】2012年9月11日胃检查镜示（胃窦）中度慢性萎缩性胃炎，颈腺增生中度，中度肠上皮化生，间质淋巴组织增生。

【中医诊断】胃痞，中焦虚寒证。

【西医诊断】慢性萎缩性胃炎。

【治法】温中健脾，疏肝和胃。

处方：炒薏苡仁、茯苓各30g，太子参、炒苍术、石见穿、怀牛膝各15g，砂仁（后下）、木香（后下）各10g，炒杏仁9g，炮姜8g，炒白术、泽泻、半夏曲、藿香梗（后下）、紫苏梗、八月札、炒枳实、当归、赤芍各12g，炙甘草6g，28剂。

【复诊一】药后睡眠改善，口气秽浊、胃脘发凉减轻，晨起面睑水肿，大便溏，每日1次，舌脉如前。少见效机，脾阳略复，水湿停滞现象突显，守法酌加运脾化湿之品。处方：生黄芪、炙黄芪、桂白芍（桂白芍是桂枝拌炒白芍，为三芝堂自己炮制的中药饮片）、炒枳实、石见穿、炒苍术各15g，炒白术、藿香梗（后下）、紫苏梗（后下）、当归、泽泻、建曲各12g，茯苓、炒薏苡仁、炒谷芽、炒麦芽各30g，炮姜、炙甘草、木香（后下）各8g，砂仁（后下）、郁金各10g，炒杏仁9g，水煎服，28剂。

【复诊二】药后胃脘发凉进一步减轻，大便前段成形，后段仍溏，日1次，纳可，寐安，晨起眼睑水肿。舌质暗、苔白微腻，脉沉细小弦。药后脾阳来复，虽气机渐展，但脉仍见小弦之象，易藿香梗、紫苏梗为茵陈，旨在疏肝解郁，利湿清热。处方：五指毛桃、炒薏苡仁、茯苓各30g，炒山药、炒枳实、石见穿各15g，西洋参（先煎）、木香（后下）、郁金各10g，炒杏仁9g，炒白术、建曲、炒山楂、炒神曲、炒麦芽、茵陈各12g，炮姜、砂仁、炙甘草各8g。水煎服，28剂。

【复诊三】药后胃脘发凉渐失，纳眠可，大便已成形，日1次，精神状态转佳，面色转润，仍晨起眼睑水肿。舌体中，舌质稍暗，苔薄白，脉沉细。分析：病情进一步好转。舌质稍暗，血络运行不畅，酌加活血行气和血络之品。处方：五指毛桃、茯苓、炒薏苡仁、生谷芽、生麦芽各30g，炒山药、炒枳实、石见穿各15g，西洋参（先煎）、郁金、炙甘草各10g，炒白术、醋延胡索、半夏曲、建曲各12g，炮姜、砂仁8g，炒杏仁9g。水煎服，28剂。

【复诊四】胃凉、晨起眼睑水肿渐失。诊见：口中偶有异味，纳眠可，大便成形略软，日1次。面色较前明亮，脉渐和缓。胃镜复查：肠上皮化生现象明显改善。病理示（胃窦）浅表性轻度慢性炎；食道刷片找霉菌：阳性。诊断：真菌性食道炎；十二指肠霜斑样溃疡；慢性萎缩性胃炎伴糜烂？病理见霉菌阳性、霜斑样溃疡等症状。酌加桃仁、杏仁活血行气，半夏、黄连辛开苦降，黄连、乌梅配伍仿连梅汤之意以清热燥湿解毒。处方：五指毛桃、茯苓各30g，石见穿、炒苍术、莲子肉、炒山药各15g，干姜、砂仁（后下）、木香（后下）、西洋参（先煎）、乌梅各10g，炒白术、半夏曲、炒山楂、炒神曲、炒麦芽各12g，炒桃仁、炒杏仁各9g，黄连8g，炙甘草6g。生姜1片，大枣2枚为引。水煎服，14剂。半年后随访，疗效稳定，大便成形。复查胃镜：肠上皮化生现象基本消失。

【按】患者年龄已近古稀，多年胃病，萎缩性胃炎伴有中度肠化，有胃出血病史3次，见有胃凉、便溏、晨起眼睑虚浮之症，且面色、唇舌皆暗，辨证属中焦虚寒，失于温运，致使水湿不化，凝涩呈浊，瘀滞日久，影响气血运行，已呈现恶化之象。路教授认为，患者虽有胃出血，但也不要被西医诊断吓到急以温中固本、化湿浊、和血络之法。而乃处以理中汤、参苓白术汤加味，温运中焦，黄芪、五指毛桃、茯苓、莲子、山药等健脾益气；茯苓、薏苡仁、茵陈、郁金清化湿浊，淡渗祛湿；半夏曲、炒山楂、炒神曲、炒麦芽、建曲、谷芽等导滞祛湿，其中生谷芽、生麦芽升发清阳，舒肝助脾运；脾统血，肝藏血，慢性脾胃病日久往往影响脾络、肝络，患者已见肠化生之气血壅滞，湿浊毒瘀阻滞现象，方中先后加入当归、赤芍、郁金、石见穿、延胡索、桃仁、杏仁等入血分，和血络，行瘀滞，此类药物药性平和柔润，有行血之功，无燥血伤阴之弊。又"见肝之病""当先实脾"，脾虚土湿则肝木被郁，木气不达，反来侮土，故见脾胃病，不忘疏肝、柔肝、护肝，务在先安未受邪之地。诸药合用，温运脾土，疏肝和胃，清化湿浊，恢复升降之枢纽功能，依法加减化裁数月，复查胃镜，肠化生现象基本消失。

病例12：侯某，女，64岁。初诊：2014年6月25日。主诉：胃胀十余年，加重1月余。患者十余年来反复胃脘胀满，隐痛，均未经检查治疗，病情时轻时重。一月前因饮食过饱之后，胃胀加重，空腹时胃脘隐痛。于当地查胃镜诊断为萎缩性胃炎，服用多种西药，症状未见明显缓解。现症见：胃脘胀满隐痛，连及两胁，食后胃胀，嗳气得舒，口苦口臭，纳差消瘦，失眠抑郁，大便秘结。舌红，苔黄厚，脉弦滑。

【辅助检查】胃镜检查示慢性中度萎缩性胃炎，食道憩室，Hp（+）。
【中医诊断】胃痞，脾胃湿热证。
【西医诊断】慢性萎缩性胃炎。
【治法】清热解毒、健脾燥湿、行气导滞。
处方：黄芪10g，黄连6g，苦参6g，薏苡仁10g，砂仁10g，陈皮10g，柴胡10g，浙贝母10g，乌贼骨10g，苍术10g，厚朴10g，野菊花10g，谷精草10g，生甘草6g。6剂，水煎服，2日1剂。

【复诊一】2014年7月4日二诊。服药后症减，已无明显胃痛，仍有胃胀，大便干。舌红，苔黄，脉弦滑。患者湿热渐消，仍有气滞。前方加莱菔子10g，肉苁蓉10g，火麻仁10g，6剂，水煎服，2日1剂。

【复诊二】2014年7月27日三诊。服药后症状大减，因生气胃胀加重，大便稍干。舌红，苔薄黄，脉弦。改以首方加夏枯草10g，瓜蒌10g，莱菔子15g，6剂，水煎服，2日1剂。嘱其调畅情志，不要有太多恐惧心理，无事不必复诊，回当地定期复查胃镜。

【按】患者既往有多年胃胀病史，此次因饮食所伤而发病，湿热内蕴，胶结于脾胃，兼有肝郁气滞而致上述诸症。

叶天士有"其初在经在气，其久入络入血"之说。盖气行则血行，气滞则血滞，脾虚气弱，气血运行不畅可致血瘀，故慢性萎缩性胃炎日久病情反复发作，经久不愈而致，多见血瘀兼夹气滞、湿阻、热郁、气虚、阴虚、脾虚、肾虚等证型，胃镜检查示重度萎缩性胃炎伴重度或中度异型增生、肠上皮化生。

病例1：张某，女，55岁，2020年7月5日初诊。间断胃脘胀满5年余，加重3日前来就诊。患者诉胃脘部胀满，进食后加重，时有疼痛，进食稍硬之物便觉不适，手足不温,畏寒怕凉,纳差伴嗳气,乏力,大便2~3日一行,舌暗红,苔白腻边有齿痕,脉细无力。

【辅助检查】 胃镜检查示慢性胃炎。病理结果示胃(窦)黏膜轻度慢性活动性萎缩性炎伴轻度肠化。

【中医诊断】 胃痞。

【西医诊断】 慢性萎缩性胃炎。

【治法】 健脾益气、理气通络。

处方:党参20g,丹参20g,白术15g,莱菔子20g,焦槟榔20g,降香10g,檀香6g,吴茱萸10g,荜茇10g,瓜蒌15g,火麻仁20g,白豆蔻12g,砂仁10g,沉香10g,乌药12g,炙甘草5g,太子参20g,枳壳20g。7剂,水煎服,每日1剂,早晚分服。同时配合针刺治疗,取穴内关、中脘、足三里、天枢,留针30分钟,每周3次。

【复诊一】 2020年7月12日二诊。患者诉服药后胃胀较前减轻,偶有疼痛,大便1日一行,偶有失眠,舌脉同前。予原方去火麻仁,加鸡内金10g。7剂,水煎服,每日1剂,早晚分服。继续针刺治疗,加用百会、神门。

【复诊二】 2020年7月19日三诊。患者诉服药后食欲较前增加,乏力等症减轻,餐后时有胃脘胀满,舌红苔白,腻苔较前减轻。继续治以调理脾胃、理气消胀。予上方加山药20g,炒稻芽12g。14剂,水煎服,每日1剂,早晚分服。此后患者以上方加减服用汤药3个月,复查胃镜、病理,病理报告示胃(窦)黏膜轻度慢性非活动性浅表性炎。

【按】 患者素体脾胃气虚,运化失司则见胃脘部胀满,食后尤甚;病久入络,则见时有疼痛,进食硬之物便觉不适;中阳不足则见手足不温,畏寒怕凉;气虚日久,脏腑功能减退则见纳差、嗳气、乏力等症;脾胃为气机升降之枢纽,胃气不降则见大便难;气滞日久则致血瘀,故见舌质暗红;脾虚则见舌苔边有齿痕,生湿则见苔白腻;脉细无力则提示脾胃气虚与患病时间之久。方用党参、太子参、白术健脾益气,补益中焦;焦槟榔、枳壳、降香、沉香、乌药为五磨饮子加减变化,用以行气导滞,降气和胃;檀香、砂仁、丹参为丹参饮,用以行气活血,化瘀止痛;吴茱萸、荜茇温暖中焦,温阳散寒;白豆蔻、瓜蒌健脾理气,祛湿除满;莱菔子、火麻仁消食导滞,润肠通便;炙甘草补益中焦,调和诸药。

病例2:黄某,男,60岁,2019年3月29日初诊。患者诉间断胃脘部疼痛3年余,夜间明显。现症见:胃脘部疼痛,痛有定处,烧心反酸,食后胃部胀满,嗳气频频,性急易怒,夜寐差,舌质紫黯,苔白,脉弦涩。

【辅助检查】 胃镜检查示慢性萎缩性胃炎,病理示胃(窦)黏膜腺体萎缩中度、肠上皮化生轻度,瘤变轻度。

【中医诊断】 胃痛,气滞血瘀证。

【西医诊断】 慢性萎缩性胃炎。

【治法】 治以调和气血、和胃止痛。

处方以邵祖燕教授自制验方五丹胃福汤加味。药用:丹参30g,檀香(后下)6g,

砂仁（后下）10g，焦槟榔30g，枳实10g，沉香（后下）10g，木香12g，乌药12g，柴胡10g，郁金10g，煅瓦楞子（先煎）30g，合欢皮15g，夜交藤30g，炙甘草10g。7剂，每日1剂，水煎服，早晚分服。配合针刺治疗，取穴足三里、三阴交、血海、内关、中脘，留针30分钟，每周3次，疗程4周。

【复诊一】2019年4月6日二诊。患者胃痛稍减，但夜间仍明显，上方加三棱、莪术各10g，继服14剂。

【复诊二】2019年4月20日三诊。患者服上方14剂后，现患者胃脘痛减轻，偶感困倦乏力。上方去枳实、槟榔，加炒白术15g，党参10g，继服14剂。

【复诊三】2019年5月11日四诊。患者胃痛消失，困倦乏力减轻，上方加减治疗6个月余，复查胃镜示慢性浅表非活动性炎。

【按】本例患者平素性情急躁易怒，致情志伤肝，肝失疏泄，横逆犯胃，木郁土壅致使胃气郁滞。气为血之帅，气滞血瘀，日久入络，而使瘀血阻于胃络。故用五丹胃福颗粒加减理气和胃，化瘀通络。本方主要为五磨饮子和丹参饮加味而成。五磨饮子方中五药相参，升降诸气，破滞除逆；丹参饮方中三药共用，气血分并入，理气通降，活血祛瘀；加柴胡、郁金疏肝理气；夜交藤、合欢皮解郁安神助眠；煅瓦楞子制酸止痛；炙甘草调和诸药。

二诊加三棱、莪术增加本方化瘀通络止痛的功效，现代研究表明三棱、莪术配伍具抑制肿瘤细胞增殖、抗肿瘤新生血管生成等作用，从而控制肿瘤的发展。三诊去枳实、槟榔质重伤中之品，加炒白术、党参健脾益气。针刺所选腧穴具有理气活血、益气养阴、安神助眠的功用。

病例3：李某，女，56岁，2013年4月25日就诊。间断胃脘胀满10余年加重1周就诊，诉餐后腹胀，胀甚时疼痛，进食稍硬即觉不适，畏寒怕凉，食纳不佳，嗳气，矢气不爽，乏力，头晕，口黏腻，不甚欲饮，心烦，大便1日1行，舌暗红有齿痕苔白腻，脉沉取无力，浮取弦滑。

【辅助检查】胃镜检查示慢性胃炎伴痘疹，病理示胃（窦）黏膜腺体（中度）萎缩性炎伴（轻度）肠上皮化生。腹部B超：胃蠕动缓慢。

【中医诊断】胃痞脾胃气虚证。

【西医诊断】慢性萎缩性胃炎。

【治法】健脾益气，升清降浊。

处方：枳壳、焦槟榔、丹参、党参各20g，乌药、木香、白术、柴胡、郁金、白豆蔻、炒薏苡仁15g，沉香、砂仁、檀香、川楝子、吴茱萸各10g，7剂，水煎服，每日1剂。配合针刺治疗，取穴内关、足三里、中脘、天枢，留针30min，每周3次。

【复诊一】2013年5月2日二诊。药后胃胀满好转，疼痛减轻，嗳气减少，食纳欠佳，睡眠欠佳，舌脉同前。原方加鸡内金10g，7剂，水煎服，每日1剂。继续针刺治疗，加用百会穴。

【复诊二】2013年5月9日三诊。药后胃已不胀，食纳佳，偶有嗳气，寐欠安，脉滑缓，舌红苔腻已净，继续调脾胃益气，兼散寒去痰浊。守方14剂后诸症消失。此后患者以上方加减继服用汤药3月，后复查胃镜，痘疹已消失，病理示慢性浅表非活动性炎。

【按】患者久病，致脾气亏虚，运化乏力，致餐后腹胀、纳食不佳；脾不升清，胃气不降，浊气上泛，致嗳气、头晕、矢气不爽、口黏腻；气虚则气滞，"不通则痛"，发为胃痛，故饮食不当加重气机不畅而见疼痛不适；清阳不能实四肢，则见周身乏力；中焦寒邪蕴结则见畏寒怕凉；痰浊中阻则见胃黏膜痘疹，苔白腻；患者脾胃虚弱日久，气虚则血瘀，结合舌质黯红及胃脘疼痛位置固定提示瘀血。方中枳壳、乌药、沉香、木香、焦槟榔、丹参、砂仁、檀香为五磨饮子和丹参饮合方，亦即五丹胃福汤主要组成；党参、白术健脾益气；柴胡、郁金、川楝子疏达肝气，取"土郁木达"之意；白豆蔻、薏苡仁健脾化痰浊；吴茱萸温散中焦寒邪。

病例4：高某，男，41岁，2019年6月初诊。胃脘疼痛半月余，每于餐后加重，偶伴反酸烧心，时有呃逆，喜温喜按，餐后胃脘部胀满不适，不知饥。寐可，二便调。舌暗，苔薄白，脉沉弦。

【辅助检查】Hp（－）；胃镜检查示慢性萎缩性胃炎。
【中医诊断】胃痛，瘀血停滞证。
【西医诊断】慢性萎缩性胃炎。
【治法】行气止痛，活血化瘀。

处方：法半夏9g，茯苓20g，陈皮12g，黄连3g，旋覆花15g，代赭石10g，党参15g，黄芩10g，吴茱萸6g，当归12g，丹参10g，高良姜6g，香附10g，木香12g，砂仁6g，紫苏梗10g，鸡内金10g，三七粉10g，炒白术10g。水煎服，加姜3片，大枣5枚，每日1剂，3餐后顿服，共7剂。

【复诊一】患者诉呃逆、反酸、烧心等症状消失，餐后偶有轻微上腹痛，得温则缓，食量较前增加。处方用初诊方去旋覆花、代赭石、紫苏梗，减党参为10g，吴茱萸3g。水煎服，加姜3片，大枣5枚，每日1剂，3餐后顿服，共14剂。

【复诊二】上述症状减轻，偶食辛辣刺激未诉特殊不适，偶有大便稀软，未诉腹痛。处方用二诊方加白扁豆10g，去高良姜。煎服法同前，共7剂。

【复诊三】诸症消失，余无不适。

【按】《伤寒论》中半夏泻心汤是调理脾胃的经典方剂之一。脾胃同居中焦，为气血生化之源、气机升降上达下输之枢机，故治疗脾胃疾病，关键在于调理脾胃升降功能。"太阴湿土，得阳试运，阳明燥土，得阴自安"：脾为阴脏，脾虚易湿盛；胃为阳腑，胃病多热盛"，所以脾胃为病，多见湿热互结，寒热错杂之证。半夏泻心汤则正对以上病机而设，脾胃疾病中用之最广。饮食伤胃，胃主受纳、腐熟水谷，其气以和降为顺，故胃痛的发生与饮食不节关系最为密切。若饮食不节，暴饮暴食，损伤脾胃，饮食停滞，致使胃气失和，胃中气机阻滞，不通则痛；若五味过极，辛辣无度，或恣食肥甘厚味，或饮酒如浆，则伤脾碍胃，蕴湿生热，阻滞气机，以致胃气阻滞，不通则痛，皆可导致胃痛。故《素问·痹论》曰："饮食自倍，肠胃乃伤。"《医学正传·胃脘痛》曰："初致病之由，多因纵恣口腹，喜好辛酸，恣饮热酒煎爩，复餐寒凉生冷，朝伤暮损，日积月深……故胃脘疼痛。"

方中半夏配黄连为调胃肠、理气机、和阴阳的最基本配伍。半夏辛温，善化痰散结，和胃降逆；黄连苦寒，善清热燥湿，调胃厚肠。两药配伍，用半夏之辛温，开壅结之痰湿，以黄连之苦降，清痰湿之热结。两药合用，辛开苦降，疏理气机，调和胃肠，寒温并施，清热无碍祛湿，燥湿又无碍清热，具相辅相使之妙，有散寒清热、和胃降逆、开郁散结之功。一阳一阴，一温一寒，是调和胃肠、协理阴阳、疏理气机最经典的药对。患者因脾胃虚弱，气虚血瘀所致胃脘痞闷胀满疼痛、频频嗳气，甚或呃逆。方中旋覆花性温而能下气消痰，降逆止嗳；代赭石质重而沉降，善镇冲逆，但味苦气寒，故用量稍小为臣药；生姜和胃降逆以增止呕之效，宣散水气以助祛痰之功；半夏辛温，祛痰散结，降逆和胃；党参、甘草、大枣益脾胃，补气虚，扶中气；丹参、当归合用活血化瘀，配伍砂仁、木香，即丹参饮。诸药配合，共成降逆化痰、行气化瘀之剂。张锡纯云：脾胃居中焦以升降气化，若有瘀积，气化不能升降，是以易至胀满；用鸡内金为脏器疗法，若再与白术等分并用，为消化瘀积之要药，更为健补脾胃之妙品。以白术配鸡内金为对，一补一消，共奏健脾消积之功。三七与鸡内金配对，除有上述消积滞、健脾胃、化瘀积之功外，更要提及的是，三七兼具良好的止血和活血化瘀的双向调节功能，有止血而不留瘀，化瘀而不伤血之妙。

病例5：王某，女，28岁，2015年3月6日初诊。患者诉胃脘作胀，时有隐痛，嗳气，泛酸，形体消瘦，舌偏红，苔薄，脉细弦。

【辅助检查】2015年查胃镜检查示胃窦小弯窦型黏膜，可见黏膜全层，轻度慢性萎缩性胃炎。急性活动：重度。淋巴滤泡形成（3个），肠上皮化生：轻至中度。局灶腺上皮中度不典型增生。

【中医诊断】胃痞，中虚湿热夹瘀证。

【西医诊断】慢性萎缩性胃炎伴局灶中度不典型增生。

【治法】益气养阴兼清化。

处方：太子参10g，炒白术10g，法半夏10g，麦冬15g，黄芩10g，仙鹤草15g，白花蛇舌草15g，半枝莲15g，莪术10g。14剂，水煎服，每日1剂，分早晚2次服用，每次200mL。

【复诊】2015年3月20日二诊。药后尚合，胃脘胀缓，嗳气，泛酸，形体消瘦，夜寐欠佳，舌淡红，苔薄，脉细弦。前方加炒白芍15g，百合15g。

【随访】上方加减服用1年后，诸症消失，于2016年6月14日复查胃镜示胃窦大弯侧轻中度慢性非萎缩性胃炎，伴淋巴滤泡形成（2个）；胃窦小弯侧中度慢性非萎缩性胃炎，急性活动，伴淋巴滤泡形成，Hp（-）。

【按】在处理以上病例时，明确指出了患者的病因、病位、主证、次证、兼证，在制订治疗原则和选方用药时均严格根据患者的病情、病性辨证施治，选方紧紧瞄准病位、病性之所在。太子参、炒白术乃健脾益气之药，以固脾胃之根本；仙鹤草又称"脱力草",有清热止泻、补虚活血之功；此三药培补中州，充实仓廪，方能有抗敌之资。麦冬养阴益气，半夏辛温，消痰涎，开胃健脾，此二者养胃生津，化痰降逆。黄芩味苦性寒，"可治脾之湿热"(《本草纲目》)；白花蛇舌草、半枝莲具有清热解毒之效，现代药理报道在一定程度上可逆转萎缩、肠化、异型增生，防止癌变；莪术有行气活血之功；此三者乃截病之法。

病例6：王某，男，60岁，2017年4月26日初诊。主诉：胃脘部胀痛半年余。现病史患者半年前无明显诱因出现胃脘部胀痛，晨起空腹时明显，无反酸烧心，食纳欠佳，大便时干时溏，舌质淡，苔白，脉弦细。

【辅助检查】胃镜检查示慢性萎缩性胃炎，(窦小)低级别上皮内瘤变。

【中医诊断】胃痞，中焦虚弱、胃络受阻。

【西医诊断】慢性萎缩性胃炎。

【治法】健脾和胃，通络止痛。

处方：炙黄芪10g，党参15g，炒白术10g，当归10g，白芍10g，茯苓15g，木香5g，陈皮6g，延胡索10g，三棱10g，炙甘草5g，石见穿20g，大枣10g，生姜3片，14剂，每日1剂，水煎早晚温服。同时嘱患者饮食忌油腻烟酒、辛辣厚味，适当运动。

【复诊】2017年5月12日二诊。药后胃脘疼痛缓解，食纳欠佳，大便偶有不成形。处方：上方加炒麦芽20g，焦神曲15g，焦山楂15g，鸡内金3g，14剂，每日1剂，水煎早晚温服。后以该方为主加减治疗半年，复查胃镜未见明显异常。

【按】患者老年男性，年老则脏腑功能减弱，脾胃渐虚，加之平素易与人生气，脾胃受损，气机郁滞，不通则痛，出现胃脘部胀痛，根据舌质淡，苔白，脉弦细，辨证为中虚气滞，肝木横土，治以健脾和胃，通络止痛。方用四君子汤健脾益气，芍药、炙甘草、大枣柔肝缓急止痛，木香、陈皮理气和胃，延胡索行气止痛，三棱、石见穿化瘀解毒，诸药共用。二诊之时，患者胃脘部不适较前缓解，然大便不成形，为脾胃虚弱，水湿不运，故加焦山楂、焦神曲、炒麦芽、鸡内金健脾开胃，脾健则湿去，而非一味使用燥湿药，以防损伤胃气。服药之外，并告知患者正确的生活习惯，调节情志，保持身心愉悦，适当运动，充分体现了首重补益脾胃，佐以调肝理气，抗癌解毒祛邪的治疗理念。

病例7：张某，男，57岁。初诊：2018年10月17日。主诉：间断左上腹胀满伴嗳气5年。患者5年来左上腹胀满伴嗳气，饮酒、进食后加重，反酸、胸骨后烧灼感，口干喜温饮，口苦、口中有异味，无吞咽困难、无恶心呕吐，纳一般，不敢多进食，眠可，二便调。舌淡红，苔白腻微黄，中有裂纹，舌下有瘀络，脉弦滑。平素觉神疲乏力，因病易急躁焦虑，近2年体质量下降近15kg。既往有饮酒史33年，白酒2~3斤/周，已戒酒4年。

【辅助检查】2018年9月27日胃镜检查示慢性萎缩性胃炎；病理结果提示重度萎缩性胃炎，重度肠化，轻度异型增生，体小弯灶性出血。

【中医诊断】胃痛，脾虚气滞证为主，滞损兼夹。

【西医诊断】慢性萎缩性胃炎伴重度肠化，轻度异型增生。

【治法】健脾理气行滞，祛瘀解毒通络。

处方：炙黄芪15g，炒白术10g，生薏苡仁25g，三七粉（冲服）3g，莪术10g，厚朴10g，木香10g，黄连5g，延胡索15g，蜂房5g，藤梨根10g，丝瓜络10g，娑罗子10g，瓦楞子25g，苦参15g，炒神曲15g。予14剂，水煎温服，每日1剂，分2次服。并嘱患者忌食辛辣刺激、腌制等食物。

【复诊一】2018年11月21日二诊。服上方14剂后，自行续服14剂。患者进食后左上腹胀满稍缓解，反酸及胃中烧灼感亦稍缓解，口中异味较前减轻，仍时有口干、口苦，情绪易急躁易怒、仍觉神疲乏力。纳可，眠安，二便调。近期体质量无明显变化。舌淡红，苔白微腻，有裂纹，脉弦滑。上方去厚朴、丝瓜络、苦参，加橘络10g，预知子10g，合欢花15g，白花蛇舌草25g。予14剂，煎服法同前。

【复诊二】2018年12月19日三诊。服用上方14剂。患者左上腹胀满较前好转，偶有反酸、烧心、嗳气不明显，口干、口苦减轻。情绪较前平静，乏力感减轻。纳、眠可，大便色黄成形，每日1～2行，便后腹胀减轻，小便调。舌淡红，苔黄微腻，左侧见红点，脉弦滑。上方去木香、娑罗子、预知子，加莱菔子15g，白芍15g。续服14剂，煎服法同前。后患者每1～2月复诊，于前方基础加减化裁，继续口服中药汤剂治疗半年余，患者诸症缓解。2019年8月复查胃镜及多部位定标取材病理提示中度慢性萎缩性胃炎，轻中度肠化，未见异型增生。患者为求进一步调理，仍坚持门诊复诊。

【按】本例患者的临床表现及胃肠镜、病理检查结果，患者是以脾虚为本，气滞湿阻、胃络瘀滞为标。患者为老年男性，且嗜食肥甘厚味，日久湿邪阻滞，影响脾胃升降失司，饮食纳运不及，致使上腹胀满，进食后加重，并见反酸、烧心、口臭、纳少等症象；患者担心胃癌前病变发展为胃癌，情绪易急躁焦虑，进而碍滞肝气，横逆犯胃故出现口苦，且易加重病情；脾虚气血精微无法灌溉四傍，故觉神疲乏力；舌淡红、苔白腻微黄乃湿热之象。治疗以健脾理气行滞，祛瘀解毒通络为法，选用"萎胃治疗方"进行化裁。患者年老体虚，故改党参为炙黄芪，增强补益之功；易白花蛇舌草为藤梨根，增强解毒通络抗癌之效；厚朴、炒神曲有理气行滞之效；莪术配伍丝瓜络增强祛瘀通络之功；加苦参以助黄连清热燥湿，消除患者缠绵湿热邪气。患者二诊时效果不显著，并非用药遣方有失，而是慢性萎缩性胃炎及胃癌前病变病势缠绵，多种胃滞兼夹，药力及服药时间需累积到一定程度方可显效。结合患者前症已有缓解，故去气味雄厚之厚朴；但情绪急躁、口苦，肝气横逆之象较为明显，故改丝瓜络为橘络，并加入预知子、合欢花，以加强疏肝解郁之力；考虑到患者为癌前病变，改苦参为白花蛇舌草，在清热之外，增强解毒抗癌的功效。三诊时患者症状如期出现缓解，同时也凸显和佐证了理法方药的准确性。通过近1年的调理，患者复查胃镜提示胃黏膜病理改变较前减轻。此病案治疗过程提示"河冰结合，非一日之寒；积土成山，非斯须之作"，谨守病机，终可见疗效。考虑患者诸症皆减，为防香燥之药伤阴，去木香、娑罗子、预知子，加入白芍以涵养肝阴；便后腹胀减轻，故加入莱菔子，增强理气通便之效。

病例8：王某，男，52岁，2017年2月6日初诊。主诉：上腹部嘈杂2年余。患者2年来时有上腹部嘈杂感，夜间明显，未予治疗。2017年1月11日胃镜检查示慢性萎缩性胃炎伴糜烂；病理检查示幽门前区LGIN，胃小弯中度IM。既往体健。家族史：父亲、叔叔均死于胃恶性肿瘤。现症见：上腹部嘈杂不适，多于夜间出现，无反酸烧心，无腹胀腹痛，性情急躁易怒，纳食可，眠欠安，多梦，二便调，近期体重无明显减轻。舌淡暗，苔薄白，脉弦。

【辅助检查】2017年1月11日胃镜检查示慢性萎缩性胃炎伴糜烂；病理检查示幽门前区低级别上皮内瘤变，胃小弯中度IM。

【中医诊断】胃痞，脾虚气滞证。

【西医诊断】慢性萎缩性胃炎伴低级别上皮内瘤变。

【治则】健脾理气、防癌消癥。

处方：炙黄芪15g，炒白术10g，薏苡仁25g，三七粉（冲服）6g，八月札20g，木香10g，延胡索15g，白芍25g，柏子仁25g，白花蛇舌草25g，瓦楞子25g，凤凰衣10g，珍珠母（先煎）10g，藤梨根10g，玉米须15g。14剂，水煎温服，每日1剂，分2次服。并嘱患者忌食辛辣刺激、腌制、不新鲜食物。

【复诊】2017年5月17日二诊。患者服上方14剂，效不更方，续服至2月余，上腹部嘈杂感缓解，已无不适。因胃镜检查结果异常且存在胃恶性肿瘤家族史，故希望继续服用中药调理。上方去藤梨根、玉米须、木香、柏子仁，加刺猬皮10g，龙葵10g，蜂房5g。14剂，煎服法同前。

【复诊】后患者继续口服中药汤剂治疗，每1~2个月复诊，以上方为基本方，药味及用量略作调整。2019年复诊胃镜病理检查结果示中度萎缩性胃炎（重度活动）伴中度IM，未提示IN。

【按】本例患者以上腹部嘈杂不适为主要表现，伴有情绪急躁、睡眠不安等症状，舌淡暗，苔薄白，见脾胃虚兼瘀之象，综合四诊，考虑诊断为胃痞，辨证属脾虚气滞证。故全方以四君子变方为底方；配合三七粉、八月札疏肝理气、活血散瘀，从胃络论治；木香、延胡索行气止痛；珍珠母、白芍平肝柔肝，针对患者情志不畅、睡眠欠安、肝郁气滞的病因病机特点。而瓦楞子、凤凰衣、藤梨根、刺猬皮、龙葵、蜂房主要针对患者CAG伴低级别上皮内瘤变和黏膜糜烂的病理特点，为病证结合论治的"专病专药"，其中瓦楞子消痰化瘀、软坚散结，同时制酸，凤凰衣有促进黏膜愈合、缓解炎症的功效，藤梨根则有抗癌抑瘤的作用。患者初诊服药后不适症状得到改善，故二诊在原方基础上增加了抗癌消癥的力度，选用刺猬皮、龙葵、蜂房，以上药味具有通络、化瘀、消坚的作用，从现代药理学的角度，则都具有抑制肿瘤生长的功效。全方合用体现了张声生教授治疗IN以补中健脾为根本，重视祛湿、开郁、化痰、通瘀，兼顾消癥、防癌的核心法则，亦彰显了从微观癥积论治IN的关键思路。

病例9：尚某，女，40岁。2015年7月22日初诊，主诉：胃脘胀满1年余。现症见：胃脘胀满，痞闷不舒，嗳气频作，畏食生冷，偶反酸烧心，食少纳差，口苦，大便稀溏，每日1次，小便可，寐差易醒，素性情急躁，舌暗苔白腻，脉细弦。

【辅助检查】胃镜检查示非萎缩性胃炎？病理结果示胃窦慢性活动性萎缩性胃炎伴肠化及轻度异型增生，Hp（＋）。

【中医诊断】胃痞，脾虚肝郁、湿瘀胶结。

【西医诊断】慢性萎缩性胃炎伴轻度异型增生。

【治法】健脾疏肝，除湿化瘀。

处方：党参15g，炒白术10g，生薏苡仁15g，三七粉（冲服）3g，厚朴10g，木香10g，白芍15g，延胡索15g，焦神曲25g，藿香10g，预知子20g，蜂房5g，白花蛇舌草25g，旋覆花（包煎）10g。14剂，水煎，分2次早、晚餐后温服。并嘱患者调节情绪，保持乐观心态，合理饮食，规律起居，按时休息。

【复诊一】2015年8月19日：患者服上方28剂，嗳气明显减轻，胃胀满闷较前略减轻，偶有反酸，仍寐差，大便成形，日1次，偶有排便不净感，小便可，舌红苔薄白干，脉细弦。患者气逆之势消除，去旋覆花、厚朴，加珍珠母，其味咸入血走心而入肾，性寒能滋肝阴，清肝火，平潜肝阳而收魂，合远志交通心肾，宁心安神，易生薏苡仁为炒薏苡仁，并加白扁豆10g，增强益气健脾除湿之力，14剂，煎服法同前。

【复诊二】患者服上方后症状缓解，并复诊继续治疗，于2016年1月10日在北京中医医院复查胃镜示慢性萎缩性胃炎伴肠化、伴胆汁反流。

【复诊三】2016年1月27日复诊：胃脘胀满减轻，食欲改善，但饮食不慎仍易发作，大便欠畅，小便可，寐差易醒，舌淡红苔薄白腻，脉弦细。

处方：党参25g，炒白术10g，茯苓10g，益母草20g，佛手10g，木香10g，白芍25g，延胡索15g，合欢花20g，炮姜10g，珍珠母（先煎）10g，紫苏梗15g，香附15g，白扁豆15g，郁金10g，草豆蔻10g，柏子仁25g。14剂，煎服法同前。患者继续坚持于门诊就诊治疗，胃胀等症状逐渐缓解，至今已复查3次胃镜，镜下及病检均未发现异型增生病变。

【按】患者脾虚肝郁，痰湿瘀胶结，以党参、白术、薏苡仁益气健脾以扶正，白芍、延胡索、预知子养血疏肝，和胃理气，木香、厚朴行气醒脾，化湿和胃，旋覆花化痰降逆，软坚散结，合延胡索、三七粉、蜂房，化瘀和血通络，白花蛇舌草解毒祛湿，焦神曲消食助运化，方中厚朴、预知子、延胡索、旋覆花、三七、蜂房以破滞气、散肝、软坚、通络以开通胶结，白花蛇舌草、蜂房以通络泄浊解毒，全方共奏益气健脾，疏肝和胃，理气降逆，化瘀通络，除湿解毒之功效，随证加减，攻补兼施，养正除积，扶正解毒。此病痼结，非短期所能克除，必悉心调治，缓图而取效，急功近利只能适得其反，故开导患者，既要重视疾病，积极坚持治疗，又要心态放松，调节情志，合理饮食起居对于疾病恢复都有积极意义。

病例10：王某，女，64岁。主诉：胃脘部胀痛6月余。患者6月余前无明显诱因出现胃脘部胀痛、喜揉喜按，多于进食后加重，于当地医院行胃镜检查提示慢性萎缩性胃炎伴糜烂、反流性食管炎、贲门息肉、胃体息肉。病理检查示（胃窦）黏膜轻度慢性炎，轻度肠上皮化生，非典型增生。现症见：胃脘部胀痛，餐后明显，按揉后可缓解，口苦，口干不多饮，平素畏寒怕冷，乏力明显，纳可眠安，大便日一行，成形质可，小便调。舌红、苔薄白，脉弦数。

【辅助检查】胃镜检查示慢性萎缩性胃炎伴糜烂、反流性食管炎、贲门息肉、胃体息肉。病理显示（胃窦）黏膜轻度慢性炎，轻度肠上皮化生，非典型增生。

【中医诊断】胃痛，脾虚气滞、瘀毒阻络证。

【西医诊断】胃癌前病变。

【治法】健脾导滞、解毒化瘀。

处方：党参15g，炒白术10g，生薏苡仁25g，三七粉（冲服）3g，紫苏梗10g，香附10g，煅瓦楞子25g，珍珠母（先煎）10g，橘络10g，蜂房5g，延胡索10g，白花蛇舌草25g，娑罗子10g，鸡内金10g。

【复诊一】服上方14剂。胃脘部胀痛减轻，餐后仍有症状，喜温喜按，口苦，无口干，食欲可，不敢多食，畏寒，乏力，情绪低落，喜叹息，腰酸，眠欠安，多梦，大便2日一行，质偏干，小便调。舌红、苔薄白，脉沉细。患者胃脘部胀痛较前缓解，考虑气滞稍解，故去娑罗子、鸡内金；不敢多食，用枳实10g，炒莱菔子10g，消食导滞；大便偏干，以生白术30g，易炒白术，同时加用柏子仁25g，全瓜蒌25g，润肠通便；多梦、情绪低落，加用生龙骨（先煎）10g镇静安神、郁金10g，清心除烦，且柏子仁也有养心安神之功。

【复诊二】服上方14剂。胃脘部胀痛明显缓解，偶于进食油腻后发作，偶烧心，无恶心、呕吐，无口干、口苦，食欲可，不敢多食，眠可，大便2日一行，质可，小便调，疲乏，怕凉，舌红、苔薄白，脉沉细弦。患者胃脘胀痛明显缓解，偶于进食油腻后发作，予陈皮10g，焦槟榔10g，焦神曲10g，连翘10g，加强健脾消食导滞力量；患者大便质可，将生白术改为炒白术25g，去全瓜蒌、柏子仁；睡眠改善，去生龙骨，加百合疏解肝郁；加用白芍25g，以防理气之品伤阴，同时还可养血缓急。此后诸症缓解，胃镜复查，多部位定点取材病理检查示萎缩性胃炎，未见不典型增生。

【按】本例患者以胃脘部胀痛为主要表现，平素畏寒怕冷、乏力明显、舌红、苔薄白、脉弦；结合其胃镜及病理报告，考虑为胃脘痛病，病机在于脾虚气滞、瘀毒阻络。谨守病机，针对性用药，收效甚佳，抓住疾病根源，患者平素乏力明显，采用四君子汤变方为底健脾补气，同时根据患者其他兼症用药。患者平素情绪欠佳，用香附、紫苏梗，通调中州气机，香附疏肝解郁，紫苏梗宽中畅膈，两者相须相使，理气疏肝之功更著，娑罗子同入肝胃两经，善理肝胃气滞；根据内镜及病理结果，予白花蛇舌草及生薏苡仁清热解毒防癌，三七粉及蜂房化瘀散结；煅瓦楞子抑酸止痛，保护胃黏膜。针对兼症，加减用药，如胃脘胀痛，加元胡行气止痛；多梦，眠欠安予百合、生龙骨等安神助眠；一药而多用，如柏子仁既可润肠通便又可安神助眠。

病例11：王某，男，52岁，2009年9月12日首诊，主诉：胃脘隐痛10年余。患者10余年来反复出现胃脘胀痛，连及两胁，每于生气、发怒后明显，伴有胃脘嘈杂不适，早饱，时有嗳气、反酸、恶心，胃纳差，乏力，大便时溏，眠差多梦。1月前胃镜及病理检查提示慢性萎缩性胃炎、重度不典型增生。舌质黯红，苔白，脉弦细。

【辅助检查】胃镜及病理检查提示慢性萎缩性胃炎、重度不典型增生。

【中医诊断】胃痛，肝郁脾虚，兼气滞血瘀证。

【西医诊断】慢性萎缩性胃炎。

【治法】疏肝健脾，理气化瘀。

处方：柴胡10g，当归10g，白芍10g，甘草5g，党参15g，茯苓15g，炒白术15g，生薏苡仁30g，香附10g，枳壳10g，木香10g，清半夏10g，厚朴10g，紫苏梗15g。每日1剂，水煎200mL，分2次服。

【复诊】2周后患者复诊，诉药后诸证明显好转。舌质黯红，苔薄白，脉弦。上方去厚朴、紫苏梗，加白花蛇舌草20g，八月札20g，三七粉（冲服）3g，蜂房6g。

此后患者以上方为基本方加减治疗6月余，复查胃镜示慢性浅表性胃炎，病理检查示胃黏膜慢性炎症，未见不典型增生。

【按】慢性萎缩性胃炎合并重度不典型增生是临床常见疑难脾胃病，且属癌前病变。张声生认为，本病与情志失和密切相关，患者平素多因情志不畅导致肝气郁结。肝主疏泄气机，脾主运化水谷，脾胃之运化功能，必得肝木之疏泄，才能纳化升降如常。故《黄帝内经》曰："土得木而达之"。《临证指南医案》曰："木能疏土而脾滞以行"。若肝气郁结，肝木乘脾土，则脾胃运化失健，中焦气机升降失调，从而产生气滞、食停、湿（痰）阻、寒凝、火郁、血瘀等各种病理产物，久则形成慢性萎缩性胃炎。张声生教授治疗本例患者以疏肝健脾立法，以逍遥散合枳术丸为基本方加减。方中柴胡、香附、当归、白芍舒肝柔肝，党参、炒白术、甘草健脾益气，生薏苡仁、茯苓、清半夏健脾祛湿，枳壳、木香、厚朴、紫苏梗理气调中。二诊时张声生教授微观辨证与宏观辨证相结合，认为慢性萎缩性胃炎不典型增生属气滞郁热、湿滞血瘀，故而患者复诊时加八月札、白花蛇舌草、三七粉、蜂房解郁清热，祛湿化瘀。患者病程日久，需守方缓图，方可收效。本例患者坚持服药半年余，故而诸症皆愈，疗效显著。

病例12：王某，男，45岁，2011年2月10日初诊。有胃脘部隐痛病史4年余，空腹及夜间疼痛明显，伴有反酸、烧心，晨起口苦，易饥，偶有嗳气，大便每日1次、不成形，多梦，舌黯红，苔黄厚腻，脉细滑。

【辅助检查】胃镜检查示慢性萎缩性胃炎伴糜烂。

【中医诊断】胃痛，痰瘀互阻证。

【西医诊断】慢性萎缩性胃炎伴糜烂

【治法】通瘀化痰、制酸止痛。

处方：枳实15g，竹茹9g，陈皮12g，清半夏9g，茯苓15g，黄连6g，炮姜6g，黄芪18g，蒲黄（包煎）12g，炒五灵脂12g，浙贝母15g，滑石（包煎）10g，炙甘草6g。每日1剂，水煎，上午8~9时、下午3~4时、晚上8~9时服药。

【复诊】服药14剂后，胃脘部隐痛较前明显减轻，仅夜间偶有发作，仍多梦，大便好转，舌黯红，苔薄，脉细滑。守方去浙贝母，加乌贼骨30g，珍珠粉（冲服）3g，继服14

剂后症状基本消失。

【按】失笑散药味少而精，活血祛瘀、散结止痛效佳，但本案患者除具有血瘀表现外，尚有反酸、烧心、夜间痛甚、寐差多梦及舌苔黄厚腻、脉细滑等痰湿内阻的表现，故合用黄连温胆汤燥湿化痰、理气和胃。二诊因痰湿已去大半，故去浙贝母，加用乌贼骨、珍珠粉，既能促进胃黏膜愈合，又能安神。另外，唐师重视服药方法，认为空腹痛、夜间痛或嘈杂多与胃酸分泌失调相关，故服药时间多在2餐之间，且每日分为早、中、晚3次服用，以图药物适时发挥作用。

病例13：患者，女，50岁。初诊时间2019年8月5日，主诉：胃脘部疼痛间断发作1年余。现症见：胃脘部刺痛，位置固定，伴有腹胀，呃逆嗳气，反酸烧心，口苦口黏，食欲下降，纳食减少，大便干结如球状，2～3日一行，排出困难。舌质暗红，舌尖边有瘀点瘀斑，脉沉涩。

【辅助检查】2019年7月外院胃镜检查示慢性萎缩性胃炎。

【中医诊断】胃痛，脾虚血瘀证。

【西医诊断】慢性萎缩性胃炎。

【治法】健脾理气、活血化瘀。

处方：丹参20g，莪术15g，茯苓10g，生甘草10g，延胡索15g，木香10g，枳实15g，厚朴15g，鸡内金15g，焦山楂10g，焦神曲10g，焦麦芽10g，黄连3g，吴茱萸3g，旋覆花（包煎）10g，代赭石10g，酒大黄6g，三七粉（冲服）3g。28剂，水煎，每日1剂，日二服。

【复诊】2019年9月2日二诊。患者经治疗胃脘部刺痛明显缓解，腹胀及呃逆、嗳气减轻，现无反酸烧心，食欲渐增，大便偏干，1～2日一行。患者已无反酸烧心，故去黄连、吴茱萸，加白芍20g，瓜蒌30g，散结润肠通便。守方加减治疗3个月，症状基本消失，2020年1月复查胃镜并取病理组织诊断为非萎缩性胃炎。

病例14：吴某，女，66岁。初诊：2012年12月24日。主诉：胃胀1年。患者1年前出现胃痛呕吐，于当地住院治疗，查胃镜示食管炎，萎缩性胃炎伴肠化，十二指肠球炎。平时经常服用多种中西药治疗，胃胀时轻时重，偶有胃痛，多在夜间发作，反酸烧心，纳差消瘦，神疲乏力，口淡无味，大便时溏时干，夜眠不安。舌黯红，苔薄白，脉弦细。

【辅助检查】胃镜检查示食管憩室，萎缩性胃炎伴肠化。

【中医诊断】胃痞，气虚血瘀证。

【西医诊断】慢性萎缩性胃炎。

【治法】健脾和胃，行气活血。

处方：黄芪6g，茯苓10g，白术10g，浙贝母10g，乌贼骨10g，白及10g，煅瓦楞子10g，三七粉（冲服）3g，白花蛇舌草10g，鸡内金10g，神曲10g，炒麦芽10g，甘草6g，6剂，水煎服，2日1剂。

【复诊一】2013年1月11日。服药后症减，已无明显胃痛胃胀，仍有打嗝，嗳气脘痞，大便正常。舌红，苔薄白，脉弦。患者症状缓解，前方加紫苏梗10g，赤芍10g，6剂，水煎服，2日1剂。嘱其调畅情志，定期复查。

【复诊二】2014年9月14日。患者服药后症状基本缓解，一直未复发。1个月前出现胃痛，反酸，来复诊。舌红，苔黄，脉弦细。胃镜检查示萎缩性胃炎，糜烂性胃炎。改以柴胡10g，黄连10g，苦参10g，陈皮10g，茯苓10g，白花蛇舌草10g，薏苡仁10g，白及10g，炒麦芽10g，鸡内金10g，神曲10g，6剂水煎服，2日1剂。

【按】患者既往有多年饮酒史，湿热困脾，日久入络，致气滞血瘀、胃络不通而致上述诸症。

第四章

慢性萎缩性胃炎的外治疗法

第一节 中医外治疗法在脾胃病中的应用

中医外治疗法经济简便、操作简单、可以弥补内服汤药不足的特点。常常和口服中药协同使用以增强疗效，起到事半功倍的作用。中医外治疗法不仅方法繁多，各具特色，而且适应证广泛，具有"简、验、廉、效"的临床应用特点，深受群众欢迎。溃疡性结肠炎是以腹痛、腹泻、脓血便、里急后重为主要临床表现的病症，属中医"久痢"范畴。医院的"二步灌肠法"：先清洁灌肠，再以制剂"榆白散"为主药保留灌肠，其优点在于有利于药物与病变黏膜直接黏附，延长药物的保留时间，使活动期的病变得到完全或部分缓解。

1. 胃痞（功能性消化不良）的平衡序贯疗法

功能性消化不良是一种上消化道动力功能紊乱性疾病，有慢性间歇性发作的上腹痛、饱胀、早饱、纳差、嗳气等症状，属于中医"胃痞"范畴。其发病责之脏腑功能失调，治应"以调为先"，平衡序贯疗法可使机体偏盛、偏衰的阴阳得以平衡，脏腑得以调和。

2. 胃痛（慢性萎缩性胃炎）的穴位埋线疗法

慢性萎缩性胃炎是消化系统疾病中较难治的疾病，与胃癌的发生关系密切，我们在辨证内服中药基础上配合穴位埋线疗法可起到"健脾益气和胃、疏通脾胃气机、调和阴阳气血"的作用，使脾胃功能恢复正常。

3. 脾胃病冬病夏治三伏贴

根据《黄帝内经》中"春夏养阳"的原则，三伏天是一年中最炎热之时，亦是人体阳气最旺盛之时，此时气血趋于肌表，毛孔张开，有利于药物的渗透，有助于祛邪外出达到治病的目的，同时可调动人体阳气，鼓舞正气，大大提高人体免疫力。适应于虚寒型脾胃病人群，症状有：脘腹胀痛，畏寒喜暖，神倦易困，手脚冰凉，恶风怕冷等。

4. 胃下垂的提托推拿疗法

中医学认为胃下垂的发生，多因长期饮食失节或劳倦过度，致脾胃虚弱，中气下陷，升降失常所致。提托疗法可自下而上提托胃腑，可以提高膈肌活动力，提升腹腔压力，增强腹肌收缩力，收紧松弛的韧带，使胃下垂回升。

5. 背部不适综合征的循经平衡罐疗法

背部不适综合征多因素体正气不足，易感外邪或肝失疏泄，气机不畅致经络痹阻而发病。循经即循督脉和足太阳膀胱经，督脉为"阳脉之海"，主一身之阳气。足太阳膀胱经络肾属膀胱，为一身之巨阳，与五脏六腑相通。循经施术既可疏通经络气血，又可调理脏腑阴阳。适应于脾胃病兼有背部不适，症状有酸、麻、困、重、蚁行感、烧灼感等。

6. 呃逆（膈肌痉挛）的华佗夹脊电针疗法

膈肌痉挛属中医学"呃逆"范畴，多因进食生冷、辛辣，或情志郁怒所致。华佗夹脊穴为经外奇穴，可起到了包括背俞穴在内其他腧穴不能及的调理枢纽穴作用。

第二节　常见的中医外治疗法

一、辨清虚实，辨证取穴，以针刺调理脾胃为治疗基础

针法是把毫针按一定穴位刺入患者体内，运用捻转与提插等手法来治疗疾病的一种外治方法。早在新石器时代我国即有了砭石治病的方法，《说文解字》记载："砭，以石刺病也"。《山海经》载："有石如玉，可以为针"，是关于石针的早期记载。中国在考古中曾发现过砭石实物。可以说，砭石是后世刀针工具的基础和前身，也是针刺疗法的雏形，以后又发展为石针、骨针、竹针，至《黄帝内经》著书年代，逐渐发展成为铜针、铁针、银针、金针，并产生了形状、名称、用途各不相同的"九针"等。现代又发展为不透钢针、三棱针、皮内针等，随着科学的发展并与针灸疗法理论结合在一起，形成和衍化了多种多样的针刺方法，如电针、水针、头针、耳针等。针刺疗法以经络学说为主要指导，以经穴调节气血，达到治疗疾病目的，其治疗作用为疏通经络、调和气血；协调脏腑、平衡阴阳；补虚泻实、扶正祛邪。

综合近10年来相关文献，治疗慢性萎缩性胃炎常选取脾俞、胃俞、中脘、足三里为主穴，根据胃肠激素等理化指标变化及临床症状改善程度为判定标准，辨证取穴；脾胃虚弱、气滞血瘀型，取穴脾俞、胃俞、肝俞、中脘、章门、气海、内关、足三里、血海；肝胃不和、郁火燥热型取穴太冲、内关、中脘、足三里；胃火盛配内庭穴；肝火盛配行间，大便秘结配天枢穴；胃阴不足、血瘀络脉型，取胃俞、中脘、内关、足三里、三阴交、血海，便秘加天枢；脾虚肝郁、气失和降，取中脘、内关、足三里、太冲、公孙。留针30分钟，每10分钟行针1次，10次为1疗程。休息3～5日再进行下一疗程可治疗6～9个疗程。未满疗程163例患者已有97.02%症状消失，经10次治疗后其余又有70.83%的患者症状消失，并且患者胃肠激素水平、胃电图及内镜病理表现，均有明显改善。谭肝胃郁滞证以平补平泻手法针刺华佗夹脊穴的临床疗效优于对照组的肝俞、胆俞、脾俞、胃俞、中脘、足三里穴，针刺疗效。

应用"灵龟八法"针法治疗本病。灵龟八法又名"奇经纳卦法"，是运用八卦理论推导演算奇经八穴"开阖"的一种按时取穴的方法，是时间针灸学的重要组成部分。通过应用该疗法以达到调节宇宙气场与人体小宇宙气场的规律，使之"步调一致"，达到天人合一效果。

灵龟八法取穴与开穴的时辰有关。主要是按时辰开穴来调节宇宙气场与人体小宇宙气场，而达到沟通大自然的最佳的效果。当开穴与经脉重合时，例如：灵龟八法开穴以

开内关、公孙时辰时，效果就倍增。因为内关通阴维脉，属后天八卦艮卦，属胃，处于心包经脉上，亦属心包火，本来就具有火生土功效；公孙通冲脉，后天八卦属乾卦属金，属大肠，且公孙为足太阴脾经络穴，入络胃肠，这就是灵龟八法与经络辨证的统一。

二、健脾通络，穴位注射以培脾土化瘀滞

穴位注射法，又称水针，是选用某些中西药物注射液注入人体有关穴位，以防治疾病的方法。它是在针刺腧穴治疗疾病的基础上，结合药物的药理作用，使针刺与药物对穴位的双重刺激作用有机地结合起来，发挥其综合效能，以提高疗效。其主要特点：发挥药物作用；选穴求精；注重敏感穴，善选特定穴主要作用；协调脏腑，平衡阴阳；疏通经络，调和气血；补虚泻实，扶正祛邪。

穴位注射治疗本病主要采用肝俞、胃俞、大肠俞、足三里等穴位，注射药物选用黄芪注射液、复方当归注射液、丹参注射液等。朱初良等对一组65例患者进行治疗，经取肝俞、胃俞、足三里注射药物为黄芪注射液、复方当归注射液4mL，每次注射一侧穴位，左右穴位交替进行。每周3次，3个月为1疗程，总有效率93.40%。此法治疗本病辨证选取肝俞、胃俞、足三里穴位，以黄芪注射液、丹参注射液为主，以健脾通络，培脾土化瘀滞。穴位注射的用药剂量决定于注射部位及药物的性质和浓度。作小剂量注射时，可用原药物常规剂量的1/5~1/2。一般以穴位部位来分，头面部可注射0.3~0.5mL，耳穴可注射0.1mL，四肢部可注射0.5~2mL，胸背部可注射0.5~1mL。此法常与其他方法如针刺联合应用。

三、辨证施治，穴位埋线增强经络疏通效果

穴位埋线疗法是指将羊肠线埋入穴位内，利用羊肠线对穴位的持续刺激作用以治疗疾病的方法。穴位埋线疗法是一种新兴的治疗方法，是针刺疗法在临床上的延伸和发展。该疗法产生于20世纪60年代初，应用以来得到了持续的发展，说明具有独到的临床优势。在临床上，对一些顽固的慢性疾病，单纯采用针刺等一般方法，产生的疗效往往不甚理想，亦难以巩固，疗程较长，故采用留针和埋针的方法，以加强感应及延长对穴位的刺激时间，达到巩固和提高疗效、治愈疾病的目的。目前主要以动物组织（如羊肠）为介质，目的就是利用羊肠线在穴位内缓慢吸收，以起到穴位刺激的持续作用，这就弥补了一般穴位刺激方法刺激时间短、疗效不持久、病症愈后不良的缺点。其主要包括注线法、植线法、穿线法、切埋法，目前使用最广泛的是注线法。主要特点为以线代针，效集多法；刺激待久，祛顽疗痼；选穴求精，善用透穴；精用组穴，交替调息；注重敏感穴，善选特定穴；诊次稀疏，操作简便。其主要作用：协调脏腑、平衡阴阳；疏通经络、调和气血；补虚泻实，扶正祛邪。

慢性萎缩性胃炎治疗主穴常选用胃俞、脾俞、中脘、足三里，随症配穴。取穴中脘、胃俞，进行穴位埋线疗法，总有效率92.10%，随访5年以上均未见病情加重。临床应用中，常选取脾俞、胃俞、足三里、中脘为主穴，进行埋线，脾肾虚寒型加关元、命门；痰湿者加丰隆、阴陵泉；血瘀者加血海、膈俞；肝肾阴亏者加三阴交。最好埋入皮

下与肌层之间，肌肉丰满的地方亦可埋入肌层，不宜埋入脂肪组织之中，以防脂肪液化。

四、辨证补虚，艾灸、温敷以固后天之本

此温热类方法包括灸法、穴位贴敷等。灸法是用艾绒或其他药物放置在体表的穴位部位上烧灼、温熨，借助灸火的温和热力以及药物的作用，通过经络的传导，起到温通气血，扶正祛邪，达到治病和保健目的的一种中医外治疗法。中医学中古老的疗法之一，灸疗历史悠久，早在《素问·异法方宜论》中就有记载："北方者，天地所闭藏之域也，其地高陵居，风寒冰冽，其民乐野处而乳食，藏寒生满病，其治宜灸焫，故灸焫者，亦从北方来。"《灵枢·经脉》指出："陷下则灸之"《灵枢·官能》云："阴阳皆虚，火自当之；经陷下者，火则当之；结络坚紧，火所治之。"由此可见，灸法的范围很广，有些疾病用针刺或中药治疗效果不佳时，可以使用灸法，或针灸并用，从而取得较好疗效。

烫熨疗法是将配方好的中药炒热，装入药包中烫熨患者体表的一定穴位或部位，以治疗疾病的一种医疗方法。它是在中医基础理论的指导下，借用温热之力，将中草药敷贴患部，可使药性直达病所，更加充分地发挥中药药效。该疗法起源很早，《灵枢·病传》曰："或有导引行气、乔摩、灸、熨、刺、焫、饮药之一者"，可见《黄帝内经》已把熨法作为一种独立的治疗方法而提出。

穴位贴敷疗法，是以中医经络学说为理论依据，把药物研成细末，用水、醋、酒、蛋清、蜂蜜、植物油、清凉油、药液调成糊状，或用呈凝固状的油脂（如凡士林等）、黄醋、米饭、枣泥制成软膏、丸剂或饼剂，或将中药汤剂熬成膏，或将药末散在膏药上，再直接贴敷穴位、患处（阿是穴），用来治疗疾病的一种无创痛穴位疗法。它是中医学的重要组成部分，是我国劳动人民在长期与疾病作斗争中总结出来的一套独特的、行之有效的治疗方法，其经历了无数次的实践、认识、再实践、再认识的发展过程，有着极为悠久的发展历史。

温热类方法主要特点：作用直接，应用广泛；患者易于接受；简便易行，用药安全。主要作用：温散寒邪；温通经络、活血逐瘀；健脾和胃，消痞散结；调和阴阳。

温热类方法治疗慢性萎缩性胃炎常为阳气亏虚的患者，病变多为脾肾所主经脉，取穴以任脉、足太阴经脉、足阳明经脉、背俞穴为主。可取双侧足三里，中脘，双侧天枢，神阙。每次取2~3穴，交替使用。每穴取自制药膏（选取党参、黄芪、石斛、蒲公英、砂仁等为主药，根据药物的不同组分别采用水提或醇提法提取生物碱和挥发油），涂于穴位上，外敷纱布，以胶布固定。然后每个穴位上施以温和艾灸每穴灸5分钟，然后药膏继续保留至少12小时，每日1次，10次为1疗程，共治2个月，总有效率97.00%。

阴虚阳亢者禁用。

五、周易象数特色疗法纳天地之气，健脾益胃，调气摄精平阴阳

周易象数特色疗法是源于《易经》及《黄帝内经》的学术思想，以辨证论治为基础，将周易先天八卦的数与人体脏腑经络的易卦属性相结合，通过组合象数处方，结合指针疗法、五音疗法、切脉等建立起来的一套诊疗方法，具有平衡阴阳、调和脏腑之神奇疗

效。其中的周易象数切脉疗法是以在辨证论治的基础上，通过辨证组合象数处方，取双侧寸口脉切按，同时意念处方，以调整脏腑功能失衡而治病的方法。

周易象数五音疗法是医者通过辨证获取象数处方，选取相应的五音（宫商角徵羽）音乐，让患者在静听音乐的同时，意念特定的象数处方，以达到调和脏腑、经络、气血，扶正祛邪的方法。《素问·金匮真言论篇》认为不同调式的音乐可以调节不同的脏腑，"东方青色，入通于肝……其类草木……其音角。南方赤色，入通于心……其火……其音徵。中央黄色，入通于脾……其类土……其音宫。西方白色，人通于肺……其类金……其音商。北方黑色，入通于肾……其类水……其音羽。"其把乐音分为五种基本调式：宫（do）、商（re）、角（mi）、徵（sol）、羽（la），后人又加变徵（fa）、变宫（xi）两种变调，提出五音调五脏理论。根据该理论，我们选取羽调的音乐，来治疗肝肾阴虚证的慢性萎缩性胃炎患者。

六、分清主次，多种方法结合，补养脾胃，温通经络

慢性萎缩性胃炎为一种难治性复杂性疾患，需要多种外治方法的综合治疗以提高近期与远期临床疗效。

综合近10年文献，临床常用针与灸结合的温针疗法，穴位注射与针刺结合，针刺与贴敷结合等。取主穴胃俞、中脘、足三里。脾胃气虚加百会、气海；脾肾阳虚加关元、命门；肝郁脾虚加内关、太冲、公孙；湿热蕴结加阴陵泉、三阴交。局部常规消毒后用1～3寸毫针，在选取主穴针刺穴位后均于针柄上插入长约2cm长的艾卷，点燃艾卷，使艾卷的热力通过针体传至穴位。留针30分钟，每天1次，3个月为1疗程，共治疗1疗程，总有效率93.33%。

在应用外治法治疗常是多种方法的结合，具有特色的是药穴指针疗法与其他方法的结合使用。药穴指针疗法是医生沾少许配制好的药酒涂抹于患者相应穴位上，同时运用手法进行操作，并根据不同患者、病情穴位等施以不同的手法来治疗疾病的方法。其源于指针疗法，即腧穴指法、点穴法，该疗法在我国源远流长，其原型是传统按摩法中的点穴疗法，是祖国医学的一项宝贵遗产，是我国劳动人民在长期与疾病斗争中逐渐总结出来的。该疗法以手指代替针刺，无创，患者依从性强，适用人群广泛，凡针刺能够治疗的病证，都可以用指针代替治疗，该疗法对内科痛症疗效尤为迅捷、显著，并配合药酒增加了药物作用。根据常见临床证型，常采用肝俞、肾俞、脾俞、胃俞等腧穴进行药穴指针治疗，同时与穴位注射、贴敷等方法结合使用，临床效果显著。

第三节　临证病例

病例1：张某，男，62岁。患者胃脘隐痛，嘈杂烧心，嗳气泛酸，便溏，日行2次，夹有黏液，无脓血，查肠镜未见明显异常，夜寐欠佳，须服安眠药方能入睡5小时，舌苔黄腻，脉细弦。患者10年间先后做胃镜15次，2010年5月20日第15次复查，胃镜示慢性萎缩性胃炎（轻中度），伴肠化（轻中度），轻中度异型增生。

辨证属久病脾胃气虚，夹有湿热，正虚邪恋。

治当健脾益气，清化和胃。

处方：太子参10g，炒苍术10g，厚朴5g，法半夏6g，黄芩10g，仙鹤草15g，煨葛根10g，百合15g，夜交藤15g，炒薏苡仁15g，炒山楂、炒神曲各12g，半枝莲15g，白花蛇舌草15g。水煎，每日1剂，早晚饭后1小时服。

【中医特色疗法】针灸取穴：中脘、天枢、胃俞、气海、关元。

穴位贴敷：患者脾胃气虚，取穴足三里、中脘。

【二诊】服药7剂后，胃痛减轻，嗳气泛酸好转，大便黏液已少，夜寐好转，舌苔黄腻渐化。药已见效，前方出入：原方去炒苍术、厚朴、煨葛根、炒山楂、炒神曲，加炒白术10g，佛手5g，莪术10g，炒山药15g。继服14剂。

【三诊】服药后诸证均有改善，仍遵前治法。续服3个月后，于2010年8月16日复查胃镜示慢性浅表性胃炎，局部轻度萎缩，轻度肠化，原异型增生消失。

【按】本例患者为慢性萎缩性胃炎伴轻中度肠化、轻中度异型增生，根据其主要症状及舌苔黄腻、脉细弦，中医辨证为胃气虚弱，夹有湿热。以益气健脾、清化和胃为治疗大法。在整个诊治过程中，太子参、炒白术健脾益气和胃；炒薏苡仁健脾渗湿；苍术、厚朴苦温燥湿；仙鹤草、莪术清热化瘀；白花蛇舌草、半枝莲清热解毒，防癌抗癌；百合、夜交藤养心安神。诸药合用可恢复脾升胃降之生理。脾气上升，胃之津液得下，胃气和调，胃得津液阴血润养，萎缩之腺体可缓慢恢复正常。门诊治疗慢性萎缩性胃炎伴肠化或异型增生患者，根据其不同的症状表现，善于用中医辨证施治，结合多年的临床经验，经过系统治疗，大部分患者可改善症状，同时复查胃镜亦有明显好转或痊愈。另需注意的是，本病的治疗，饮食及情志调理亦相当重要，忌食辛辣生冷刺激性食物，戒酒忌烟，保持心情舒畅，劳逸适度，亦不失为该病治疗的重要方面。

病例2：杨某，男，55岁，右腹部疼痛20余年，以胀痛、嗳气、泛酸、口干为主，与情志有关，近月来因情志不遂病恙复发。大便秘结，3日一行，性情急躁，苔黄腻，舌淡红，脉弦细。已查上腹部CT、B超（肝胆脾）未见明显异常。

治当疏泄通降兼顾之，并预约复查胃镜。

处方：柴胡5g，炒苍术10g，厚朴6g，法半夏6g，炒枳壳10g，黄芩10g，仙鹤草15g，决明子30g，莱菔子15g，云茯苓12g，炒薏苡仁15g，合欢皮10g，蒲公英15g。

【中医特色疗法】针灸取穴：中脘、天枢、胃俞、气海、关元。

穴位贴敷：患者脾胃气虚，取穴足三里、中脘。

7剂后苔黄腻已化，大便已通畅，胃痛已减，仍觉作胀，按之不舒。胃镜检查示慢性萎缩性胃炎、肠化、Hp（+）、食管鳞状上皮增生。乃中虚气滞、肝胃失和。治拟健脾疏肝，和胃通降。

处方：太子参10g，炒白术10g，法半夏6g，陈皮5g，黄芩10g，仙鹤草15g，百合15g，炒薏苡仁15g，枳壳10g，合欢皮10g，莱菔子15g，白花蛇舌草15g，炒谷、麦芽各15g。维持服药近2个月，症状好转，停服中药。

2002年2月病状复作，腹部胀痛，时嗳气，泛酸少，有少许嘈热感，神疲乏力，复查胃镜，中度慢性萎缩性胃炎，部分肠化，轻度异型增生，Hp药后胃脘不痛，有时作胀，时有灼热感，嗳气少，大便不畅，日行1次，夜寐欠佳，舌红，苔薄黄，脉细弦。乃脾虚胃热，运化失健，治拟健脾和胃，佐以运化。转方参苓白术散化裁巩固治疗。复查胃镜示慢性浅表性胃炎，嘱巩固治疗1个月。随访1年，其间患者诉情志不遂时仍觉腹部作胀、嗳气，每次自服2002年2月方而缓解。2003年6月8日复查胃镜示慢性浅表性胃炎。

【按】此案久病，脾胃气虚，每因情志不遂而发，是为肝胃不和之证。病初以四逆散疏肝和胃、斡运气机，合平胃散化湿理气和胃；决明子、莱菔子和降胃腑之气机，润肠通便而不峻猛伤正；黄芩、仙鹤草、蒲公英清解中焦郁热。为治标实之方。复诊时湿邪不重，则以上方去厚朴、苍术等燥湿之品，病缓时则以益气理气和血之方药调理。

病例3：曹某，男，50岁。2003年2月26日初诊。患者因反流性食管炎（Ⅱ级）于2002年6月8日在南京某院行胃底贲门折叠术，术程顺利，术后症状缓解。然术后第7天胃痛、泛酸等症复发，且有加重之虞，患者自服奥美拉唑等药后症状时轻时重，延至2003年2月26日复查胃镜示：①慢性浅表萎缩性胃炎，肠化，异型增生。②食管裂孔疝，反流性食管炎。③十二指肠球部溃疡（S2期）。症见：胃脘胀痛，嗳气泛酸，纳谷不馨，夜寐欠佳，大便偏干，2～3日一行，舌质黯紫，苔黄腻。

辨证属中虚湿热，夹有血瘀。

治当健脾和胃，清化湿热，佐以活血。

处方：太子参10g，炒苍术10g，厚朴6g，法半夏6g，黄芩10g，仙鹤草15g，炒薏苡仁15g，百合15g，煅乌贼骨15g，白及10g，莪术10g，半枝莲15g，白花蛇舌草15g。

服上方2周后苔黄腻渐化，胀痛减轻，纳谷尚可，然夜寐仍未改善，便干依旧，原方去炒苍术、厚朴，加入炒白术10g，夜交藤30g，当归10g，继进。

2003年6月2日复诊诉：上药服后较好，断续服用。此次于江苏省中医院复查胃镜示异型增生消失，余无明显变化，守方稍事加减继进，于2003年12月4日及9日分别在江苏省中医院及鼓楼医院2次复查胃镜均示：①慢性浅表萎缩性胃炎、肠化。②食管炎（Ⅰ级）。原方去煅乌贼骨、白及，加入麦冬15g，茯苓15g，继续治疗，于2004年11月5日于江苏省中医院复查胃镜示已转为慢性浅表性胃炎，嘱其饮食调理。

【按】脾宜升为健，胃宜降则和。脾胃同居中焦，刚柔燥湿相济，阴阳相合，共司受纳、腐熟、运化水谷之职。手术、饮食、外邪、情志等均可伤及脾胃，久则脾胃虚弱，生化无权，气血俱虚，胃络失养，渐成胃疾。叶天士明确提出："初病气结在经，久病则血伤入络"，况胃为多气多血之腑，易损易滞，易虚易实，气病血病多见。故本病以气虚为本，血瘀为标。脾主湿，脾运不健则津液停而为湿，湿易郁而化热，故湿热内郁亦为其标。故治当益气活血，佐以清化。常用太子参、白术、百合以清补脾胃之气虚；又常选用枳壳、佛手、合欢皮等理气之轻品以斡运中焦之气机。此案初诊用少量厚朴以降胃气；又选仙鹤草、莪术以和血祛瘀；并用半枝莲、白花蛇舌草以防细胞突变，乃防癌抗癌"截病"之法也。

病例4：陈某，男，52岁，1992年5月6日初诊。自述"胃病"史10余年，年轻时嗜酒、嗜辣较甚，患胃疾后已有节制，曾做4次胃镜检查均示慢性萎缩性胃炎伴轻度肠化，予多种药物不愈。胃痛隐隐不止，不堪其苦而来求治。患者形体消瘦，胃痛隐隐，按之痛甚，口干不多饮，胃痞不思纳谷，食后有胀满感，神疲乏力，大便溏薄，每日1次，舌红而暗，苔薄中裂，脉细无力。初以益气化瘀和络法，施以党参、丹参、莪术、红花、失笑散之属，胃痛不减，胃痞饱胀更甚，胃痛隐隐，似有火灼，手足心热，口干不多饮。

辨为久病中焦脾胃气阴不足，运化不健，络脉不和。

故以益气养阴，和络止痛法治之。

处方：太子参10g，麦冬15g，炒白术10g，炒白芍15g，百合15g，乌梅10g，炒山药15g，当归10g，佛手5g，凌霄花10g，生甘草5g，炒谷芽、炒麦芽各15g，炒扁豆20g。7剂，并嘱其忌食辛辣、油腻、炙博等食物，宜清淡松软食物。

药后胃部火灼感、口干悉除，胃痛减轻，夜寐转佳，大便成形。以上方增删，治疗3个月有余，诸恙悉除。胃镜检查示慢性轻度浅表性胃炎。1年后随访，复查胃镜无复发。

【按】胃病日久，叠进中西药不效，其痛隐隐，按之痛甚，究其源由，乃因虚致"实"。本案病机要点为病久失治，气阴两虚，络脉不和而致脘痛。有虚有实，其虚在先，又见因虚致实之病机演变。初投益气化瘀和络法，偏重于化瘀和胃止痛，故药后反致痛胀益甚。后则以益气养阴为主，辅以和络止痛为治，气旺方能运血，阴充则血络得以润养，故胃痛向愈。方用太子参、白术、山药清养脾气；麦冬、百合性味甘凉，滋养胃阴；白芍、乌梅与甘草相配，酸甘化阴，敛收脾阴；因气阴不足而出现脾运不健，气机郁滞，故又添佛手理气，养阴而不滋腻、补气而不壅中；谷芽、麦芽、扁豆醒脾助运；慢性萎缩性胃炎伴肠化者多由瘀血邪毒所致，故用当归和血通络，与太子参同用则气血双补，与凌霄花同用则有化瘀通络止痛之功。凌霄花酸寒，后世医家认为其有破血之用，然其虽有化瘀之力，但非为峻药，善治中下焦瘀血结之证，如《本草衍义补遗》所云："凌霄花，治血中痛之要药也，且补阴捷甚。"

病例5：李某，女，56岁。胃痛病史20年，反复发作，春夏季较甚。患者多年来曾做多项检查，诊为慢性胃炎，迭进药物，中药多以疏肝和胃、温中散寒、香燥行气、清泄胃火等法，均不显效。近年来疼痛日渐加重，午后、夜间为甚。诊见胃隐痛，嘈杂似饥，有灼热感，不思纳谷，时有嗳气，口干咽燥，但不多饮，亦无反酸，形体消瘦，情绪急躁，大便干结，面色少华，夜寐不实，舌红无苔，中有裂纹，脉细数，两尺弱。血压160/94mmHg，血脂：总胆固醇5.98mmol/L，三酰甘油3.87mmol/L，胃镜检查示慢性萎缩性胃炎伴轻度肠上皮化生。

辨为久病肝肾两虚，胃阴不足，络脉不和。

治拟柔肝滋肾，养胃和络。

【中医特色疗法】针灸取穴：中脘、天枢、胃俞、气海、关元。

穴位贴敷：取穴足三里、中脘。

中药熏蒸治疗：太子参10g，南沙参12g，麦冬15g，五味子5g，当归10g，生地黄

10g，佛手5g，醋柴胡5g，莪术10g，川楝子10g，决明子20g，山楂15g，预知子10g，生甘草5g。

二诊胃痛已除大半，然口干依然，舌苔未复，胃阴尚未复元，以原方去川楝子，加石斛再服1个月，病症向愈，痛除便畅，舌生薄苔，裂纹已浅。后以此方化裁再服2个月余，胃镜检查示慢性浅表性胃炎。

【按】本案病情缠绵，病久气阴两虚，加之肝肾素虚，阴血不足，复进香燥走窜、疏肝理气止痛之品，再耗气阴。肾主一身阴精，肾虚则阴液之源不足，不能润养胃体，加之肝阴又亏，肝失所养，失于条达，乘犯胃腑，且虚火迫灼胃阴，络损气滞，以致胃痛日渐加重。故以一贯煎益补肝肾，滋水涵木。方中南沙参、五味子、白芍、生地黄、当归以养肝肾之阴，充盈胃阴，而敛肝胃之气；太子参、麦冬、甘草以益气健脾养胃，以补中土不足，使其土旺不受肝伐；佛手理中焦脾胃之气机，川楝子疏肝木之用，二药一入胃经、一入肝经，共同调和肝胃；莪术、延胡索、预知子、山楂和血通络止痛；决明子平肝和胃、润肠通便，且有良好的降脂作用。

第五章

中药治疗慢性萎缩性胃炎的研究

我们通过多年科学研究及临床实践，总结了慢性萎缩性胃炎中医证候学变化特点及演变规律：由外邪、饮食、情志等致脾胃受损，脾之清阳不升、胃之浊阴不降，气机升降失常，导致胃黏膜微环境失稳；日久失治则脾胃虚弱，可由虚致实，气滞日久，血行瘀滞，或久痛入络，胃络瘀阻，渐成有形之积，导致胃黏膜缺血缺氧，进而出现肠化生、异型增生，甚至恶变。基于上述理论提出中医病机与慢性萎缩性胃炎关系：①"胃黏膜免疫、炎症微环境失衡"与中医"清阳不升、浊阴不降"的关系。②"胃黏膜缺血缺氧微环境、基因异常"与中医"脾虚血瘀"的关系。基于上述病机，临床治以"升清降浊""健脾活血"可有效改善慢性萎缩性胃炎患者的多项症状、病理指标，明显提高临床疗效，阻断慢性萎缩性胃炎"菌—炎—癌"进展。基于上述理论，本章通过阐述慢性萎缩性胃炎相关动物及细胞实验研究，从现代生物分子学角度揭示"升清降浊""健脾活血"多途径、多靶点治疗慢性萎缩性胃炎的作用机制。

第一节 升清降浊法的研究

《素问·经脉别论》曰："饮入于胃，游溢精气，上输于脾。"天有阴阳交泰，人有升降出入。脾胃为中土，是五脏之气和全身气血津液升降出入的枢纽。脾胃功能正常，是以清阳上升、浊阴下降，气血津液敷布周身，人体则阴平阳秘，生命安合。脾胃的生理活动可理解为同一系统，具有升清降浊的作用。"脾升清阳、胃降浊阴"相互联系、相辅相成，脾升清阳是为了胃之降，胃降浊阴则为了脾之升，脾升胃降相互协调、有机结合。

根据中药的性味归经，辛甘入脾、辛苦入胃，结合"脾升胃降"的生理特性，临证用药，治脾多用温升，治胃多用苦降；脾升胃降相互协调，故脾升兼以胃降，降胃兼以升脾。故对于慢性萎缩性胃炎之脾胃气机升降失常、清浊不分，临床当脾胃同治，辛开苦降并用，代表方为半夏泻心汤。现代医学研究证实，辛开苦降、升清降浊之半夏泻心汤可通过多途径、多靶点的作用防治慢性萎缩性胃炎。

一、调控慢性胃炎（或胃癌前病变）相关信号通路

细胞信号转导是指胞外信号刺激细胞，致多种信号分子相互作用，产生相应的生物学功能的过程。各种细胞内和细胞外信号分子通过信号转导，调节离子通道、代谢酶、转录因子等的活性，参与疾病发生、发展的过程。随着分子生物学的进一步发展。实验

研究表明，在炎症、肿瘤的发生机制中，表观遗传的改变影响到控制细胞生长、分裂、程序性死亡的信号通路，信号通路及异常激活或抑制会触发级联反应，参与调控癌前细胞增殖、分化、血管形成、侵袭、转移，导致疾病恶性发展。下文以级联信号传导为切入点，阐述辛开苦降、升清降浊之半夏泻心汤通过调控多种信号通路，对慢性萎缩性胃炎发生发展的影响。

1. Hedgehog（Hh）信号通路

Hedgehog（Hh）信号通路又称刺猬信号通路，可通过介导细胞表面的纤毛向细胞内进行传导，Hh通路有3种配体：沙漠刺猬因子（Dhh）、印度刺猬因子（Ihh）或音猬因子（Shh）。Shh信号通路主要由sonichedgehog配体（Shh）结合到跨膜受体蛋白Patched1（PTCH1）和Patched2（PTCH2），并与细胞黏附分子相关蛋白/癌基因下调蛋白（CDON）等共受体蛋白形成复合物。当Hh配体与受体PTCH结合后，解除了PTCH对克蛋白偶联受体样蛋白（Smo），促进Smo释放，进而激活信号级联反应，使胶质瘤相关癌基因同源1（Gli1）进入核内，调控下游靶基因表达。在Gli家族中，Gli1、Gli2是Hh通路激活的标志，Gli3则是Hh通路的抑制因子。Hh通路的激活，表现为活化的Gli2激活Gli1，Gli1移位到核内，抑制下游靶基因转录。生理情况下，Hh信号通路处于失活状态，维持细胞稳态及其正常分化增殖。而异常激活的Hh信号通路通过激活下游C-myc等靶标基因，造成细胞过度增殖。

崔国宁等学者研究发现，胃癌BGC-823细胞摄取BMSCs外泌体后Shh信号通路异常激活，Shh、Ptch1、Smo、Gli1及C-myc表达升高，胃癌BGC-823细胞生长及增殖活性显著提高；半夏泻心汤含药血清干预后，Shh、Ptch1、Smo、Gli1及C-myc表达显著降低，胃癌细胞生长、增殖显著减弱，这表明半夏泻心汤可通过阻断Shh信号通路，抑制BMSCs外泌体诱导的胃癌BGC-823细胞增殖。

2. Wnt/β-catenin信号通路

Wnt/β-catenin信号通路已被证实与慢性萎缩性胃炎的发生发展关系密切。Wnt是一类分泌型糖蛋白，作为上游的启动因子，控制Wnt信号通路启动，通过一系列下游蛋白磷酸化、去磷酸化而引起β-catenin大量积累；β-catenin蛋白是Wnt信号通路的重要组成部分，主要是维持细胞间黏附和临近组织的形态结构。在正常情况下，由于缺乏Wnt，β-catenin被一种由APC、Axin、GSK3β等蛋白组成复合体蛋白物降解，β-catenin的浓度下降，抑制靶基因转录，Wnt/β-catenin信号通路处于抑制状态。当Wnt配体与Fz家族受体结合后，Wnt/β-catenin信号通路被激活，GSK3β被LRP5/6吸引后，发生磷酸化酶作用，导致蛋白复合体失活，β-catenin蛋白降解受到抑制，增加β-catenin移位至胞核后与TCF结合，促进靶基因的转录，如cyclinD1、MMP-7、C-myc、survivin、VEGF等，引起细胞增殖失控，恶性肿瘤侵袭迁移等。

李灵等学者使用N-甲基-N-硝基-N-亚硝基胍（MNNG）灌胃结合饥饱失常方法制备CAG大鼠模型，PCR检测发现CAG大鼠模型组Wnt2、Dvl、β-catenin、CyclinD1、C-myc mRNA表达较空白组明显升高，APC mRNA表达则明显降低。造模成功后予半夏泻心汤高、低剂量分别干预。结果发现，与模型组比较，半夏泻心汤高剂量组Wnt2、

Dvl、β-catenin、CyclinD1、C-myc mRNA表达量与半夏泻心汤低剂量组Dvl、β-catenin mRNA表达量均显著下降，两组APC mRNA表达量均显著上升。该研究表明在慢性萎缩性胃炎发病过程中Wnt/β-catenin信号通路异常激活，半夏泻心汤可通过调节Wnt/β-catenin信号通路的APC等脾虚相关因子表达以抑制CAG大鼠模型胃黏膜的萎缩，促使CAG大鼠胃黏膜的修复。

3. Notch信号通路

Notch信号通路包括Notch1，Notch2，Notch3、Notch4受体，以及Delta（DLL1、DLL3和DLL4）、Jagged（Jag1、Jag2）两大配体。最初的Notch受体并没有活性，在到达质膜前，会被弗林蛋白酶水解。细胞的Notch配体与相邻细胞上的受体结合后催化第3裂解，导致活化的Notch胞内结构域（NICD）进入细胞质，并转位进入细胞核后，与转录因子CSL结合，激活靶基因的转录。Notch受体主要分布于胃癌干细胞、原始细胞表面，肿瘤干细胞增殖。Notch信号通路的活化可促进Lgr5胃癌干细胞和祖细胞的增殖、激活胃窦腺的裂变和组织扩张，从而促进胃癌的发生。

BaiYu等学者的一项研究采用主动免疫/乙醇/去氧胆酸钠联合方法成功建立大鼠慢性萎缩性胃炎模型，模型制备成功后分为对照组、CAG组、半夏泻心汤低、中、高剂量组。给药8周后PCR和Westernblot检测发现CAG大鼠胃组织中Notch1、Notch2、Hes1、jag1 mRNA和蛋白表达均较空白组显著上升。半夏泻心汤治疗组可降低Notch1、Notch2、Hes1、jag1 mRNA和蛋白表达，表明半夏泻心汤通过靶向Notch信号通路，可阻断CAG向早期胃癌的进展。

4. TGF-β/Smads信号通路

转化生长因子-β（TGF-β）是一类具有双重生物学作用的细胞因子，具有调节细胞增殖、分化及抑制炎症反应的作用；Smads蛋白则是重要的TGF-β信号传导分子，可以将TGF-β信号传导入细胞核内，调节靶基因的转录。TGF-β/Smads信号传导通路在机体组织中生物学作用广泛，与慢性胃炎、胃溃疡等消化道疾病的发生发展密切相关；在癌前阶段，通过调节TGF-β/Smads信号通路抑制细胞增殖、促进细胞凋亡，而在肿瘤晚期，TGF-β可能通过调节免疫机制以及肿瘤"微环境"致使肿瘤细胞发生转移。炎性细胞可合成、释放TGF-β，从而激活TGF-β/Smads信号通路。

黄彦平等学者开展的一项实验研究发现，Hp可使人胃黏膜上皮GES-1细胞中TGF-β1、Smad2/3、p-Smad2/3水平下调，Smad7、p-Smad7升高，以抑制GES-1细胞的增殖。而半夏泻心汤含药血清干预后，可上调GES-1细胞中Smad2/3、TGF-β1、p-Smad2/3水平，下调Smad7、p-Smad7水平，研究表明，半夏泻心汤可通过调控TGF-β/Smads信号通路，减轻Hp感染引起的细胞损伤，对胃黏膜细胞起到保护作用。

5. MAPK信号通路

丝裂原活化蛋白激酶（MAPK）信号转导途径是介导细胞反应的重要信号系统，参与细胞的生长、分裂、死亡以及细胞间多种反应信号的识别、传递的处理过程。在MAPK通路中，p38和JNK起应激反应，参与细胞凋亡及炎症反应。细胞外信号调节激酶（ERK）是MAPKs中重要的家族成员，应激反应、神经递质、营养因子或激素等可使ERK通路激活，活化的ERK通过磷酸化多种核转录因子、蛋白激酶，影响细胞基因转录，干预相关蛋白合成。MAPK通路中p38则可调控炎症反应，并参与对各种生理应激通路信号的传导。

杨贵珍等学者通过观察半夏泻心汤体外抑制巨噬细胞分泌炎症因子的作用及对MAPK炎症信号通路的影响，揭示了半夏泻心汤调控MAKP通路治疗慢性胃炎的作用机制：半夏泻心汤含药血清下调巨噬细胞IL-1β、IL-8、TNF-α表达，并能抑制小鼠腹腔巨噬细胞内ERK1/2、p38信号分子的磷酸化水平，减轻胃黏膜炎症反应，加速胃黏膜损伤部位的修复，起到治疗慢性胃炎的作用。

二、抗氧化的研究

1. 氧自由基

氧自由基是机体正常代谢的产物，其具有多种生物活性物质的合成、解毒反应、吞噬细胞杀灭细菌和促进炎性渗出等重要炎症介质作用，由于氧自由基选择的靶细胞和分子特异性很差，因此氧自由基在参与杀菌等防御作用的同时，也可能给组织细胞造成损伤。如果体内自由基生成过多，且超过机体自身的清除能力时，就会成为损害生物机体的毒素，引起组织损伤。机体内存在一种具有清除氧自由基功能的防御系统，控制氧自由基生成量，使其不至于达到损伤人体组织的程度。机体自身抗氧化防御系统主要包括酶系清除系统和非酶系清除系统。酶系清除系统包括超氧化物歧化酶（SOD）、过氧化氢酶（CAT）和谷胱甘肽过氧化物酶（GSH-Px）等；非酶系清除系统则包括维生素E、维生素A、维生素C和硒，以及半胱氨酸和谷胱甘肽等。氧自由基在Hp感染、NSAIDs、乙醇等坏死因子、缺血再灌注损伤、应激反应等所致胃黏膜损伤的模型中，均涉及氧自由基的作用机制。研究表明，氧自由基与慢性萎缩性胃炎和胃癌的发生、发展有密切关系。

超氧化物歧化酶（SOD）代表机体抵抗、清除自由基的能力，是催化、清除氧自由基的重要抗氧化酶类，对细胞DNA、蛋白质和细胞膜具有保护作用，也是胃黏膜的重要保护因子，能清除超氧阴离子自由基，保护细胞免受损伤，不但能防止胃黏膜损伤，还可促进损伤的修复。在胃壁细胞内活性很高，其活力的高低间接反映了机体清除氧自由基的能力。当氧自由基短期内大量生成时，SOD活性会明显下降。丙二醛（MDA）是人体内氧自由基攻击生物膜中的不饱和脂肪酸酸而形成的脂质过氧化物，是最终细胞毒产物，可以直接反映机体脂质过氧化的严重程度。MDA等脂质过氧化物生成过多，它能生成聚合物并与人体内的蛋白质和脱氧核糖核酸发生反应，使蛋白质的结构变异，破坏胃细胞膜的脂质双分子结构，导致变异蛋白质的细胞失去正常功能并向初期癌细胞转化，从而导致癌症。

姜惟等学者将慢性萎缩性胃炎大鼠造模并感染Hp，分为辛开组（生半夏、干姜）、苦降组（黄芩、黄连）、辛开苦降组（生半夏、干姜、黄芩、黄连）、半夏泻心汤小剂量组和半夏泻心汤大剂量组，用量按照《伤寒论》半夏泻心汤原方剂量。同时设正常对照组和西药（三联根除Hp疗法）对照组，测定各组大鼠血清及胃黏膜SOD、MDA含量。

实验结果显示,各治疗组血清SOD均有所升高,以半夏大剂量组SOD升高最为显著;治疗组血清MDA均有所下降,其中苦降组、辛开苦降组、半夏大剂量组下降明显;模型组胃黏膜Hp感染积分最高,各治疗组均有所下降;模型组大鼠血清及胃黏膜SOD活力较正常组明显下降,MDA显著地升高,表明合并Hp感染的慢性胃炎大鼠体内清除自由基的能力严重降低。半夏泻心汤两个剂量组的黏膜炎性评分、Hp积分均降低,血清及胃黏膜SOD均升高,MDA下降,表明半夏泻心汤治疗Hp相关性慢性胃炎效果较好,该方可增强SOD活力,提高机自由基对胃黏膜上皮细胞的损伤,并加速胃部受损黏膜修复。

2.抗氧化信号通路

Kelch样环氧氯丙烷相关蛋白-1（Keap1）、核因子E2相关因子2（Nrf2）、抗氧化反应元件（ARE）是抗氧化应激的重要信号通路,可以抵抗内外界氧化损失,提高机体细胞的抗氧化和修复功能。正常情况下,Nrf2与Keap1结合后,经泛素化后降解,Nrf2长期保持低转录状态。在氧化应激条件下,细胞质中Nrf2与Keap1结合力降低,Nrf2从细胞质转位至胞核,与Maf蛋白形成异源二聚体,然后识别并靶向与ARE结合,激活Keap1/Nrf2/ARE信号通路,调控下游靶基因表达,如NQO1、GST、SOD、GSH-Px等,从而增强细胞及组织对氧化应激的抵抗性。研究发现,Nrf2在胃癌组织及细胞中高表达,这提示Keap1/Nrf2/ARE通路的异常激活,可能导致胃黏膜细胞由萎缩恶性进展为胃癌。为防止癌变,需要通过治疗手段,使Keap1与Nrf2重新结合,通过泛素化,加快Nrf2降解,负性调控Nrf2/Keap1/Nrf2/ARE信号通路。

有学者研究发现,慢性萎缩性胃炎大鼠胃黏膜组织Nrf2、NQO1、GST mRNA及蛋白表达较正常组升高,这表明大鼠被MNNG长期刺激后,Nrf2处于高转录状态,抗氧化蛋白表达过高,机体抗氧化过度;相比慢性萎缩性胃炎模型组,半夏泻心汤治疗组、西药维酶素组大鼠的Nrf2、NQO1、GST表达显著下降,大鼠病理萎缩、肠化显著改善,这表明半夏泻心汤可能通过调控Keap1/Nrf2结合并促进Nrf2泛素化降解,抑制Nrf2/Keap1/Nrf2/ARE通路,使胃黏膜细胞恢复"氧化—抗氧化"平衡状态,防止慢性萎缩性胃炎"炎癌"转变。同时,研究设置了半夏泻心汤高、中、低剂量组比较,结果证实半夏泻心汤高、中剂量组治疗作用明显,低剂量组浓度效果较差,表明半夏泻心汤剂量的变化与Nrf2泛素化降解速度相关。

三、胃蛋白酶原研究

胃蛋白酶原（PG）由胃泌酸腺的主细胞合成,是胃蛋白酶的前体,属于门冬氨酸蛋白家族成员。PG无生物活性,但在胃酸作用下或在已激活的胃蛋白酶作用下可转变为具有活性的胃蛋白酶。PG有7组胃蛋白酶同工酶原,根据其生化特性、免疫原性及细胞来源的不同可分为PGⅠ和PGⅡ两个亚群,根据胃蛋白酶原生物活性的不同,分为胃蛋白酶原Ⅰ（PGⅠ）和胃蛋白酶原Ⅱ（PGⅡ）。

胃蛋白酶原与萎缩性胃炎的发生密切相关,萎缩性胃炎可导致胃黏膜主细胞缺失,从而影响其分泌功能。胃蛋白酶原Ⅰ主要由胃底腺主细胞和黏液颈细胞分泌,在胃癌前病变的发展过程中,胃腺体萎缩、肠上皮化生等导致胃底腺大量丧失,主细胞和胃窦G

细胞数量减少，PG平也随之降低。PGⅡ由胃贲门腺及十二指肠后幽门腺分泌，在急性胃炎、消化道溃疡中，胰蛋白酶、脂肪酶等消化酶刺激PGⅡ的快速分泌，胃蛋白酶原比值（PGR）随之变小；且在胃癌前病变发展到胃癌的过程中，胃蛋白酶原Ⅰ及胃蛋白酶原比值也呈递减趋势。

汤茵等学者开展的一项研究选取了60例模型萎缩性胃炎患者（萎缩性胃炎组）、60例慢性浅表性胃炎患者（慢性浅表性胃炎组）和60例健康体检者（正常组）为研究对象，检测各组患者血清胃蛋白酶原Ⅰ、胃蛋白酶原Ⅲ水平，并统计PGⅠ/PGⅡ值（PGR）。研究发现，与浅表性胃炎和正常组相比，萎缩性胃炎组血清PGⅠ、PGR水平更低，血清PGⅡ水平则更高。此外，不同年龄患者血清各指标具有明显的不同，随着年龄增长，慢性萎缩性胃炎患者血清PGⅠ、PGR表现为下降趋势，血清PGⅡ则相反。另有研究表明，血清学检测胃蛋白酶原可以作为筛查胃癌及萎缩性胃炎的指标之一，筛查出需要做胃镜的高危人群，从而用于早期诊断相关疾病，提高患者生存质量，且血清学检测具有无创、经济、简便等特点，可用于大规模筛查及健康人群体检。筛查胃癌的最佳界值分别为PGⅠ<74ng/mL，PGR<4，筛查萎缩性胃炎的最佳界值为PGⅠ<91ng/mL，PGR<9。

王菁等学者开展了一项临床试验研究，将100例慢性萎缩性胃炎患者分为观察组和对照组，所有患者均给予根除Hp三联治疗（阿西林+克拉霉素+枸橼酸铋钾），对照组50例同时给予胃复春，观察组50例在此基础上联合半夏泻心汤治疗，所有患者均连续治疗3个月。检测治疗前后患者血清胃蛋白酶原Ⅰ（PGⅠ）、胃蛋白酶原Ⅱ（PGⅡ）、GS水平。实验结果显示，在治疗3个月后，半夏泻心汤组患者血清胃蛋白酶原Ⅰ及胃泌素含量明显高于胃复春组，差异具有统计学意义（$P<0.05$），并且半夏泻心汤组的患者临床症状显著缓解。因此，半夏泻心汤可通过调节胃蛋白酶原Ⅰ和胃泌素的表达，起到治疗慢性萎缩性胃炎的作用。林裕强等学者开展一项临床试验研究纳入107例Hp感染慢性胃炎患者，随机分为四联组54例，进行根除Hp四联疗法（奥美拉唑+胶体果胶铋+阿莫西林+克拉霉素）；四联+中药组患者53例，在对照组基础上服用半夏泻心汤进行治疗。治疗28天，检测患者血清PG、PGR及G-17水平。实验结果显示，四联+中药组总有效率为90.56%，高于四联组79.62%，两组差异具有统计学意义（$P<0.05$）。与四联组相比，四联+中药组血清中PGⅠ、PGR及G-17水平明显降低，差异具有统计学意义（$P<0.05$）。此研究表明，半夏泻心汤具有降低PGⅠ、PGR、G-17作用，同时可抑制Hp感染，改善慢性胃炎患者的临床症状，且安全性较好，临床疗效显著。

四、胃肠激素

胃肠激素是一种广泛存在于胃肠道的多肽类物质，种类较多，包括胃泌素、胃泌素释放素、生长抑素、胃动素、5-羟色胺、亮氨酸、P物质、脑啡肽等。胃肠激素的作用包括：维持胃肠道内壁的完整、调节胃肠运动，以及调节胃肠道肿瘤、免疫及炎症。胃肠道激素分泌功能失常与胃肠疾病的发生密切相关。研究发现，慢性萎缩性胃炎患者其胃肠激素与正常人存在明显差异，而变化的胃肠激素可能会进一步加重慢性萎缩性胃炎"炎癌转化"的发展。因此，胃肠激素可以反映慢性胃炎的严重程度，在临床上对这些胃肠激素的定期监测，即可预防胃炎加重，也可判断药物临床疗效。

1. 胃泌素

胃泌素（Gastrig，GS）由胃窦及小肠上部黏膜的G细胞合成与分泌。胃泌素具有调控胃黏膜细胞分裂增殖，增加黏膜血流量的作用。由于胃及十二指肠壁细胞数量较多，G细胞及其分泌胃泌素减少，可导致胃黏膜血运障碍，可加重胃腺体萎缩。若胃泌素水平过高，刺激细胞壁和嗜铬细胞分泌大量的胃酸，胃酸破坏黏膜屏障，可导致急性糜烂性胃炎或消化性溃疡。

刘思珠等学者开展的一项临床试验研究，共纳入了85例Hp感染慢性胃炎患者，随机分为两组。对照组给予阿莫西林、兰索拉唑、克拉霉素三联疗法治疗，观察组则在三联疗法的基础上辨证加服半夏泻心汤。治疗1个月后，比较两组治疗前后的胃蛋白酶原Ⅰ、胃蛋白酶原Ⅱ、胃蛋白酶原比值以及胃泌素17水平。实验结果显示，两组治疗后的胃蛋白酶原Ⅰ、胃蛋白酶原比值和胃泌素17水平均明显降低，且观察组较对照组降低更为明显，差异具有统计学意义（$P<0.05$）。研究表明，半夏泻心汤与三联疗法联用可以明显降低胃蛋白酶原Ⅰ、胃蛋白酶原比值和胃泌素17水平，对比单纯西药三联疗法有一定优势。李玉洁等学者将造模成功的SD大鼠随机分为模型组、半夏泻心汤组及半夏泻心汤加川乌组，分别予以相应药物进行干预，并运用酶联免疫法检测大鼠血清胃泌素水平。实验结果显示，半夏泻心汤加川乌组大鼠血清胃泌素水平显著升高，与正常组比较，具有显著性差异（$P<0.05$）。此研究表明，半夏泻心汤加川乌可升高大鼠血清胃泌素水平，此外，在半夏泻心汤中添加半夏的反药川乌，虽然对半夏泻心汤的疗效无明显影响，但与反药同用可能会对肾脏造成一定的损失，若长期使用可能会导致血清胃泌素水平出现升高，进而加重胃黏膜损伤症状。

2. 生长抑素

生长抑素（Somatostatin，SS）主要由位于胃肠道、胰和神经系统中的神经内分泌细胞所分泌的多肽，属于脑肠肽，是一种对外分泌、内分泌、旁分泌及自分泌均起作用的调节肽。生长抑素具有多种功能：①通过抑制胃肠激素（胃泌素、胰泌素等）的释放，影响腺体、胆汁分泌。②调控消化道平滑肌收缩。③控制胆囊收缩、胃排空、肠道运动等。人体自主神经功能紊乱会影响胃泌素的释放，使胃酸产生过多引起胃黏膜屏障损伤，导致消化性溃疡或急性胃炎，生长抑素则形成负反馈效应，这种机体神经递质相互抑制，处于一种动态的平衡状态，增加了机体的稳态性。

张忠等学者通过实验研究对正常组、慢性胃炎模型组、半夏泻心汤组及各半夏泻心汤拆方组大鼠进行观察，实验发现慢性胃炎模型组大鼠生长抑素的分泌明显减少。半夏泻心汤组及拆方组则可从这两个方面同时进行调解，甘补药组和全方组胃组织的生长抑素表达增强，辛开苦降配伍比辛开甘补配伍作用增加，半夏泻心汤组与正常组最为接近，表明半夏泻心汤组效果最好。此外，慢性胃炎模型组大脑组织生长抑素的表达也出现明显下降，甘补组和半夏泻心汤组脑组织生长抑素的表达明显增强，其余各组与模型组比较差异无显著性，这是由于药物主要作用于胃黏膜，对脑的调节不如对胃的调节直接，脑组织生长抑素的表达更多是由于各方面反馈调节的综合表现。由此证实，半夏泻心汤通过增加生长抑素的表达发挥治疗慢性胃炎作用。张吉仲等学者将108只大鼠随机分为模型组、辛味药组（半夏、干姜）、苦味药组（黄芩、黄连）、甘味药组（人参、炙甘草、大枣）、辛苦药组（半夏、干姜、黄芩、黄连）、苦甘药组（黄芩、黄连、人参、炙甘草、大枣）、辛甘药组（半夏、干姜、人参、炙甘草、大枣）以及半夏泻心汤全方组，另设空白对照组。采用苦寒泻下法制作脾虚大鼠模型，检测脾虚大鼠血清胃泌素和生长抑素的含量。实验结果显示，苦味药组、辛味药组、辛苦药组、半夏泻心汤全方组均可以提高大鼠血清的胃泌素含量水平；辛味药组、辛甘药组、辛苦药组、甘味药组、半夏泻心汤全方组均可以下调模型动物血清生长抑素的含量水平，差异均具有统计学意义。由此表明，半夏泻心汤及其拆方可通过促进胃泌素分泌，抑制生长抑素的分泌，改善脾虚模型大鼠的胃肠功能。

3. 胃动素

胃动素（Motilin，MTL）是由22个氨基酸组成的多肽，分布于全部小肠，作用是促进和影响胃肠运动及胃肠道对水、电解质的运输。胃动素等胃肠激素分泌异常可影响消化道的功能，出现腹胀、腹泻等典型胃肠道症状。研究慢性萎缩性胃炎患者和胃癌患者的血浆胃动素水平发现，正常对照组、慢性萎缩性胃炎组及胃癌组血浆胃动素含量逐步递增，尤以胃癌患者血浆胃动素升高最为显著。

陈文剑等学者通过实验研究半夏泻心汤加味配合穴位贴敷对胃动素的影响，结果显示，在治疗4周后，半夏泻心汤加味配合穴位贴组大鼠血清胃动素水平优于常规西药治疗。陈德兴等学者开展一项动物实验研究，使用大黄灌胃加应激束缚方法诱导大鼠，造成肝郁脾虚模型慢性胃炎，然后将动物随机分为半夏泻心汤不同剂量组、模型组、西药组、空白对照组，分别接受相应药物治疗。应用放射免疫法和免疫组化法，观察大鼠中枢和外周各组织中胃肠激素生长抑素、MTL的含量，并对脑肠肽含量进行测定及半夏泻心汤对其影响。实验结果显示，肝郁脾虚模型动物出现中枢和外周两方面的胃肠激素紊乱，外周MTL减少，生长抑素增高，中枢则MTL、生长抑素均有增加。半夏泻心汤各剂量组则对该紊乱表现出不同的调节作用，小剂量组能上调外周MTL而中枢作用不明显；中剂量组能降低外周SS含量和分布，尤以胃、十二指肠为主，中枢作用亦不明显；大剂量组则着重于中枢调节，使中枢MTL、生长抑素均增加，以MTL增加较明显。此研究表明，半夏泻心汤对胃肠激素的调节作用，依据其剂量大小，其作用的部位有所侧重，表现在从外周到中枢的调节变化，以及促进胃肠运动和抑制胃肠运动的逐渐转变。半夏泻心汤具有对偏亢或偏抑状态下的胃肠运动的双向调节的作用，这与该方对胃肠激素的这种外周、中枢的不同调节作用有一定联系。

4. 内皮素

内皮素（Endothelin，ET）是一类有21个氨基酸残基的活性多肽，最早于1988年在血管内皮细胞中发现，是一种强烈的血管张力因子，具有强烈持久的缩血管和促血管平滑肌增殖的作用。内皮素通过旁分泌和（或）自分泌方式调节血管张力和血管血流，维持机体内环境的稳定。由于内皮素具有极强的血管活性，而胃黏膜血流的稳定对于胃黏膜的完整性又具有极其重要的作用。内皮素可通过收缩胃黏膜血管，降低胃黏膜血流，影响胃壁平滑肌的收缩，导致胃运动增强，出现胃黏膜损伤，发生胃组织炎症反应，严重者可出现萎缩、不典型增生等。慢性萎缩性胃炎患者由于内皮素升高，胃黏膜血液供应减少，胃黏膜受损甚至萎缩。胃黏膜损伤与否有赖于攻击因子和防御因子之间的平衡，而胃黏膜血流量的调节是保持胃黏膜完整的决定因素。梁雪冰等学者通过动物实验研究对半夏泻心汤中5种相关活性成分甘草次酸、β-谷甾醇、小檗碱、黄芩苷及人参总皂苷进行正交设计分组，用药后测定瘦素（Leptin）和内皮素-1（ET-1）的含量及两者mRNA表达水平。实验结果显示，甘草次酸+人参总皂苷组的血清Leptin含量最高（$P<0.05$）；甘草次酸组的血浆ET-1含量均数最低（$P<0.05$）。与模型组比较，小檗碱组的胃组织Leptin mRNA表达水平升高最为显著（$P<0.05$）；β-谷甾醇组胃组织ET-1 mRNA表达水平显著降低（$P<0.05$）。研究结果表明，半夏泻心汤相关活性成分可通过升高瘦素水平、降低内皮素-1水平，起到促进受损胃黏膜的修复作用。

五、免疫机制

1.提高$CD4^+$T细胞、$CD8^+$T细胞表达

T淋巴细胞作为免疫效应因子，是机体免疫系统内进行适应性免疫应答的重要角色，其在免疫应答中起着关键作用。这些T细胞可以分化为不同的亚群，包括Th1、Th2、Th17和Treg细胞。这些不同类型的T细胞相互作用、相互诱导和相互制约，以保持免疫系统的平衡和正常功能。

研究发现，$CCD4^+$T细胞是由Th0细胞在白细胞介素-12（IL-12）的调控下分化而来，其表面主要表达CD4分子。当发生Hp感染时，Hp表面的T细胞抗原受体与抗原提呈细胞（如巨噬细胞、Langerhans细胞、血管内皮细胞）表面的配体（MHCⅡ、LPA-3、ICAM-1、BT）结合形成复合物。这种复合物通过内环境信号传导与$CD4^+$T细胞表面的辅助分子（CD2、LFA-1、CD4、CD28）结合，诱发免疫效应分子（如IL-2、肿瘤坏死因子-α、淋巴细胞、干扰素-γ）的释放，从而参与细胞免疫、体液免疫，并促进炎症反应的发生。$CD8^+$T细胞主要由Th0细胞在IL-4的调控下分化而来，也被称为杀伤性T细胞，具有直接杀伤靶细胞的能力。因此，在慢性胃炎患者的Hp感染引起的胃黏膜上皮组织的病理变化中，$CD4^+$T细胞发挥着重要的作用。研究还发现，树突状细胞的激活通过与胸腺基质淋巴生成素结合CD40配体，诱导$CD4^+$T细胞分化成Th1、Th2细胞因子，参与慢性萎缩性胃炎的炎症反应。当Hp感染发生后，T细胞的诱导会引起特异性免疫反应，促使IL-12、IL-18、肿瘤坏死因子-α和干扰素-γ的释放，进一步激活T淋巴细胞协同Th1反应，加重由Th1介导的炎症反应。因此，根除Hp是治疗慢性萎缩性胃炎的主要措施。

$CD8^+$T细胞具有识别自身MHCⅠ呈递的自身抗原以及清除外源性抗原的能力。它们通过双刺激信号的激活，具有特异性细胞毒效应，可以释放细胞毒性物质，通过FasL结合诱导细胞凋亡，并合成免疫效应相关的分泌细胞因子。这些特性使得$CD8^+$T细胞在肿瘤和感染性疾病的治疗中发挥着关键作用。$CD8^+$T细胞在慢性胃炎的免疫应答中起着重要作用，并在受损的胃黏膜中含量明显增高。同时，在肿瘤组织中，$CD4^+T/CD8^+T$细

胞比例的上升表明机体炎症反应增强、抗免疫反应减弱，并且随着分化程度降低，$CD4^+$ $T/CD8^+$ T细胞比例下降。这些发现强调了$CD8^+$ T细胞在免疫应答和炎症反应进展中的重要性。

张海莲等学者在一项临床研究，通过使用免疫组织化学方法检测慢性胃炎患者胃黏膜中$CD4^+$ T、$CD8^+$ T细胞及Foxp3的表达情况，研究免疫细胞及分子在疾病进展过程中变化情况及对疾病发展的影响。研究表明，Hp感染阳性的慢性胃炎患者胃黏膜中T淋巴细胞亚群$CD4^+$ T、$CD8^+$ T细胞和Foxp3表达均高于Hp阴性的慢性胃炎患者，且在Hp感染阳性胃炎胃黏膜中，慢性萎缩性胃炎患者胃黏膜中T淋巴细胞亚群及Foxp3表达水平均高于慢性浅表性胃炎患者。

莫莉等学者开展的一项动物实验将108只小鼠随机分为10组：半夏泻心汤全方组、半夏组、甘温组、苦寒组、苦寒加半夏组、甘温加半夏组、苦寒加甘温组、阳性药物对照组、模型组和空白组，其中1～9组建立Hp感染小鼠模型灌胃给药8天后，各组小鼠取胃黏膜做免疫组织化学染色，观察胃黏膜$CD4^+$ T细胞、$CD8^+$ T细胞表达水平。实验结果显示，模型组$CD4^+$ T明显降低、$CD8^+$ T明显增多、$CD4^+$ $T/CD8^+$ T细胞比例下降；半夏泻心汤全方组、阳性药物对照组、苦寒组、苦寒加半夏组和苦寒加甘温组在胃黏膜细胞$CD4^+$ T、$CD8^+$ T表达水平上以及$CD4^+$ $T/CD8^+$ T细胞比例上与模型组，差异均具有统计学意义（$P<0.05$）；半夏泻心汤全方组对$CD4^+$ T、$CD8^+$ T及$CD4^+$ $T/CD8^+$ T细胞比例的作用明显优于各拆方组，差异均具有统计学意义。此研究表明，半夏泻心汤全方组、苦寒加甘温组、苦寒组和苦寒加半夏组对Hp感染胃黏膜导致的T细胞亚群失调具有明显的调节作用，其中半夏泻心汤全方组作用显著。

王雪梅等一项临床实验纳入120例脾胃湿热型慢性萎缩性胃炎患者，随机分为对照组和观察组各60例。两组均予西药兰索拉唑片、阿莫西林胶囊、克拉霉素胶囊治疗，观察组在对照组治疗基础上加用半夏泻心汤加减辨治。治疗2个月后，比较2组患者中医证候积分及免疫功能指标$CD4^+$ T、$CD8^+$ T及$CD4^+$ $T/CD8^+$ T细胞比例。实验结果显示，经治疗后，观察组中医证候积分明显优于对照组（$P<0.05$）；两组患者经治疗后$CD4^+$ T、$CD4^+$ $T/CD8^+$ T均较治疗前明显升高，且观察组高于对照组，差异均具有统计学意义；两组$CD8^+$ T水平均较治疗前明显下降，且观察组低于对照组，差异均具有统计学意义；两组患者治疗过程中均无明显药物不良反应。由此表明，半夏泻心汤加减辨证治疗可明显改善脾胃湿热型慢性萎缩性胃炎患者的免疫功能，且用药安全，具有较高的临床价值。

2.细胞毒性淋巴细胞成熟因子IL-12

IL-12是一种重要的免疫调节因子，也被称为细胞毒性淋巴细胞成熟因子或自然杀伤细胞刺激因子。它在免疫系统中的作用多样，包括辅助细胞与淋巴细胞的联系，以及指导巨噬细胞和树突状细胞发挥功能。具体来说，IL-12具有促进Th1细胞增殖，诱导NK细胞和T细胞产生γ干扰素，提高NK细胞的细胞毒作用，促进细胞毒性T细胞形成以及激活NK细胞等功能。在机体免疫过程中，IL-12在早期的非特异性免疫和抗原特异性适应性免疫阶段具有重要作用，影响免疫系统的细胞平衡和调节。研究表明，IL-12在Hp

感染的慢性胃炎患者的胃黏膜组织中的表达占优势，参与了Hp相关性慢性胃炎的发生、发展。

崔国宁等学者通过实验研究半夏泻心汤联合IL-12转染骨髓间充质干细胞（BMSCs）对胃癌荷瘤裸鼠的抑瘤作用，通过RT-qPCR法检测BMSCs中的IL-12基因表达，发现在经过慢病毒介导的IL-12基因转染后，BMSCs中IL-12基因表达显著升高；证实成功构建了IL-12过表达的BMSCs。实验通过胃癌荷瘤裸鼠尾静脉注射IL-12过表达的BMSCs，结果表明胃癌荷瘤组较之成瘤组、空载组肿瘤体积减小，瘤质量减轻，抑瘤率达到36.9%。进一步研究发现，中药半夏泻心汤对胃癌荷瘤裸鼠亦有显著的抑瘤作用。半夏泻心汤与IL-12过表达慢病毒转染BMSCs联合治疗胃癌荷瘤裸鼠，肿瘤平均抑制率达到60.5%，高于单独采用转染组和药物组。因此，半夏泻心汤和过表达IL-12的慢病毒转染BMSCs对患有胃癌的荷瘤裸鼠都具有一定的抑瘤作用，且两者结合使用时具有显著的协同增效效果。

六、细胞自噬

1.细胞自噬与慢性萎缩性胃炎

细胞自噬是一种细胞自我更新的过程，主要指错误变形或衰老的细胞器被包裹成自噬体，与溶酶体结合后降解成基础物质，为细胞的重建、修复提供原料。自噬作为一种细胞生理过程，主要分为三大功能：提供能量、清除受损线粒体和蛋白、合成新的蛋白质，从而维持细胞内环境的稳定。这个过程可分为4个阶段：首先是受刺激形成自噬前体（吞噬泡）并延伸扩张；其次，经自噬相关蛋白的协调，自噬前体转变为自噬体；然后，自噬体成熟与溶酶体结合而成为自噬溶酶体；最后，自噬溶酶体将先前自噬体内的物质分解再次利用。这一过程是由各种系统和信号通路的蛋白质共同协调实现的，涉及多种自噬相关蛋白在不同阶段的不同作用，并共同完成内环境的调节。

细胞自噬是近年来慢性萎缩性胃炎相关研究的热点和难点。自噬被认为是维持细胞稳态，促进细胞更新的重要机制，广泛参与了多种消化道炎症及肿瘤的发生发展过程。癌前细胞的自噬机制能够降解有害代谢产物，将其转化为基础物质，促进细胞更新及黏膜修复；而当自噬抑制时，细胞内有害物质蓄积，基因组不稳定性增加，导致癌前细胞恶性转变。研究证实，胃黏膜细胞自噬功能随慢性萎缩性胃炎病程发展而受到抑制，导致细胞基因组不稳定，慢性萎缩性胃炎恶性发展。因此，靶向调控自噬机制有望成为防治慢性萎缩性胃炎的新策略。

2.细胞自噬相关分子与慢性萎缩性胃炎的研究

研究发现，慢性萎缩性胃炎胃黏膜组织中的自噬关键分子LC3、ATG5、UKL、ATG12和Beclin1基因的表达水平均相应提高。其中，ATG是一类进化保守的基因家族，Beclin1为ATG6的同系物，是与自噬相关的抑癌基因，通过与PI3K第Ⅲ类激酶相结合形成复合体参与自噬的起始过程并促进自噬体的形成，对自噬具有正性调节作用。自噬泡膜上的微管相关蛋白1轻链3（LC3B）是自噬的标志性分子，自噬活动在胃黏膜炎性损伤中被激活，同样调控着胃黏膜的生和愈合中，LC3主要用来评价自噬形成的程度。ULK

属于ATG1的同系物，可促进磷酸化并诱导自噬，其与mTOR相互作用从而调节自噬体的形成及其与溶酶体的延伸、融合等过程。

张迪等学者在电镜下观察到胃电节律失常大鼠胃窦组织中Cajal间质细胞超微结构破坏，自噬相关蛋白Beclin1、LC3BⅡ/Ⅰ表达升高、p62表达降低。经过半夏泻心汤药物干预后，LC3BⅡ/Ⅰ比值及Beclin1蛋白表达降低、p62蛋白表达升高，ICCs损伤的超微结构部分得到改善，这表明半夏泻心汤可通过干预Cajal间质细胞自噬，调控Cajal间质细胞量及功能，从而起到改善大鼠胃电节律失常的作用。

第二节 健脾活血法的研究

脾胃为气血生化之源，若脾胃伤，则气血伤，气伤则虚，气虚则推动血行无力，则虚与瘀并存。慢性萎缩性胃炎日久失治，脾胃虚弱，可由虚致实，气滞日久，血行瘀滞，或久痛入络，胃络瘀阻，渐成有形之积，导致胃黏膜缺血缺氧，进而出现肠化生、异型增生，甚至恶变。因此，"脾虚血瘀"是慢性萎缩性胃炎进展的关键环节，应用健脾活血法治疗脾虚血瘀型慢性萎缩性胃炎，在此基础上紧密结合脾胃的生理病理特点，根据患者表现的不同，临证时调节相应药物的用量进行治疗，可取得良好的疗效。

一、健脾活血法治疗萎缩性胃炎相关信号通路

1.JAK2/STAT3信号通路

JAK/STAT信号通路是众多细胞因子信号转导的共同途径，广泛参与细胞增殖、分化、凋亡以及炎症等过程，可以与其他信号通路相互作用。JAK2/STAT3信号通路是其中一条极为重要的信号通路，诱导下游凋亡相关Bcl-2、Bcl-xl、Bax，细胞周期相关CyclinD1等基因的改变，与细胞的生长、分化、增殖、凋亡有密切关系，也与很多疾病的发生发展密切相关。目前JAK包含JAK1、JAK2、JAK3、TYK2四个细胞质络氨酸激酶，其前端是一个假激酶（PK）或激酶样结构域，末端是一个羧基末端的催化或激酶结构域。JAK通过氨基末端（FERM）结构域、（SH2）结构域与IL6、IL11、IL12等多种细胞因子受体的Box1和Box2结构域结合后，与同源配体结合而被激活，从而实现信号转导。JAK下游信号传导被认为主要由PI3K/AKT执行。JAK2-V617F点突变是JAK家族中最常检测到的细胞突变，可导致JAK2及其下游效应因子的组成性激活，以及配体结合时细胞因子受体的超敏反应。因此，JAK2或可为萎缩性胃炎的驱动因素。

信号传导及转录激活蛋白STAT负责细胞因子和生长因子信号转导以及基因转录的激活，目前的STATs包含了STAT1、STAT2、STAT3、STAT4、STAT5a、STAT5b及STAT6七个成员。所有的STAT都具有相似的N端、卷曲螺旋、DNA结合、接头、SH2结构域和反转录激活域（ADs）。STATs通过激活二聚化后，从膜转移到细胞核以调节靶基因的转录。在JAK-STAT通路信号转导的过程中，细胞因子受体结合JAK，导致JAK在受体尾部的酪氨酸残基的激活和磷酸化。活化的JAK磷酸化一个STAT单体的保守酪氨酸残基，然后与另一个单体的SH2结构域结合，进入受体复合物中，并自身磷酸化。活化的磷酸化

STAT（pSTAT）通过分子间SH2-磷酸酪氨酸相互作用形成同源或异源二聚化，易位到细胞核中，结合DNA调控元件，改变染色质可及性，启动靶基因的转录。线粒体STAT3可通过调节呼吸、氧化还原稳态和线粒体转录直接促进致癌基因Ras诱导的转化。STAT3控制着细胞周期进程和抗细胞凋亡，广泛存在于各类细胞和组织中，能够被多种细胞因子激活，在正常生理状态下，STAT3的活化快速而短暂，但在多种肿瘤细胞中，STAT3则被持续性激活并呈高表达水平，与肿瘤的发生发展密切相关。因此，STAT3最常与多种人类癌症的发展有关。

胃康宁具有辛开苦降、活血化瘀、疏肝理气、健脾益胃、解毒抑癌之效，由半夏、黄芩、黄连、干姜、郁金、炒苍术、炒白术、黄芪、白花蛇舌草、半枝莲、丹参、石斛、太子参、炒谷芽、炒麦芽、枳实、厚朴、莪术、生姜、大枣组成。从禹等学者在一项研究中将100只SD大鼠随机分为空白对照组与CAG造模组两组，空白对照组给予每日5mL生理盐水灌胃，普通大鼠饲料自由、饮水自由。CAG模型组每日给予120g/mL的MNNG灌胃液，5mL/kg，0.03%的雷尼替丁饲料自由食用，自由饮水造模。造模成功后将CAG模型组大鼠随机分为模型对照组，胃康宁高、中、低剂量组和叶酸组干预观察。研究结果显示，胃康宁颗粒能有效降低CAG模型大鼠血清中IL-11、胃黏膜组织中JAK2、CyclinD1以及Bax的表达水平，并提高胃黏膜组织中Bcl-xl、Bcl-2的表达水平，效果优于对照组及叶酸组，提示胃康宁可能通过抗炎、促凋亡途径延缓、阻断CAG发展进程。

加味当归芍药散由党参、炒白术、茯苓、炙甘草、陈皮、法半夏、木香、砂仁、莪术、白花蛇舌草、云母石、郁金组成，共奏健脾化瘀之功。郑晓佳等学者将60只SD大鼠随机分为正常组和造模组，采用MNNG复合法建立CAG大鼠模型；将造模成功的大鼠随机分为模型组、摩罗丹组和加味当归芍药散高、中、低剂量组，观察大鼠胃黏膜组织病理变化，检测胃黏膜组织中IL-6、TNF-α的含量，JAK2、STAT3的mRNA表达水平，及JAK2、p-JAK2、STAT3、p-STAT3、Bcl-2、Bcl-xl、Bax、BAD的蛋白表达水平。研究结果显示，与正常组比较，模型组大鼠胃黏膜萎缩明显；胃黏膜组织中的IL-6、TNF-α含量，STAT3的mRNA表达水平，Bax、Bad蛋白表达水平及p-JAK2/JAK2、p-STAT3/STAT3值均显著升高，Bcl-2、Bcl-xl的蛋白表达水平显著降低，说明JAK2/STAT3信号通路成分高表达与萎缩性胃炎的发生密切相关；与模型组比较，当归芍药散给药组大鼠的胃黏膜萎缩明显改善；胃黏膜组织中的IL-6、TNF-α含量，STAT3的mRNA表达水平，Bax、Bad、Bcl-2、Bcl-xl的蛋白表达水平及p-JAK2/JAK2、p-STAT3/STAT3值则均明显降低，Bcl-2、Bcl-xl的蛋白表达水平显著升高，表明加味当归芍药散可通过调控JAK2/STAT3信号通路，降低CAG大鼠胃黏膜组织炎症因子水平，下调Bax、Bad蛋白表达，上调Bcl-2、Bcl-xl蛋白表达。可能通过抑制STAT3的表达，降低JAK2/STAT3蛋白磷酸化，从而抑制胃黏膜组织的炎性反应，减少炎症因子生成及细胞凋亡，从而改善CAG大鼠胃黏膜萎缩、肠上皮化生和炎性细胞浸润。

王文娟等学者在研究胃复春对Hp感染慢性萎缩性胃炎大鼠模型胃黏膜组织IL-6/JAK2/STAT3信号通路的影响时发现，造模的3组大鼠胃黏膜组织IL-6、JAK2、STAT3 mRNA相对表达水平均显著高于空白对照组，提示IL-6/JAK2/STAT3信号通路在Hp感染CAG发生发展中发挥一定作用。另外，模型对照组IL-6、JAK2、STAT3 mRNA相对表达水平高于胃复春高、低剂量组，低剂量组则高于高剂量组，提示胃复春灌胃干预可抑制IL-6/JAK2/STAT3信号通路，且剂量越高抑制效果更好。因此，胃复春可能通过调控IL-6/JAK2/STAT3信号通路，达到治疗Hp感染CAG的作用。

2.SOCS3信号通路

SOCS家族成员主要包括：CIS、SOCS1、SOCS2、SOCS3、SOCS4、SOCS5、SOCS6和SOCS7，每种蛋白质都有一个中央SH2结构域、长度和序列可变的氨基末端结构域，及羧基末端的SOCS-box结构域。中央SH2结构域决定了每种SOCS和CIS蛋白的靶标。SOCS蛋白是STATs诱导的信号级联中最重要的反馈机制，在负反馈回路中起作用，通过JAK/STAT途径终止信号传导。目前研究发现，SOCS3可通过包括直接抑制JAK与STAT的结合、靶向受体复合物和其他信号转导蛋白酶体的降解在内的多种信号转导机制来控制JAK2/STAT3信号的持续时间和幅度，SOCS3具有两个相反的区域（SH2结构域和激酶抑制区域），可以同时与JAK2及其受体结合。其激酶抑制区可以直接通过阻塞JAK2上的底物结合沟，抑制JAK2酪氨酸激酶活性；SH2结构域上的磷酸酪氨酸结合沟可占据受体，抑制JAK2的泛素化和降解。此外，一些研究报告了SOCS3可抑制TLR4信号传导和基因转录，抑制与其关联的炎症反应。

TLR是一类模式识别受体（PRR），可通过识别病原体相关的分子模式（PAMP）检测入侵的微生物。在PAMP参与后，TLR激活信号传导级联反应，导致炎症介质的产生。在炎症反应中，Toll样受体4（TLR4）被认为是最关键的细胞因子之一，TLR4主要存在于质膜中，但因为它可以内化并刺激细胞内途径，所以也可以被认为是细胞内TLR。TLR4激活了MyD88和TRIF这2条主要的信号通路。受体从质膜诱导MyD88通路，参与NF-κB介导的炎症因子表达；TRF4启动TRIF途径，导致IRF3的激活，可诱导丝裂原活化蛋白激酶（MAPK）通路，激活白细胞介素、单核细胞趋化蛋白1（MCP1）、肿瘤坏死因子-α（TNF-α）等炎性因子。TLR4还被证明参与凋亡细胞的识别和摄取。有研究显示，TLR4在Hp感染诱导胃黏膜恶性转化过程中扮演重要角色，可通过调控上皮间质转化、细胞增殖和凋亡、免疫逃逸等多方面作用，促进炎癌转化。

郑晓佳在一项研究中将60只大鼠随机分为正常组、模型组、摩罗丹组和加味当归芍药散高、中、低剂量组。除了正常组外，其余各组大鼠采用MNNG复合法建立慢性萎缩性胃炎大鼠模型，造模成功后取材，观察大鼠胃黏膜组织病理学变化，检测IL-6、TNF-α和CRP的含量，SOCS3、TLR4基因表达水平，SOCS3、TLR4、JAK2、p-JAK2、STAT3、p-STAT3、NF-κB、MyD88、NLRP3、Bcl-2、Bax、Bad蛋白表达水平。结果提示，加味当归芍药散可以通过促进SOCS3的表达，抑制TLR4及JAK2/STAT3信号通路，减轻胃组织炎症微环境，抑制炎症因子的生成和促炎蛋白的表达，减少细胞凋亡，改善CAG大鼠胃黏膜萎缩、肠上皮化生和炎细胞浸润。

3.Hedgehog信号通路

Hedgehog信号通路参与胃上皮细胞分化、增殖及再生等。其中的Shh从胃壁细胞分泌，并有助于上皮的再生以修复损伤，降低Hp感染引发胃炎的概率。Shh信号通路失调会导致胃分化破坏，胃酸分泌减少和癌症发展。通常在Hp感染后，Shh在早期胃炎中将趋化巨噬细胞募集到胃中，浸润胃黏膜，并发展为胃炎。

陈露等在一项研究中采用水杨酸钠溶液灌胃和饥饱失常为主的多重刺激法进行造模萎缩性胃炎大鼠成功后，分为正常组，模型组，萎胃康高、中、低组，维酶素组6组进行干预。萎胃康主要由西洋参、白术、白芍、延胡索、三七、熊胆、甘草组成。检测各组大鼠胃黏膜Smo、Shh、丝氨酸/苏氨酸蛋白激酶（Fu）及其抑制剂（SuFu）的蛋白表达情况。经过治疗后大鼠的病理变化有所好转，与正常组比较模型组大鼠胃黏膜的Smo、Shh和SuFu蛋白表达量增多，各治疗组与模型组比较，大鼠胃黏膜的各蛋白表达量均下降；而与西药组的各蛋白表达量较中药高剂量组的下降更为明显。Hedgehog信号通路异常激活与肿瘤有关，研究发现Shh受体结合后Smo激活，而药物萎胃康通过抑制Shh蛋白的表达，从而降低原癌基因Smo的增加，抑制Hedgehog的异常激活，进而促进肿瘤细胞凋亡。SuFu蛋白是Hedgehog信号通路上的负调控因子，作用靶点是下游的GLi因子，可抑制其进入细胞核内发挥转录活性。在正常状态下，SuFu蛋白可抑制肿瘤发生，但在异常激活的状态下SuFu蛋白可能会发生突变并促进肿瘤进展。治疗药物萎胃康还可以通过降低SuFu突变蛋白的表达而抑制病程的进展。

李思汉等学者在研究健脾清化舒络中药对慢性萎缩性胃炎大鼠Sonic Hedgehog信号通路的影响时，在造模成功后，检测大鼠胃组织Shh、Ptch1、Smo、Gli1、Gli2、Gli3、Sufu蛋白表达水平及血清中白细胞介素-1β（IL-1β）、胃泌素（GAS）含量。所用健脾清化舒络中药由黄芪、党参、白术、茯苓、枳壳、白芍、半夏、砂仁、佩兰、黄连、陈皮、地龙、莪术、甘草组成，诸药寒温平调共奏健脾清化、祛痰理气、散瘀舒络之功。与空白组比较，模型组大鼠Shh、Ptch1、Smo、Gli1蛋白表达及血清GAS水平降低，Gli2、Gli3、Sufu蛋白表达及血清IL-1β水平上升；与CAG模型组比较，健脾清化舒络中药低、中、高剂量组胃黏膜病变显著改善，Shh、Ptch1、Smo、Gli1蛋白表达上调，Gli2、Gli3、Sufu蛋白表达下调，血清IL-1β水平降低，健脾清化舒络中药中、高剂量组血清GAS水平上升。提示健脾清化舒络中药可能通过调控血清IL-1β、GAS含量，激活下游SH通路的表达，从而有效改善CAG大鼠胃黏膜组织病理。

孙霞等学者也在研究健脾化浊通络法对Hedgehog信号通路相关因子的影响时发现，观察组健脾化浊通络方的Hedgehog信号通路相关因子表达水平治疗后显著上升，而对照组治疗前后Hedgehog信号通路相关因子表达水平无明显变化。提示健脾化浊通络法可以以上调Hedgehog信号通路中多个靶分子的蛋白表达水平的形式直接激活Hedgehog通路，从而增加胃黏膜腺体分泌量，改善CAG胃黏膜病变。而其所用健脾化浊通络中药包括半夏、白花蛇舌草、麦冬、石斛、茯苓、黄芩、太子参、黄连、丹参、藤梨根、蒲黄、五灵脂、甘草。

4.MAPK/ERK通路

细胞外信号调节激酶（ERK）是导向信号从表面受体到达细胞核的关键蛋白，它参与了生物体内的细胞增殖和分化、细胞凋亡以及细胞的恶性转变等多种生物学反应。

ERK过量表达在细胞恶化中扮演着重要角色。ERK有两种亚型（ERK1和ERK2），它们84%的氨基酸残基相同。ERK1/2是MAPK通路的下游途径，细胞因子、激素和细胞应激等胞外信号通过多种跨膜受体进入细胞，并沿RAS-RAF-MEK-ERK传递到细胞内，从而调控细胞的重要生命活动。在这个过程中，ERK1/2是MEK的唯一底物，却可以磷酸化数百种下游细胞质和细胞核底物，调控增殖、分化、凋亡、迁移、炎症反应等多种细胞活动。

陆喜荣等学者将健康大鼠随机分为空白组、模型组、低剂量治疗组、高剂量治疗组、胃复春治疗组，测定胃组织MAPK/ERK通路的含量。结果显示高剂量组胃组织ERK1、ERK2、MAPK-1的表达均低于模型组及胃复春组；低剂量组胃组织ERK1、ERK2的表达低于模型组，MAPK-1的表达与模型组相仿。结果提示，由党参、黄芪、白术、茯苓、山药、木香、炙甘草、当归、川芎、桃仁、红花、香附、枳壳、白花蛇舌草、丹参、九香虫组成的健脾理气、活血化瘀法，可以降低胃黏膜中MAPK及ERK的含量，抑制CAG细胞的异常增殖和分化，从而达到治疗CAG的目的。

5. TGF-β1/Smad3信号通路

TGF-β激活TGF-β1型受体，磷酸化Smad2和Smad3，使其与Smad4寡聚并易位到细胞核，调节靶基因的转录。Smad3包含一个结合DNA的保守N末端结构域，以及一个结合TGF-β1型受体、其他Smad蛋白和各种转录共激活剂/核心加压因子的保守C末端结构域。这两个高度保守的结构域被一个接头区域隔开，该接头区域内包含4个脯氨酸定向激酶磷酸化位点，其磷酸化会促进癌变。

脾胃培源方中炙黄芪、石斛、桂枝、白术、香附、莪术等药物共奏健脾活血之功。李玉凤等学者将100只大鼠随机分为空白对照组、模型组、维酶素组、脾胃培源方高、中、低剂量组6组，造模CAG大鼠模型成功后，各组予以相关干预，4周后处死取样，观察大鼠胃组织病理学的改变，检测血清PGⅠ、PGⅡ、G-17水平及TGF-β1、Smad3蛋白表达。结果显示与空白对照组比较，模型组血清PGⅠ、G-17水平及Smad3蛋白表达均降低，TGF-β1蛋白表达上升；与模型组比较，脾胃培源方组和维酶素组血清PGⅠ、G-17水平及Smad3蛋白表达上升，TGF-β1蛋白表达明显降低，血清PGⅡ均未见明显变化，差异无统计学意义。结果提示，脾胃培源方通过对TGF-β1/Smad3信号通路及其下游的相关细胞因子的影响发挥其治疗作用，抑制异型增生细胞的增殖、促进胃黏膜损伤的修复。

6. AKT相关信号通路

严展鹏等学者将50只CAG大鼠随机分为模型组，阳性药组，健脾益气方低、中、高剂量组，设置10只正常大鼠为空白组。灌胃给药8周后，记录大鼠状态和体质量，检测血清中GAS和PGE2的含量，胃黏膜组织中PI3K和Akt蛋白和基因的表达。结果显示，与空白组比较，模型组大鼠胃黏膜萎缩明显，血清GAS和PGE2的含量均显著降低，PI3K、Akt蛋白和基因表达升高，而健脾益气方各组能够改善胃黏膜萎缩，高剂量组可上调GAS和PGE2，抑制PI3K、Akt蛋白和基因的表达。

肿瘤抑制因子p53为一种转录因子，调控凋亡、DNA修复和细胞周期的停滞。生理状态下，p53通过不断的泛素化和26S蛋白酶体系的降解而维持较低的表达水平，细胞受到DNA损伤、缺氧、细胞因子、代谢变化等刺激后，磷酸化的p53与MDM2等复合物解离，p53被激活，在细胞核内积聚，通过磷酸化和乙酰化等多种共价修饰被激活后发挥作用。

MDM2既可作为E3泛素连接酶，促进p53泛素化并随后被蛋白酶体降解，也可直接与p53反式激活结构域结合而阻断p53活性，或者依靠MDM2上的核输出信号，将p53运出细胞核。Akt能通过MDM2影响p53的活性，抑制其引起的细胞周期阻滞与凋亡。

宋汉娜等学者通过测定Akt/Mdm2/p53信号通路上Akt、Mdm2、p53蛋白的表达研究萎胃康治疗CAG的可能机制。萎胃康健脾益气活血，由西洋参、白术、白芍、延胡索、三七、熊胆、甘草组成。研究显示，萎胃康治疗能明显改善大鼠胃黏膜萎缩的病理改变，各治疗组Akt和Mdm2表达明显较CAG模型组减少，p53表达明显上调，其中以萎胃康高剂量组变化最为明显。提示萎胃康可能是通过降低胃黏膜Akt、Mdm2蛋白表达和升高p53蛋白表达治疗CAG。

7. NF-κB/Bcl-2信号通路

NF-κB代表一系列可诱导的转录因子，调节参与免疫和炎症反应不同过程的大量基因。该家族由NF-κB1（也称为p50）、NF-κB2（也称为p52）、RelA（也称为p65）、RelB和c-Rel这5个结构相关的成员组成，它们通过与特定的DNA元件κB增强子结合来介导靶基因的转录。NF-κB蛋白通常由抑制蛋白家族螯合在细胞质中，包括IκB家族成员和存在ankyrin重复序列为特征的相关蛋白。在炎症过程中，NF-κB既介导先天免疫细胞中各种促炎基因的诱导，还调节炎性T细胞的活化、分化和效应功能，同时，在调节炎症小体的活化方面NF-κB也有作用。因此失调的NF-κB激活是慢性炎症性疾病的标志。BCL-2家族蛋白介导细胞内在凋亡途径，这些蛋白质根据其功能和结构分为3个主要亚家族：抗凋亡的BC-2、Mcl-1、Bcl-xl、Bcl-W、BFL1及A1蛋白，促凋亡的BAK、BAX、BOK蛋白，以及促凋亡蛋白中特殊的BH3蛋白，BH3蛋白根据其与其他Bcl-2家族成员的结合能力，可细分为直接激活剂和敏化剂。Bcl-2家族成员都含有1～4个Bcl-2同源结构域，并且通常有一个羧端跨膜结构域。其中BH4是抗凋亡蛋白所特有的结构域，BH3是与促进凋亡有关的结构域。在细胞凋亡过程中，BH3结构域可插入细胞的膜结构中，定位在线粒体膜上，形成线粒体膜通道释放细胞色素C，从而激活下游caspases引起细胞凋亡。促凋亡和抗凋亡BCL-2家族成员活动之间的动态平衡决定了细胞的命运。

邵金华等学者使用由党参、黄芪、白术、茯苓、陈皮、薏苡仁、木香、防风、丹参、莪术、三七粉组成的健脾化瘀方干预慢性萎缩性胃炎模型小鼠，发现其可降低CAG小鼠胃组织黏膜PCNA、NF-κB、Bcl-2蛋白表达量，抑制NF-κB/Bcl-2细胞凋亡信号转导通路的活性，进而降低胃黏膜组织的促炎趋化，从而延缓胃黏膜细胞凋亡，同时也可调节过度活跃的异位增殖状态，以降低胃黏膜细胞恶性化转变的风险。提示健脾化瘀方可通过抑制NF-κB/Bcl-2信号通路激活调控胃黏膜细胞增殖—凋亡失衡状态，降低炎症反应，从而对胃黏膜萎缩小鼠黏膜细胞的损伤起到一定的保护作用，并有可能降低

CAG癌前病变的风险。

8.Toll样受体通路

Toll样受体属于固有免疫病原模式识别受体，可以识别入侵机体的病原微生物的蛋白质、核酸和脂类及其在反应过程中合成的中间产物和代谢产物，通过不同的识别途径活化多种免疫细胞，启动非特异性免疫应答并激起适应性免疫应答以清除病原体，Toll样受体信号通路在Hp识别和随后的先天性和适应性免疫反应中起着重要作用。所有TLR均由一个氨基末端结构域和一个羧基末端TIR结构域组成，该氨基末端结构域具有多个富含亮氨酸的重复序列，该羧基末端TIR结构域与含TIR的衔接子相互作用。TLR1、TLR2、TLR4、TLR5和TLR6都是位于细胞表面的受体；TLR3、TLR7、TLR8、TLR9位于内涵体内，TLRs的激活会引发信号级联反应，从而诱导产生促炎细胞因子，如TNF-α、IL-6。此外，TLR2已被证明是细菌脂蛋白、脂磷壁酸、肽聚糖和酶聚糖存在的信号，也有证据表明，人类TLR2与CD14能相互作用并形成脂多糖（LPS）受体复合物。

一项研究通过对胃复春治疗CAG的网络靶点分析以及比较分析胃复春特征推断，重点关注了胃复春的免疫调节及其抗炎作用，重点研究了Toll样受体信号通路，它是免疫模块中的枢纽节点，其高度程度代表其与其他重要的免疫相关通路密切相关，在免疫调节中发挥重要作用。首先，在细胞实验中，使用MNNG-GES-1-细胞系作为细胞CAG模型，检测了胃复春对体外MNNG-GES-1细胞增殖的影响，胃复春给药，并在给药前后分别收集各组的细胞上清液评估了炎症因子的表达。研究显示，胃复春可抑制增殖，维生素酶组中IL-6和TNF-α的表达显著降低，而给药后，上述炎性细胞因子的表达明显降低，与正常组相似。其次，在动物实验中，一项研究检测了胃复春治疗前后大鼠模型中的炎症和免疫相关细胞因子，结果显示，与模型组相比，WFC-L、WFC-M、WFC-H和维生素酶组胃组织中TNF-α、IL-6水平以及ALP活性均显著降低。TLR2表达在WFC-M、WFC-H和维生素酶组中显著降低，而CD14表达在WFC-L、WFC-M、WFC-H和维生素酶组中显著降低，且胃复春还显著降低了$CD8^+$T细胞的比例，并显著增加了巨噬细胞和$CD4^+$T细胞的比例。提示胃复春可能主要通过免疫调节和抑制炎症来影响CAG，改善胃炎癌进展。

以上所列举的通路并非完全独立的个体，它们之间多有串扰，或互为上下游。如SOCS蛋白是STATs诱导的信号级联中最重要的负反馈机制，终止JAK/STAT通路的信号传导；凋亡表型Bcl-2是JAK2/STAT3的下游分子；AKT是JAK下游通路的主要执行者；STAT3信号通路通过可直接通过与Smad3相互作用，从而减弱TGF-β诱导的反应等。

二、增殖与凋亡

凋亡在生物早期发育时，被用来清除多余的细胞，保证正常的个体发育；发育成熟后，凋亡用来清除受损的、功能异常的细胞或细胞器。细胞凋亡主要表现为上千种caspase依赖的蛋白水解、细胞膜起泡和核内染色质DNA裂解。依据诱导途径不同，细胞凋亡可分为外源性凋亡和内源性凋亡两种形式。外源性凋亡是由细胞外微环境诱导的程序性细胞死亡。内源性凋亡是调节细胞死亡的一种形式，由多种微环境诱导启动。在凋亡过程中，垂死的细胞仍保持质膜的完整性和一定程度的代谢活性，这使得巨噬细胞通过胞葬作用迅速将其清除，以免发生继发性坏死，释放炎症信号。内在凋亡途径的关键步骤是由凋亡调节蛋白Bcl-2家族控制的线粒体外膜通透性，它们能够在线粒体外膜上打孔使线粒体蛋白被释放到细胞质中，激活caspase启动凋亡程序。

细胞增殖过程可以分为不同的时期，一个准备进行有丝分裂的细胞主要涉及4个时期：G1、S、G2和M期；某些停止分裂的细胞会进入静止期G0。G1期主要进行RNA和蛋白质合成的准备工作，它分为早期、中期和晚期，以R检验点为分水岭，R检验点之前为早、中期，之后为晚期。R点是检测细胞是否具备分裂条件的关键检验点，此时细胞会综合考虑内外环境，判断是否要进行增殖，例如活性氧环境是否正常、基因组是否损伤等。如果细胞不能通过R点，细胞将会退出增殖进入G0期。外界信号调控细胞增殖的Ras等因子主要作用在G1期，因为一旦细胞通过R点，细胞将会按照既定的程序一往直前的进行后续的增殖活动，进入S期，开始复制DNA，S期的检验点会检查基因组是否进行了精确的复制。基因组复制完成后，细胞进入G2期，G2期的检验点检查DNA是否完成复制、细胞是否已经生长到合适大小、环境因素是否有利于细胞分裂等。之后会进入M期。M期分为前期、前中期、中期、后期和末期、胞质分裂期，是细胞完成遗传物质分配和细胞分裂的时期。细胞周期的推动是由一系列激酶来完成的，比如S期某些蛋白磷酸化，使DNA复制点被激活；组成核膜的蛋白质被磷酸化后导致核膜降解等。这些激酶自身没有什么功能，它们必须要与细胞周期蛋白（cyclin）相互作用才能发挥激酶活性，所以它们也被称为细胞周期蛋白依赖性蛋白激酶（CDK）。cyclin与CDK构成的复合体是细胞周期调控的核心。在G1的早、中期，CDK4/6与cyclin D（D1、D2、D3）相结合。周期蛋白中的cyclin D受细胞外生长因子直接调控，包括JAk/STAT、NF-kB等信号，所以周期蛋白D是细胞外信号和细胞周期之间的媒介，并且保证细胞增殖能够通过R点。TGF-β诱导的CDK抑制因子，抑制细胞周期蛋白-CDK的活性，阻止细胞周期的进程；而细胞外的生长因子诱导PI3K-Atk信号通路也会使CDK抑制因子转移到细胞质而不能发挥功能。缺失抑制蛋白和过表达促分裂蛋白都会导致细胞异常增殖的发生。

正常情况下，胃黏膜上皮细胞的增殖和凋亡达到动态平衡，使胃黏膜保持稳定。CAG人群的胃黏膜中，通常抗凋亡基因Bcl-2过表达，而促凋亡基因Bax低表达，导致异常增殖的细胞凋亡不足。JAK2/STAT3作为Bcl-2和BcLxL上游的信号通路，也是参与调控细胞增殖与凋亡的重要信号通路。Cyclin D1是细胞在G1期进入S期的周期素依赖激酶一个重要调控因子，可通过激活Cdk4、Cdk6等促进DNA合成，加速细胞增殖。Caspase3裂解蛋白是凋亡标记物，Ki67被认为是肿瘤形成过程中的增殖标记物，二者共同参与体内细胞增殖与凋亡平衡的维持。随着对中医药健脾活血法治疗慢性萎缩性胃炎机制的不断深入研究，发现胃康宁、加味当归芍药散、健脾化瘀方等自拟方及胃复春等中成药制剂在治疗CAG时，发挥着调节细胞凋亡与增殖的重要作用。

第三节 中药对Hp的影响

Hp感染是慢性活动性胃炎、消化性溃疡、胃黏膜相关淋巴组织淋巴瘤和胃癌的主要致病因素，Hp感染所致上述疾病的常见症状多表现为嗳气、反酸烧心、胃脘疼痛、胃脘胀满、口气臭浊、口苦、恶心呕吐、不思饮食等，在中医理念中，上述症状可归属为"嘈杂""胃痛""胃痞""呕吐""呃逆""胃反"等范畴。中医典籍中并未提到Hp感染这一概念，中医观点认为疾病的发生关系到正气和邪气两个方面，Hp为外界进入人体的一种致病菌，应属"邪气"范畴，而"邪之所凑，其气必虚"，Hp感染亦与自身正气虚弱不能抗邪关系密切。正气不足，邪气入体，正邪交争，其病位在脾胃，则表现为嗳气、反酸烧心、胃脘疼痛、胃脘胀满、口气臭浊、口苦、恶心呕吐、不思饮食等症状。

现代中医学研究认为，Hp感染主要包括脾胃湿热、湿浊中阻、脾胃虚弱、胃阴不足、肝胃不和、胃络瘀阻等证型。众多研究结果几乎皆表明脾胃湿热证最为多见。一项国内研究收集到的412例慢性胃炎患者中，中医证型以脾胃湿热（30.1%）和脾胃气虚（29.4%）最为常见，约占60%。其余依次为湿浊中阻（16.3%）、肝胃不和（8.7%）、肝胃郁热（8.5%）、胃阴虚（4.3%）、胃络瘀血（2.7%）。马黎娟等学者研究发现，287例慢性胃炎患者中医证型以脾胃湿热、脾胃虚寒证常见，分别占29.97%、25.78%；肝胃郁热、胃络瘀阻较为少见，分别占6.97%、8.01%。对于Hp感染的治法当以辨证论治为基本原则，重视清湿热药物的应用，兼顾正气，可选择清热除湿、健脾益气、芳香化湿、疏肝和胃、养阴益胃、祛瘀通络等治法。

一、中医药治疗Hp感染相关性胃炎的临床研究

1. 单味中药治疗Hp感染

经科研人员的不懈努力，现已知部分中药具有对Hp的体外或体内抑菌作用，其中以具有清热化湿功效的中药效果最为突出，如黄连、大黄等。陈芝芸等学者的体外抑菌试验研究表明，100味中药中黄连、黄芩具高度抑菌作用；大黄、地榆、马鞭草有中度抑菌作用；鹿衔草、旋复花、银花、连翘、丹参、石榴皮、黄柏、干姜、北秦皮、旱莲草、甘草、泽兰、白花蛇舌草、葛根、桑叶、仙鹤草、败酱草、当归、元胡、赤芍、广木香有轻度抑制Hp作用。徐艺等学者对15类136味常用中草药和脾胃病常用方剂以及清幽养胃方进行了抑菌实验，发现以下几个特点：首先，中药抑制Hp的药物以清热解毒类药物为多，且黄连的抑菌作用最强，MIC范围在1:320为高敏。其次，除了黄连、大黄、黄芩、大青叶等具有较强抑菌作用的中药外，还有黄柏、玄参、连翘、白花蛇舌草、马鞭草、知母等中药有一定的抑菌作用，但为低敏。此外，抑菌作用的中药分类较广，涵盖了补气、化湿、理气、温阳等不同类别的中药，为临床使用提供了更多选择。再者，脾胃病常用方剂中左金丸、香连丸有较强的抑菌作用，左金丸MIC为1:320，香连丸MIC为1:80，表现出较好的根治Hp作用；而清幽养胃方MIC为1:20，也显示出一定的抑菌作用，显示出中医药根治Hp具有良好的前景。中医治疗Hp感染仍需辨证论治、随证制方，但单味中药抑菌作用的研究成果为我们临床处方的选择提供了更多的指导和参考

依据。

2. 复方中药治疗Hp感染

中药复方联合四联或三联杀菌药治疗Hp感染已经广泛应用于临床并取得了较好的疗效，医者结合患者的四诊情况，辨证施治，随证选方。

三黄泻心汤出自《金匮要略》，主要作用为清热解毒方含大黄、黄连、黄芩。加味三黄泻心汤替代传统铋剂四联艾司奥美拉唑、阿莫西林、克拉霉素及枸橼酸铋钾中克拉霉素在根除Hp治疗方面与含克拉霉素效果相当，并能更好地改善患者的临床症状，且不良反应发生率低，患者依从性好，特别对克拉霉素高耐药地区Hp的根除治疗提供了新的根除治疗方案。半夏泻心汤出自《伤寒论》，具有调和肝脾，寒热平调，消痞散结之功效。主治寒热错杂之痞证。证见心下痞，但满而不痛，或呕吐，肠鸣下利，舌苔腻而微黄。半夏泻心汤加减治疗Hp阳性慢性胃炎，能够取得较为良好的临床疗效，优化中医症状积分，并有效降低不良反应发生率，提高Hp根除率，可提供一定的借鉴、推广意义。香砂六君子汤出自《古今名医方论》，具有益气补中、化痰降逆之功效。主治脾胃气虚，痰湿内停，证见脘腹胀满、疼痛，纳呆嗳气，呕吐泄泻，舌淡苔白，脉滑。苑清国等学者通过临床试验发现，使用加味香砂六君子汤联合标准四联疗法治疗可有效提高治疗Hp相关性胃炎治疗有效率，改善患者临床症状，优于单纯西药治疗。升阳益胃汤出自《脾胃论》，具有升阳益胃、健脾除湿之功效。主治脾胃虚弱，湿邪停滞中焦，症见倦怠嗜卧，四肢乏力，体重节痛，口苦口干，不欲食，饮食不化，大便不调，小便频数。在四联疗法基础上联合升阳益胃汤治疗Hp阳性胃癌前病变患者能显著改善患者胃黏膜病理变化和临床症状，提高Hp根除率，降低CRP及肿瘤标记物水平，有利于延缓胃黏膜病变发展。益胃汤出自《温病条辨》，具有养阴益胃之功效。主治阳明温病，胃阴损伤证。益胃汤中生地、玉竹、麦冬、沙参能够益胃生津；山药健脾养胃，脾胃均处中焦，互为表里，共主升降。房涛等学者对112例Hp感染慢性胃炎患者开展临床研究，结果发现，益胃汤加减结合三联疗法可显著降低血清炎性因子表皮生长因子、白细胞介素-32、转化生长因子-β1表达，提高一氧化氮表达，减轻胃黏膜炎症损伤，提高Hp清除率。

3. 中成药治疗Hp感染

中成药具有接受度高、易于携带、节省时间等优点，临床辨证后可根据患者病情特点选择对应的制剂辅助四联杀菌，联合使用具有根除率高、复发率低、安全性较好等优势。姚鹏等学者临床研究发现，荜铃胃痛颗粒联合三联疗法治疗慢性萎缩性胃炎合并Hp感染疗效显著，能够提高Hp根除率，有效调节胃肠激素分泌，促进胃蛋白酶原合成，抑制炎症反应，提高患者免疫功能，多途径共同作用促进疾病康复。王鸣等研究发现，采用四联疗法联合胃苏颗粒治疗Hp相关性胃炎，可有效控制患者胃肠激素水平，降低胃黏膜COX-2、NF-κB表达，疗效确切，且不良反应发生风险较低。虚寒胃痛颗粒联合四联疗法治疗脾胃虚寒证Hp相关性胃炎，较单纯四联疗法能更好地减轻患者胃肠道症状，改善中医证候，提高Hp的根除率和临床总有效率。康影等学者通过一项纳入92例Hp相关性胃炎患者的临床试验发现，茵连和胃颗粒联合四联疗法治疗Hp相关性胃炎可提高首次根除率，改善胃痛、胃胀、泛酸、便溏不爽等临床症状，降低再感染率，且用药安全性高。邹荣等学者通过一项纳入102例Hp相关性胃炎患者的临床试验发现，达立通颗粒联合四联疗法治疗Hp感染的慢性胃炎患者，能够提高临床疗效和Hp根除率，降低血清PCT、IL-6、IL-8和TNF水平变化。周本刚等通过对纳入12个养胃颗粒相关临床试验进行系统评价，结果显示养胃颗粒联合常规西药治疗慢性胃炎的临床疗效和Hp根除率均优于单纯常规西药组，且可显著改善慢性萎缩性胃炎患者的胃肠激素、血管活性肽和胃蛋白酶原水平，不良反应发生率低。郭敏等通过研究发现，萎胃康颗粒可显著改善Hp阳性慢性萎缩性胃炎患者的血清生长激素调素、胃蛋白酶原水平，增强胃黏膜屏障，增加胃黏膜血流量，改善胃黏膜局部微循环，保护胃黏膜腺体，修复受损的黏膜，并减轻患者胃脘胀痛、纳差食少、神疲懒言、肢体倦怠、呃逆嗳气、烧心反酸等临床症状。

二、中药根除Hp感染的作用机制

1.中药调控信号通路治疗Hp相关性胃炎

（1）中药调控NF-κB信号通路治疗Hp感染。

NF-κB参与机体炎性反应、免疫反应、肿瘤细胞增殖及凋亡等过程。NF-κB是细胞内最重要的转录因子之一，其被激活后可提高炎性细胞因子的表达，并释放相关炎症反应介质，炎性因子进一步活化NF-κB，造成炎症反应进一步放大，导致胃组织黏膜出现慢性炎症，炎症微环境可调控癌症相关基因，抑制肿瘤细胞凋亡。

NF-κB在Hp感染小鼠致胃癌模型中活化，并可促进炎症因子分泌，损伤胃黏膜。血清中TLR4、MyD88、NF-κB以及3个指标联合应用对萎缩性胃炎伴Hp感染的诊断具有较高的价值，推测通过调控TLR4、MyD88、NF-κB信号转导，降低炎症反应，进而控制萎缩性胃炎伴Hp感染的进程。CagA阳性Hp感染与胃黏膜癌变有密切相关性，其更容易导致生长抑素水平降低，且更能增加NF-κB及COX-2阳性表达。

研究发现，Hp通过激活TLR2及TLR4、MAPK、NF-κB、iNOS、NO信号通路而诱发慢性萎缩性胃炎的病理发展为：Hp通过上调TRL2、TRL4，活化下游MAPK、NF-κB信号通路，导致iNOS催化生成NO增加，引发慢性萎缩性胃炎。香砂六君子汤能抑制Hp对MAPK、NF-κB信号通路的活化，直接根除Hp以治愈慢性萎缩性胃炎。灭幽汤（由黄芩、蒲公英、青皮、陈皮、三七、白及、乌贼骨组成）通过抑制NF-κB信号通路的激活，减轻慢性胃炎胃黏膜炎症程度，改善胃黏膜血流，抑制致炎因子的产生，从而起到减轻胃黏膜炎症，保护胃黏膜的作用。胃复春可以有效平衡Hp诱导人GES-1细胞的促炎性因子与抑炎因子表达，其机制可能与胃复春抑制p65进入胞核抑制Hp所刺激的IκBα的降解有关。健胃愈疡颗粒能显著下调NF-κB、β-防御素2表达，推测其可能通过抑制NF-κB的活化和下调β-防御素2表达，从而抑制炎症细胞浸润，减轻炎症反应，促进溃疡愈合。荆花胃康胶丸通过降低Hp感染小鼠NF-κB和p65表达水平达到抗炎作用。健脾清化汤可一定程度抑杀Hp，或与其恢复胃组织内HSP70表达，抑制NF-κB蛋白表达，减轻炎症反应进展有关，从而减轻胃组织损伤，保护胃黏膜。蒿芩清胆汤能减轻Hp感染小鼠胃黏膜炎症，其作用机制与抑制NF-κB炎症通路激活，下调IL-8、iNOS过度表达有关。一项研究观察七方胃痛颗粒对Hp感染的人胃腺癌AGS细胞三叶因子1（TFF1）的表达及其细胞外信号调节激酶（ERK）/NF-κB信号通路发现，七方胃痛颗粒通过抑制ERK、NF-κB信号通路参与调控Hp诱导的AGS细胞TFF1表达，促进上皮修复，防治Hp诱发胃癌。土荆芥挥发油具有根除Hp的作用，其对Hp感染小鼠的胃黏膜组织NF-κB入核过程有一定程度的抑制作用。黄连素可通过抑制CagA-NF-κB信号通路的过度活化而调节炎症反应，抑制Hp阳性胃黏膜组织炎症，Hp感染引起的炎性损伤。

（2）中药调控TGF-β/Smads信号通路治疗Hp感染。

转化生长因子-β（TGF-β）是一类具有双重生物学作用的细胞因子，Smads蛋白则是重要的TGF-β信号传导分子，可通过将TGF-β信号传导入细胞核内来调节靶基因转录。在癌前阶段，其可通过调节TGF-β/Smads信号通路抑制细胞增殖、促进细胞凋亡，而在肿瘤晚期，TGF-β可能通过调节免疫机制以及肿瘤"微环境"致使肿瘤细胞发生转移。炎性细胞可合成、释放TGF-β，从而激活TGF-β/Smads信号通路。TGF-β/Smads信号传导通路在机体组织中生物学作用广泛，与慢性胃炎、胃溃疡等消化道疾病的发生发展密切相关。TGF-β是细胞生长和分化的关键因子，对胃肠道上皮细胞的增殖和分化有重要影响，并在胃肠黏膜炎症中表现出负调节作用。若TGF-β通路表达异常，会引发胃肠道炎症、溃疡及恶性疾病的发生。此外，TGF-β及其调控的信号通路还在维护胃肠黏膜屏障完整性方面扮演着关键角色。研究表明，TGF-β1和Ki-67在胃癌中的表达均明显增高，TGF-β1在胃癌的发生发展中起着重要作用，并且TGF-β1和Ki-67之间存在相关关系，TGF-β1可增强肿瘤细胞的增殖活性；在胃癌前病变中，Hp感染则TGF-β1表达增强，推测Hp感染是致胃癌机制中的重要环节之一。

黄连温胆汤联合四联疗法治疗脾胃湿热型Hp相关性慢性萎缩性胃炎可有效调节胃黏膜TGF-β1、Smad3蛋白表达水平，改善患者临床症状，加促进恢复，减轻炎症反应，疗效显著。清胃汤联合四联疗法可有效改善中医证候，促进溃疡愈合，提高Hp根除率和内镜疗效，降低溃疡复发率，治疗Hp阳性胃溃疡效果显著，其机制可能与调节患者血清TGF-β1、ERK1/2、EGFR含量有关。

（3）中药调控MAPK信号通路治疗Hp感染。

丝裂原活化蛋白激酶（MAPK）是一类丝氨酸/苏氨酸蛋白激酶，MAPK信号转导途径参与调控细胞的生长、分裂死亡以及细胞间多种反应信号的识别、传递的处理，是介导细胞反应的重要信号系统。在MAPK通路中，p38和JNK是MAPKs家族成员，在应激反应中发挥重要作用，参与调节细胞凋亡和炎症反应。细胞外信号调节激酶（ERK）也是MAPKs家族成员之一，当受到神经递质、神经营养因子或上皮生长因子的刺激时，ERK通路会被激活。活化的ERK会磷酸化各种细胞核转录因子和蛋白激酶，进而影响细胞基因转录和影响相关蛋白合成。p38在炎症反应和机体应激情况下，参与对各种生理应激通路信号的传导。它能调节炎症相关基因的表达、细胞能量代谢、细胞增殖、生长和凋亡，从而对机体进行应激反应。Hp通过p38 MAPK信号通路上调胃癌细胞COX-2启动子活性；健脾解毒方通过调控p38 MAPK/ATF-2信号通路，抑制COX-2启动子活性，是其防治Hp诱发胃癌的机制之一。

清胃汤联合四联疗法可有效改善中医证候，促进溃疡愈合，提高Hp根除率和内镜疗效，降低溃疡复发率，治疗Hp阳性胃溃疡效果显著，其机制可能与调节患者血清TGF-β1、ERK1/2、EGFR含量有关。七方胃痛颗粒可能通过抑制ERK/NF-κB信号通路参与调控Hp诱导的AGS细胞TFF1表达，促进上皮修复，是其防治Hp诱发胃癌可能的机制之一。慢性应激与Hp可协同致胃黏膜损伤，肝胃百合汤可促进TFF1、p-ERK的表达及胃黏膜的修复，达到促进溃疡愈合的目的。黄连素能够明显减少Hp相关胃炎大鼠的NOX2、NOX4、iNOS和ph-ERK1/2的表达，提高SOD的表达，从而抑制Hp引起的氧化应激对胃黏膜的损伤。蒲公英多糖可通过抑制MAPK/ERK通路减轻Hp相关性胃炎大鼠胃黏膜的炎性反应，从而起到保护胃黏膜的作用。

（4）中药调控PI3K/AKT/mTOR通路治疗Hp感染。

PI3K/AKT/mTOR信号通路能够调节胃组织细胞的炎性反应，同时对机体细胞的凋亡和自噬等方面也有调节作用。这个信号通路可以通过跨膜酪氨酸激酶生长因子受体的激活，或通过克蛋白偶联受体如活化后的Ras来进行激活。功能性PI3K转位到质膜，最终导致PIP2磷酸化成PIP3，此磷酸化过程可抑制磷酸酶基因（PTEN）对PI3K/Akt/mTOR信号转导通路的负调控作用逆转。所以，PTEN的缺失或失活会导致PI3K/Akt/mTOR信号通路的高度激活。除此之外，被磷酸化的Akt通过抑制与凋亡相关的B淋巴细胞瘤-2（Bcl-2）相关X蛋白（Bax）和Bcl-2相关死亡因子促进因子（Bad）或磷酸化双微体2（MDM2），从而拮抗p53介导的凋亡，并提高细胞的存活率。最近的研究表明，Hp感染激活PI3K/Akt/mTOR信号通路，调节胃肠道细胞内的糖酵解和蛋白质合成，并与细胞营养和能量消耗过程如生长和增殖相关联。Hp CagA蛋白在这些过程中起到关键性作用，它可以抑制细胞自噬并加重Hp感染引起的炎症反应。这个过程受到PI3K/Akt/mTOR信号传导途径的活化调节，而CagA的缺失则会抑制Ser-473位点Akt激酶的激活，并增强细胞自噬水平。

健脾解毒方可抑制Hp诱导的血管新生及Hp诱导的人胃癌细胞VEGF表达，调控PTEN/PI3K/AKT信号通路是其机制之一，这可能是其防治胃癌的重要作用靶点。灭幽汤可能通过调控PTEN/PI3K/Akt/FoxO信号通路，抑制Hp诱导的胃黏膜细胞凋亡而发挥治疗脾胃湿热型Hp相关性胃炎的作用。连花清幽饮可通过抑制PI3K/Akt/mTOR信号通路，降低Hp感染大鼠胃黏膜炎性损伤程度，保护胃黏膜。山楂酸通过激活AMPK/mTOR信号通路，抑制胃癌SGC-7901细胞增殖，同时上调LC3-Ⅰ、LC3-Ⅱ蛋白表达水平，诱导细胞自噬。

（5）中药调控Wnt/β-catenin信号通路治疗Hp感染。

Wnt/β-catenin信号通路与胃癌前病变的关系密切，诸多研究已证实其在细胞的增殖、生长、分化中的重要作用。Wnt蛋白家族是Wnt信号通路上游的启动因子，控制Wnt通路"开关"。在缺乏Wnt信号因子的情况下，大部分β-catenin会与细胞膜上的E-cadherin结合。只有少量β-catenin会被释放出来，并被结合在一起的复合物蛋白（由APC蛋白、Axin、GSK3β和CK1组成）捕获。这些β-catenin会被GSK3β磷酸化并最终被蛋白酶体降解，从而抑制靶基因的转录，阻碍Wnt信号通路的传达。当Wnt配体与受体Fz和LRP5/6相结合时，CK1和GSK3β被LRP5/6吸引并激活。复合物蛋白会被失活，导致β-catenin不被降解，游离β-catenin的浓度不断增加并进入细胞核，以与TCF/LEF转录因子和淋巴增强子结合。进一步促进靶基因的转录，并释放出下游靶蛋白cyclinD1、MMP-7、COX-2、C-myc、survivin和VEGF等，从而影响细胞增殖、细胞凋亡、基质溶解和血管生成等。此时Wnt配体结合受体，Wnt信号通路被激活。

左金丸主治口苦胁胀、胃脘痛、呕吐吞酸等，与临床上Hp感染性胃病的症状相似，基本病机特点较为一致，因此许多学者将其用于Hp感染性胃病的防治。研究表明，左金丸防治Hp诱发胃癌细胞转移的机制可能与通过Wnt/β-catenin信号通路抑制MMP-7表达有关。健脾解毒方可下调Hp诱导的人胃癌细胞VEGF、bFGF、Ang-2表达，抑制Wnt/β-catenin信号通路是其机制之一，这可能是该方抗胃癌作用的重要机制。

2.中药调控免疫微环境治疗Hp感染

Hp是一种致病性病原微生物，能够感染胃黏膜上皮细胞并释放毒素，破坏黏膜屏障，引起免疫炎症反应。这种微生物能够与胃黏膜表面直接接触并特异性定植，宿主再识别其后，就会启动免疫反应来抵御入侵。这个过程包括体液免疫和细胞免疫，主要效应部位位于黏膜固有层。这个层次存在着T细胞、B细胞、自然杀伤细胞、巨噬细胞、树突状细胞和其他免疫细胞如粒细胞、肥大细胞等，各具独特的免疫效应。Hp感染后，天然免疫应答为机体提供第一道防线。天然免疫细胞通识别Hp表面的肽聚糖，脂多糖，鞭毛蛋白，含胞嘧啶鸟嘌呤二核苷酸的脱氧核糖核酸片段等抗原，启动免疫应答。一旦Hp被探测到，它会刺激多条下游信号通路，在细胞内释放溶菌酶、抗菌肽等有杀菌作用的体液因子，同时产生各种促炎介质，如细胞因子、趋化因子、黏附分子等，以吸引和集结天然免疫细胞来清除它。然而，Hp对宿主免疫反应的逃避机制很多，使得机体无法完全根除Hp。

Hp感染会引发炎症反应，导致组织损伤。$CD4^+$T细胞分泌的细胞因子在炎症反应中扮演重要角色。Th1型细胞分泌大量细胞因子，发挥促炎作用，对Hp进行杀伤，但同时也导致组织损伤。Hp感染时间过长会使机体免疫系统向Th2型细胞偏移，这种细胞主要产生抗炎细胞因子，可以保护组织免受过度炎症反应的损害，但也造成Hp的免疫逃逸。

$CD4^+$T细胞分化为Th1细胞后释放IFN-α，这对抵抗Hp感染至关重要。IFN-α会促进CXCL9、CXCL10、CXCL11等细胞趋化因子的分泌，增强T细胞对胃黏膜的免疫浸润。同时，IFN-α还可以激活巨噬细胞及NK细胞，发挥吞噬和杀伤作用。这些反应会释放更多的细胞因子，加重炎症反应。在这样的情况下，黏膜的稳态需要动态平衡，而IFN-α可以增强黏膜上皮细胞凋亡，加重组织损伤。

相比Th1和Th17，Th2对于Hp的应答较弱，但也有某些影响。Th2可以拮抗Th1，调节机体的抗炎和促炎反应，影响机体对抗原产生的免疫应答。IL-4是Th2分泌的重要细胞因子，可以促使$CD4^+$T细胞向Th2细胞方向分化。Hp感染会抑制Th2型细胞因子的分泌，使炎症长期存在。

张思依等学者研究发现，使用连朴饮或四联疗法治疗Hp相关性胃炎时，可以调节免疫细胞分化，改善Th1/Th2平衡，改善相关细胞因子分泌，改善细胞凋亡。对大鼠胃黏膜组织的实验结果表明，连朴饮可以显著下降Th1、Th2细胞比例，降低Th1、Th2比例，下调Th1细胞相关的炎症因子，上调Th2细胞相关的抗炎因子，从而发挥黏膜保护作用。

第四节　李慧臻教授对慢性萎缩性胃炎的研究

一、升清降浊法治疗慢性萎缩性胃炎的相关研究

1.NF-κB/STAT3信号通路

NF-κB和STAT3是炎症细胞因子与肿瘤增殖和慢性炎症持续相关的重要介质释放的主要调控器，对慢性萎缩性胃炎黏膜微环境的形成具有重要调控作用。转录因子NF-κB被激活后可促进炎性细胞因子的表达，并释放相关炎症反应介质，炎性因子进一步活化NF-κB，造成炎症反应进一步放大，导致胃黏膜炎性反应加重。慢性胃炎中"炎症微环境"持续存在，癌基因、抑癌基因表达失常，细胞凋亡受到抑制，STAT3信号通路是调控肿瘤基因表达及细胞凋亡的重要途径，STAT3信号通路激活后，可通过调控Bcl-2、癌基因C-MYC、抑癌基因p21表达而参与胃癌细胞生长及细胞周期进程。

我们采用MNNG多因素复合法，成功建立胃癌前病变（PLGC）大鼠模型110只，分为模型组20只；模型+中药组：造模同时中药干预10只；空白组20只。剩余PLGC大鼠随机分为模型对照组10只，半夏泻心汤高、中、低剂量组分别为12只、12只、10只。观察检测各组大鼠胃黏膜组织中的NF-κB、STAT3、TNF-α、IL-1β、Bcl-2、p21、C-MYC表达水平。研究发现，PLGC模型组大鼠NF-κB、STAT3、TNF-α、IL-1β、Bcl-2、C-MYC表达水平较空白组升高，模型+中药组大鼠NF-κB、STAT3、TNF-α、IL-1β、Bcl-2、C-MYC表达水平较模型组较低，p21表达正好呈相反之势，表明半夏泻心汤可通过调控NF-κB/STAT3途径，及以其为介导的促炎因子、细胞凋亡因子、癌基因、抑癌基因的表达水平，起到治疗胃癌前病变的作用。

2.PI3K/AKT/mTOR信号通路

PI3K/AKT/mTOR信号通路具有调控胃组织细胞炎性反应及机体细胞凋亡、自噬等作用。PI3K是由p85和p110组成的异源性二聚体，包括3个亚型：Ⅰ型、Ⅱ型、Ⅲ型；AKT是PI3K通路中的核心蛋白，被PI3K激活后的Akt使mTOR发生磷酸化，进而调控下游的癌基因、抑癌基因水平。抑癌基因——磷酸酶基因（PTEN）通过去磷酸化PIP3，阻断PI3K传导，对PI3K/Akt/mTOR信号通路级联传导的具有抑制作用。研究发现，PTEN的缺失或失活会导致PI3K/Akt/mTOR信号通路的高度激活。

通过动物实验研究发现，慢性萎缩性胃炎大鼠中PTEN/AKT/mTOR信号通路异常激活，在给予半夏泻心汤干预后上调PTEN表达，下调AKT、mTOR表达，这表明半夏泻心汤可抑制慢性萎缩性胃炎大鼠PTEN/AKT/mTOR信号通路，同时可调控Bcl-2、p53、HIF-α等因子水平，改善慢性萎缩性胃炎胃黏膜缺氧微环境。

3.免疫微环境Treg/Th17平衡

CagA$^+$Hp感染的胃黏膜中存在Treg偏倚的Treg/Th17高水平失衡的免疫微环境状态，并随着"菌—炎—癌"的发展而逐渐加重。Treg/Th17失衡可介导Hp免疫耐受，使其逃

逸主免疫清除，导致胃黏膜长期非可控炎症，促进"菌—炎—癌"致病途径的发生发展。Hp、宿主及环境等多重因素共同参与了"菌—炎—癌"的发生发展，其中CagA⁺ Hp侵袭胃黏膜后，能引起以调节性T细胞中CD4⁺，CD25⁺，Foxp3⁺ T细胞和辅助性T细胞17（Th17）失衡为特征的免疫微环境失衡现象，是Hp逃逸机体免疫清除，导致胃黏膜非可控性炎症长期存在，"菌—炎—癌"逐步进展的关键环节。

功能上，Treg与Th17二者共同维持机体免疫的动态平衡。Treg介导免疫抑制，尤其是针对细菌的免疫反应，通过与效应细胞（如CD8⁺T）直接接触，Treg细胞通过同时分泌抑制性细胞因子白细胞介素10和细胞转化因子β，以及控制Treg细胞的发生发育的特异标记物Foxp3，来发挥其免疫抑制功能。相反，Th17细胞则主要分泌具有强烈促炎作用的细胞因子IL-17A，同时也分泌其他细胞因子来共同介导炎症反应。IL-17A可以通过NF-κB途径促进趋化因子CXCL-9、CXCL-10等分泌，从而招募其他细胞杀伤入侵细菌。同时，转录因子孤核受体（RORγt）是决定Th17细胞分化的特异性转录调节因子。

Treg和Th17均由初始外周T细胞产生（Th0），在分化上高度相关，而IL-6与TGF-β均为决定该分化过程的关键细胞因子。在只有TGF-β受到刺激时，TGF-β通过Smand途径诱导Th0细胞表达Foxp3，促进Th0向Treg分化，从而抑制免疫，防止自身免疫反应；当机体感染时，IL-6与TGF-β同时存在，而Foxp3的表达受到抑制，从而启动RORγt介导的Th17分化途径。而后随着IL-6等炎症介质水平的降低，Foxp3在抑制RORγt功能的同时会促进Treg细胞的分化，从而维持Treg的功能，在清除感染后将效应细胞的功能控制在合适状态。若Treg/Th17失衡，则可导致自身免疫性疾病、组织急慢性炎症、肿瘤等疾病的发生。因此，IL-6与TGF-β作为重要启动子决定了关键转录因子Foxp3和RORγt的表达，进而决定了Treg和Th17细胞的分化；Treg分泌抑制性细胞因子IL-10和TGF-β介导免疫抑制，Th17分泌促炎因子IL-17A、IL-6和趋化因子CXCL-9、CXCL-10等介导炎症反应，从而维持机体免疫平衡。

研究证实，携带细胞毒素相关基因A（CagA）的Hp菌株较CagA⁻Hp菌株更易通过"菌—炎—癌"途径导致胃癌发生。CagA蛋白是CagA⁺Hp的主要毒力因子，通过T4SS途径进入胃黏膜上皮细胞后能引起强烈的炎症反应，但仍不能将Hp清除。相反，在CagA⁺Hp感染慢性胃炎、胃癌前病变甚至胃癌中出现Treg/Th17，Foxp3/RORγt，TGF-β、IL-10/IL-17A为高水平失衡，即免疫抑制与炎症反应在胃黏膜中共同存在，为Hp的持续性感染及"菌—炎—癌"的发展提供免疫微环境。因此，Hp毒力因子与宿主免疫应答共同参与，导致胃黏膜免疫微环境中Treg偏倚的Treg/Th17细胞高度失衡，胃黏膜免疫微环境失稳，局部免疫抑制与慢性炎症长期存在，在"菌—炎—癌"的致病途径中发挥重要作用。

在开展的一项实验研究中，使用Hp菌液灌服联合MNNG复合多因素法进行Hp相关性胃炎小鼠模型造模。研究发现，在Hp感染后的第1、2个月，小鼠胃黏膜组织中的FoxP3 mRNA和蛋白表达均会升高，同时TGF-β和IL-10等免疫抑制因子的水平也呈现上调，表明Hp感染可导致Treg细胞的免疫抑制。同时，研究人员还发现Hp感染会导致小鼠胃黏膜组织中RORγt mRNA和蛋白的表达增加，而炎性因子IL-17A、IL-6的水平也会升高，表明Hp上调RORγt，通过诱导Th17细胞的分化来介导炎症反应。随着Hp相关性慢性胃炎的发展，从两个阶段各指标数值进行观察，研究发现FoxP3、RORγt mRNA及相关细胞因子的数值呈增高趋势。这证实Hp破坏了FoxP3与RORγt免疫平衡，导致免疫微环境失稳，使Hp逃避免疫杀伤并长期定植于胃组织中。

研究显示，半夏泻心汤和四联杀菌法可通过作用于小鼠的FoxP3和RORγt基因，降低Treg/Th17免疫失衡，从而在Hp感染模型组中发挥作用。同时，这两种治疗方法还可下调小鼠血清中TGF-β、IL-10、IL-17A、IL-6等指标的表达。通过应用半夏泻心汤的辛开组和苦降组，可以降低小鼠的FoxP3、RORγt及其他相关细胞因子的表达水平。这表明半夏泻心汤"辛开升清阳、苦降降浊阴"的理论与胃黏膜免疫失衡中的FoxP3/RORγt、Treg/Th17相关，存在一定的联系。Hp感染引起的胃黏膜免疫微环境破坏，也会导致FoxP3/RORγt、Treg/Th17失衡的特点。Treg和Th17在胃中均为毒邪Hp侵袭后的免疫反应，但它们的功能是相反的。这一现象与中医"胃痞"中外邪侵袭，脾胃受损，中焦气机升降失常而导致清阳不升、浊阴不降的病机相符合。因此，本研究得出结论，胃黏膜中FoxP3/RORγt及其相关细胞因子的高水平表达失衡可能是脾胃气机升降失常导致"清阳不升、浊阴不降"的病理状态。

4.Notch信号通路

Notch信号通路由跨膜的受体、配体和胞内DNA结合蛋白及靶基因组成，可以调控细胞增殖、凋亡及分化。Notch信号通路包括Notch1、Notch2、Notch3、Notch4受体，以及Delta（Dll-1、Dll-3和Dll-4）、Jagged（Jag1、Jag2）两大配体。Notch1是Notch通路的经典受体之一，在调节各种组织的发育和稳态中起着至关重要的作用。最初的Notch1受体并没有活性，在到达质膜前会被弗林蛋白酶水解。细胞的Notch配体与相邻细胞上的受体结合后催化第3裂解，导致活化的Notch胞内结构域（NICD）进入细胞质，并转位进入细胞核后，与转录因子CSL结合，激活靶基因的转录。关于Notch信号通路在胃癌发生、发展过程中所发挥的作用，目前已发现该信号通路中的部分配体和受体，如Notch1、Jag1、Dll-4、Hes1等在胃癌及癌旁组织分别有不同程度的表达。Norch受体主要分布于胃癌干细胞、原始细胞表面，肿瘤干细胞增殖。Notch信号通路的活化可促进Lgr5胃癌干细胞和祖细胞的增殖、激活胃窦腺的裂变和组织扩张，从而促进胃癌的发生。此外，Notch信号通路的活化会对NF-κB、Wnt/βcatenin及P13k-Akt等炎症、乏氧相关信号通路产生影响，以此发挥其在胃癌发生、发展过程中的作用。

根据中医"治未病"理论现将胃癌的发生、发展分为胃癌前病变、胃癌阶段，Notch信号通路中相关因子不仅在正常胃黏膜中表达，也参与了胃癌的发生、发展。我们近期开展实验研究，观察PLGC、胃癌发展过程中，Notch信号通路中的相关指标表达水平，明确Notch信号通路在胃癌发生、发展过程中的效应机制，探讨半夏泻心汤在胃癌发生、发展过程对Notch信号通路的影响及作用机制。

（1）胃癌前阶段。

首先，我们通过MNNG复合多因素发建立胃癌前病变PLGC动物模型：SD大鼠于每日上午自由饮用120μg/mL的MNNG溶液，并用6.75mg/kg雷尼替丁灌胃（灌胃2日禁食1

日），禁食当日下午15:00以56℃ 15%NaCl溶液灌胃。根据胃黏膜病理组织学变化判定模型情况。病理组织学变化主要观察：胃黏膜上皮和腺体萎缩，数目减少，胃黏膜变薄，黏膜基层增厚等。

在造模过程中，造模+中药组的大鼠予中药半夏泻心汤干预（即边造模边给药），至造模第28周末取材并检测发现，相比较造模组，与造模组相比造模+中药组大鼠胃组织Notch1、Jag1、Hes1蛋白表达量降低，证实半夏泻心汤能够干预MNNG诱导的PLGC模型建立，延阻胃癌前病变发展进程，在胃癌前病变初始进展时，起到"治未病"的作用。

其次，我们对已成模的PLGC大鼠进行分组，分为PLGC模型组和半夏泻心汤组（即成模后给药），空白组、模型组予生理盐水灌胃，半夏泻心汤组予半夏泻心汤灌胃，干预12周后取材并检测发现，半夏泻心汤能够有效改善PLGC大鼠胃黏膜病理组织学情况，降低大鼠胃黏膜Notch1 mRNA表达及Notch1、DLL4蛋白表达，证实经半夏泻心汤通过调控Notch1信号通路，可在一定程度上逆转胃癌前病变，防止"炎癌转化"，对胃癌起到"治未病"的作用。

（2）胃癌阶段。

通过"MNNG自由饮用+灌胃法"建立胃癌大鼠模型：SD大鼠于每日上午8:00给予0.017mol/L的MNNG溶液灌胃，每只1mL；且每日自由饮用120μg/mL的MNNG溶液，并用雷尼替丁灌胃6.75mg/kg（灌胃2日禁食1日），禁食当日下午15:00以56℃ 15%NaCl溶液灌胃，连续上述操作40周。

造模40周末时病理组织学判断胃癌模型成功，将剩余造模组大鼠随机分为胃癌模型组及半夏泻心汤组，从41周开始给予胃癌模型组生理盐水灌胃，半夏泻心汤组给予半夏泻心汤全方灌胃，连续干预12周后取胃组织，观察胃黏膜病理组织学变化，检测Notch信号通路相关分子表达。经检测发现，半夏泻心汤能在一定程度上可改善胃癌大鼠胃黏膜组织结构，并显著降低胃癌大鼠胃黏膜Notch1 mRNA表达及Notch1、Jag1蛋白表达，证实半夏泻心汤可通过调控Notch信号通路，对胃癌起到一定的治疗作用。

二、健脾活血法治疗慢性萎缩性胃炎的相关研究

1.胃安散治疗慢性萎缩性胃炎的机制研究

胃安散由黄芪、党参、炒白术、丹参、枳壳、砂仁、延胡索、焦槟榔、炒谷芽、炒麦芽等药物组成，是根据脾胃的生理病理特点，由丹参饮、枳术丸、越鞠丸化裁而成，以健脾活血为主，兼有理气、消食、燥湿、解郁之效。方中黄芪、党参补益脾肺；丹参饮夹杂其中具活血化瘀、理气止痛之功；白术、枳壳又有枳术丸之方义，补脾导滞；炒谷芽、炒麦芽，消食化积；枳壳疏肝理气之功。胃安散可改善PLGC患者的临床症状、胃镜下表现及胃黏膜病理，其疗效显著。我们通过临床试验，对比胃安散与胃复春的治疗效果：将内镜和病理确诊为胃癌前病变的患者且符合脾虚血瘀型中医证型38例，随机分为胃安散组21例和胃复春组17例。两组患者治疗12周后，在临床总疗效方面，胃安散组优于胃复春组；在病理组织学改善方面，胃安散与胃复春组疗效相当（无统计学差异），说明健脾活血方胃安散与治疗胃癌前病变的胃复春疗效相当，在一定程度上可抑制PLGC

腺体萎缩、肠上皮化生、异型增生。

研究表明胃癌的发生发展与多种抑癌基因的甲基化失活有关，p16基因是可参与细胞周期调控的一种抑癌基因，主要通过 p16 /cyclinD-CDK4 /6-PRb-E2F途径来实现抑制细胞周期的作用。p16 基因失活可促进细胞的无限增殖以促进肿瘤的发生。我们通过临床试验，纳入75例PLGC患者，分为胃安散组、叶酸组、胃安散联合叶酸组。结果显示，75例PLGC患者其中，有35例出现p16基因甲基化（46.7%），说明p16基因甲基化与PLGC的发生发展关系密切；胃安散组治疗后，PLGC患者胃黏膜p16基因去甲基化的有效率为33.3%；胃安散联合叶酸组经治疗后，则p16基因去甲基化的有效率可提高至75%，显著降低p16基因甲基化的表达。研究证实，健脾活血方胃安散联合叶酸可显著改善患者临床症状，提高内镜下疗效，其作用机制与降低PLGC患者p16基因甲基化的表达水平相关。

热休克蛋白70（HSP70）是一类胃黏膜保护蛋白，通过修复损伤的前核糖体、防止溶酶体破坏、稳定细胞膜，以维持胃黏膜细胞正常的形态和功能。PLGC发生多因外界病因长期刺激，HSP70具有适应性反应作用，可提高胃黏膜细胞的应激反应，减少细胞损伤；此外，PLGC发展过程中常出现细胞增殖与凋亡失衡，基因异常突变，HSP70 可调节胃黏膜细胞的增殖与凋亡状态，保持二者平衡，稳定基因状态，抑制细胞癌变。Hp是胃癌前病变"菌炎癌"进展的主要诱因，Hp感染可能通过抑制胃黏膜HSP70 表达，获得免疫逃避，从而有利于其长期定植感染。HSP70在减轻胃黏膜炎症和维持黏膜完整中有重要作用。实验表明，胃安散对慢性萎缩性胃炎癌前病变的治疗是一个复杂的过程，涉及多种生物学过程信号传递及基因调控的改变。我们通过MNNG+雷尼替丁多因素法建立PLGC大鼠模型，成模后分为模型组、胃安散高剂量组、胃安散低剂量组、胃复春组。实验结果显示，模型组大鼠HSP70的表达显著降低，Hp感染率较其他三组；胃安散高、低剂量组治疗PLGC大鼠后，胃黏膜细胞HSP70表达明显增加，胃安散高剂量组与模型组比较并有显著统计学差异（$P<0.01$）；此外，胃安散高剂量组对Hp根除率优于胃复春组。研究证实，HSP70表达降低、Hp感染可能与胃癌前病变的形成有关，而健脾益气活血方胃安散能够诱导PLGC大鼠提高HSP70的表达，抑制Hp，减轻胃黏膜损伤，在一定程度上阻断和逆转胃腺体萎缩、肠化和异型增生。

2.五丹胃福颗粒治疗慢性萎缩性胃炎的机制研究

"气滞血瘀"是慢性萎缩性胃炎发生发展的中心环节。天津中医药大学第二附属医院邵祖燕教授从医五十余载，基于祖国医学理论基础和临床经验，据"气能行血、祛瘀生新"理论研制出五丹胃福颗粒。五丹胃福颗粒由五磨饮子和丹参饮合方化裁而成，其中木香、枳实、乌药、沉香等可共醒脾胃、疏理肝胆之气；丹参、砂仁等有活血化瘀、理气健脾之效；诸药合用可改善慢性萎缩性胃炎胃黏膜病变，减少CAG发病率，同时降低因病情进一步发生而形成GC的可能性。

（1）五丹胃福颗粒回顾性队列研究。

我们采用回顾性队列研究方式，纳入100例慢性萎缩性胃炎患者的临床数据资料，按照随机数字表法，根据干预措施不同将纳入患者分为五丹胃福组（五丹胃福颗粒干预）和西药对照组（采用常规西药治疗）各50例，观察五丹胃福颗粒与其他西医常规治疗相比，在临床疗效、中医证候积分、胃镜下黏膜及病理组织学等方面的改善情况。

经统计学研究发现以下结果。①五丹胃福组临床总有效率、胃镜下疗效及病理疗效均明显高于西药对照组。②中医证候积分：治疗后五丹胃福组、西药对照组患者中医证候积分均较治疗前改善，但在胃脘痞满、痛有定处、面色晦暗、恶心、反酸烧心及总积分方面五丹胃福组均优于西药对照组。③胃镜下表现：五丹胃福组患者治疗后胃镜积分较治疗前显著改善，且明显优于西药对照组。④病理情况：治疗后五丹胃福组和西药对照组较治疗前炎症、萎缩、肠化病理积分显著改善，异型增生积分改善程度较治疗前无统计学意义；在炎症、萎缩积分方面，五丹胃福组较西药对照组显著改善，肠化、异型增生积分治疗后两组比较差异均无统计学意义。⑤远期临床疗效：治疗结束后8周随访，五丹胃福组复发率低于西药对照组。⑥安全性评价：研究过程中严格监测所纳入患者生命体征，两组均未出现不良反应。

综上，我们发现，五丹胃福颗粒可显著提高CAG患者临床疗效，在改善胃脘痞满、痛有定处、面色晦暗、恶心、反酸烧心方面优于常规西医治疗。同时，五丹胃福颗粒可改善CAG患者胃镜及病理积分，提高胃镜及病理疗效，在内镜下观察可明显改善黏膜病变，在病理中促进炎症、萎缩、肠化的黏膜部位好转。而在远期疗效方面，五丹胃福颗粒的效果也优于常规治疗。同时，五丹胃福颗粒临床长期应用安全。

（2）五丹胃福颗粒基础研究。

氧自由基是机体正常代谢的产物，当体内自由基生成量超过机体自身的清除能力时，它们就会转变成为有害的毒素，导致组织受损。脂质过氧化的终末产物丙二醛（MDA）可以反映氧自由基水平。因此，测量MDA水平是一个判断体内自由基水平的方法。超氧化物歧化酶（SOD）则是自由基清除系统中重要的酶类，在胃壁细胞内具有较高的活性，是胃黏膜天然防御机制重要组成，测定SOD可在一定程度上反映机体清除自由基能力的大小。一项研究将75只大鼠随机分正常对照组、造模组、自然恢复组、小剂量治疗组和大剂量治疗组，治疗组给予五丹胃福汤进行灌胃干预，现结果发现，慢性萎缩性胃炎大鼠模型血清和胃黏膜MDA水平明显升高，而SOD水平下降，尤其是局部胃黏膜自由基代谢异常更明显。中药治疗后，理气活血方五丹胃福汤能调整CAG模型大鼠血清及局部胃黏膜氧自由基与抗氧自由基酶系统的平衡，两个治疗组SOD水平均较模型组升高而MDA水平降低。因此，五丹胃福之"益气"作用可改善机体的有氧代谢能力，减少自由基的产生，降低SOD的消耗；另外，五丹胃福之"活血"作用可改善机体血液循环，增加局部血流量，使胃黏膜胃壁细胞再生，恢复SOD的活力。

研究发现，在慢性萎缩性胃炎晚期与高级别上皮内瘤变阶段，即可通过周围血管或新生微血管发生血道转移。五丹胃福颗粒可明显调节HIF-1α、VEGF表达水平，通过进一步拆方研究发现，祛瘀组治疗在VEGF改善方面略胜于理气组，而理气组治疗在HIF-1α改善方面略胜于祛瘀组。这种治疗方式类似于中医的"证"，中医认为气的运动是维持人体生命的动力。当气的运动受到干扰或停滞时，就会引起一系列症状和疾病。五丹胃福颗粒通过理气活血降低慢性萎缩性胃炎大鼠的VEGF及HIF-1α表达，从而使胃黏膜病理评分显著降低，并延缓PLGC向胃癌的进展。

PI3K/AKT信号通路能够调节胃癌细胞的增殖、凋亡、血管生成等，是慢性萎缩性胃炎血管新生、促肿瘤发展的主要机制。研究证实，五丹胃福颗粒可调控慢性萎缩性胃炎大鼠PI3K/AKT信号通路，抑制eNOS、NF-κB、COX-2、VEGF、HIF-1α水平，改善PLGC黏膜血管新生，即气滞络瘀状态，从而延缓慢性萎缩性胃炎向胃癌的发展。

参考文献

[1] 王晓楠，张亚峰，许翠萍. 慢性萎缩性胃炎的诊治进展[J]. 中南医学科学杂志，2020，48(3)：323-326.

[2] 汤淼，赖运庆，吴文朝. 细胞因子基因多态性及Hp感染与慢性萎缩性胃炎易感性的关系[J]. 中华医院感染学杂志，2021，31(19)：2973-2977.

[3] 郭继尧，杜奕奇，李兆申. 根除幽门螺杆菌是降低胃癌发病率的必由之路[J]. 中国实用内科杂志，2019，39(6)：506-510.

[4] 苏珈仪，刘春涛，王铁山，等. 血清幽门螺杆菌抗体分型检测与胃黏膜病变的相关性[J]. 首都医科大学学报，2022，43(2)：216-220.

[5] 姜洋，党小红，杨秀英. 根除幽门螺杆菌影响因素的研究进展[J]. 胃肠病学和肝病学杂志，2022，31(9)：969-973.

[6] 吴开春. 胃癌发生与幽门螺杆菌相关胃炎及癌前病变[J]. 肿瘤综合治疗电子杂志，2022，8(2)：1-4，6.

[7] 张路遥，刘洁，聂燕，等. 羔羊胃提取物维生素B_{12}胶囊治疗240例慢性萎缩性胃炎的疗效分析[J]. 中华消化杂志，2021，41(Z1)：33-40.

[8] 刘洁，张剑，韩川，等. 羔羊胃提取物维B_{12}胶囊治疗慢性萎缩性胃炎伴肠化生的病理效果及其影响因素[J]. 胃肠病学，2020，25(2)：90-95.

[9] 黄彦子，张伟健，李海文，等. 慢性萎缩性胃炎证型—证候分布及用药规律研究[J]. 世界中医药，2022，17(1)：112-116，122.

[10] 杨洋，瞿先侯，杨敏，等. 慢性萎缩性胃炎患者中医证候分型与癌变风险的相关性[J]. 中医杂志，2020，61(4)：319-324.

[11] 陈晨，姜树民. 姜树民治疗慢性萎缩性胃炎学术思想及经验[J]. 中华中医药学刊，2020，38(2)：77-80.

[12] 宋雅婵，谢晶日，李贺薇. 基于"阳化气，阴成形"理论的慢性萎缩性胃炎辨治[J]. 时珍国医国药，2018，29(8)：1955-1956.

[13] 郝海蓉，任顺平，吕国泰，等. 慢性萎缩性胃炎伴胆汁反流患者胆汁反流对肠上皮化生的影响[J]. 中华中医药杂志，2021，36(10)：6106-6109.

[14] 赵泽世，周斌. 基于"先安未受邪之地"学说治疗慢性萎缩性胃炎经验探析[J]. 中华中医药杂志，2022，37(9)：5197-5201.

[15] 李黎, 王子昊, 吴勉华, 等. 吴勉华教授治疗慢性萎缩性胃炎临证经验[J]. 时珍国医国药, 2022, 33(3): 715-716.

[16] 徐伟超, 李佃贵, 杜艳茹. 基于当代京津冀名老中医药专家经验的慢性萎缩性胃炎病因病机及证素规律研究[J]. 辽宁中医杂志, 2021, 48(4): 28-31.

[17] 张泰, 张北华, 马祥雪, 等. 从"瘀、毒、郁"探讨慢性萎缩性胃炎的病机[J]. 中医杂志, 2022, 63(3): 229-233.

[18] 李苗苗, 李慧臻, 马佳乐, 等. 李慧臻运用半夏泻心汤治疗胃癌前病变经验[J]. 湖北中医杂志, 2021, 43(5): 30-33.

[19] 代禹红, 舒劲, 豆鹏程, 等. 舒劲主任医师从"气"论治慢性萎缩性胃炎经验总结[J]. 中医临床研究, 2021, 13(28): 69-71.

[20] 高尚社. 国医大师张镜人教授治疗胃脘痛验案赏析[J]. 中国中医药现代远程教育, 2011, 9(1): 6-7.

[21] 聂添情, 孟祥伟, 应宇晨, 等. 莪术醇及其衍生物的抗肿瘤活性研究进展[J]. 中草药, 2020, 51(21): 5613-5621.

[22] 谢怡琼, 王琪瑞, 孙思雅, 等. 灵芝的药理作用和临床应用研究进展[J]. 临床医学研究与实践, 2020, 5(10): 191-193.

[23] 黄伟, 单兆伟. 单兆伟治疗慢性萎缩性胃炎及癌前病变经验浅识[J]. 中国民间疗法, 2021, 29(18): 28-31.

[24] 童凤翔, 徐艺. 浅谈单兆伟教授治疗慢性萎缩性胃炎经验[J]. 天津中医药, 2021, 38(4): 438-441.

[25] 赵宇栋, 单兆伟. 单兆伟论治萎缩性胃炎经验探析[J]. 江苏中医药, 2021, 53(9): 37-38.

[26] 胡静怡, 杜斌, 单兆伟. 单兆伟治疗慢性萎缩性胃炎经验[J]. 中华中医药杂志, 2017, 32(9): 4047-4049.

[27] 杭丽, 张雪娇, 卢燕, 等. 董筠教授辨治胃癌前病变临床经验[J]. 中医药信息, 2020, 37(4): 106-109.

[28] 董齐燕, 董筠. 董筠辨治慢性萎缩性胃炎思路[J]. 吉林中医药, 2019, 39(9): 1143-1145, 1149.

[29] 李丹艳, 张声生, 赵鲁卿, 等. 张声生教授以"通滞法"论治慢性萎缩性胃炎及胃癌前病变经验[J]. 世界科学技术-中医药现代化, 2020, 22(4): 1037-1042.

[30] 赵静怡, 赵鲁卿, 张声生. 张声生以微观癥积论治慢性萎缩性胃炎伴低级别上皮内瘤变经验[J]. 北京中医药, 2020, 39(1): 31-35.

[31] 马永剑, 马学忠. 张声生教授和解祛毒治疗慢性萎缩性胃炎伴异型增生[J]. 光明中医, 2021, 36(24): 4154-4157.

[32] 王郅宜, 赵鲁卿, 李丹艳. 张声生从毒瘀互结论治胃癌前病变[J]. 环球中医药, 2022, 15(4): 622-625.

[33] 余芳, 宋瑾, 张声生. 张声生治疗脾胃病寒热错杂证经验[J]. 北京中医药, 2019,

38(11)：1111-1113

[34] 王郅宜，李丹艳，王瑞昕，等. 补脾阴法治疗慢性萎缩性胃炎探讨[J]. 北京中医药，2022，41(6)：618-620.

[35] 周滔，张声生. 张声生教授运用调肝理脾法治疗疑难脾胃病的临床经验[J]. 中华中医药杂志，2013，28(1)：131-133.

[36] 王春燕，王萍，王凤云，等. 唐旭东运用失笑散治疗慢性萎缩性胃炎血瘀证经验[J]. 中国中医药信息杂志，2014，21(3)：96-97.

[37] 刘颖初，汪红兵. 李乾构运用四君子汤加减治疗慢性萎缩性胃炎经验[J]. 辽宁中医杂志，2022，49(5)：16-19.

[38] 肖旸，李帷，孟梦. 李乾构治疗胃脘痛临床经验[J]. 北京中医药，2021，40(10)：1095-1096.

[39] 苏泽琦，于春月，张文君，等. 国医大师路志正治疗慢性萎缩性胃炎临证经验[J]. 现代中医临床，2017，24(3)：34-36.

[40] 石瑞舫，路志正. 路志正教授以温法治疗脾胃病经验介绍[J]. 新中医，2014，46(11)：28-31.

[41] 张雪梅，周学文. 周学文教授治疗慢性萎缩性胃炎经验[J]. 辽宁中医药大学学报，2015，17(6)：235-237.

[42] 崔国宁，刘喜平，李沛清，等. 半夏泻心汤调控Shh信号通路对BMSCs外泌体诱导的人胃癌细胞BGC-823增殖的影响[J]. 中国中医药信息杂志，2021，28(8)：77-82.

[43] 李灵，陈健，张梁坤，等. 基于Wnt/β-catenin信号通路以半夏泻心汤治疗慢性萎缩性胃炎探究寒热错杂证病机本质[J]. 中华中医药杂志，2022，37(5)：2947-2951.

[44] BAI Y, CHEN Y, CHEN Y, et al. Efficacy of Banxia Xiexin decoction in a rat model of chronic atrophic gastritis[J]. J Tradit Chin Med, 2019, 39(6): 867-874.

[45] 杨贵珍，孙锦霞，王莉新，等. 半夏泻心汤通过介导MAPK信号通路抑制巨噬细胞炎症因子的分泌[J]. 上海中医药大学学报，2018，32(5)：67-72.

[46] 黄彦平，詹达法，黄海，等. 半夏泻心汤人含药血清对Hp感染GES-1细胞TGF-β/Smad信号通路的影响[J]. 中国实验方剂学杂志，2018，24(14)：91-96.

[47] 姜惟，顾武军，周春祥. 半夏泻心汤对慢性胃炎合并幽门螺杆菌感染大鼠SOD、MDA的影响[J]. 天津中医药，2003，20(5)：27-30.

[48] 石铖，王茜，刘宇，等. 基于Keap1/Nrf2/ARE信号通路探讨半夏泻心汤对慢性萎缩性胃炎大鼠的影响及作用机制[J]. 中国实验方剂学杂志，2021，27(20)：31-37.

[49] 汤茵，钟碧莹，林江英. 胃蛋白酶原在慢性萎缩性胃炎诊断中的应用价值[J]. 中国实验诊断学，2018，22(1)：21-24.

[50] 王雪华，曹燕，张剑宏，等. 血清胃蛋白酶原联合胃泌素测定在胃癌及萎缩性胃炎中的诊断价值[J]. 中华临床医师杂志(电子版)，2015，9(10)：1824-1827.

[51] 王菁，杨冰，李丽，等. 半夏泻心汤联合胃复春对慢性萎缩性胃炎患者血清表皮生长因子及血清胃蛋白酶原、胃泌素表达影响[J]. 辽宁中医药大学学报，2019，21(7)：

154-157.

[52] 林裕强，陈海霞，孙晓敏. 半夏泻心汤联合含铋剂四联疗法治疗慢性胃炎合并幽门螺杆菌感染的疗效评价[J]. 现代消化及介入诊疗，2015，20(2)：110-112.

[53] 刘思珠，陈天艳. 半夏泻心汤与三联疗法联用治疗幽门螺杆菌感染慢性胃炎的临床效果分析[J]. 现代消化及介入诊疗，2017，22(4)：516-518.

[54] 李玉洁，魏丹丹，史扬，等. 半夏泻心汤联合川乌对胃溃疡大鼠血清胃泌素水平的影响[J]. 中医学报，32(3)：405-408.

[55] 张吉仲，李利民，黄利，等. 半夏泻心汤及其拆方对脾虚大鼠胃泌素和生长抑素的影响[J]. 中药药理与临床，2013，29(1)：15-17.

[56] 陈文剑，樊春华，胡瑾君，等. 半夏泻心汤加味配合穴位贴敷对功能性消化不良患者血清胃动素的影响及疗效分析[J]. 中国中西医结合消化杂志，2016，24(7)：530-533.

[57] 陈德兴，王雨秋，沈芸，等. 半夏泻心汤对肝郁脾虚大鼠生长抑素和胃动素的影响[J]. 上海中医药杂志，2006，40(6)：56-58.

[58] 梁雪冰，孙俊，赵国平. 半夏泻心汤活性成分最佳组合筛选及其对胃溃疡大鼠Leptin、ET-1的影响[J]. 中药材，2012，35(10)：1637-1640.

[59] 张海莲，朱云，张琦，等. 慢性胃炎$CD4^+T$、$CD8^+T$细胞及Foxp3的表达及意义[J]. 蚌埠医学院学报，2018，43(9)：1147-1150，1153.

[60] 莫莉，皮明钧，伍参荣，等. 半夏泻心汤及其拆方对幽门螺杆菌感染小鼠胃黏膜CD4、CD8表达的影响[J]. 湖南中医学院学报，2006，26(1)：8-10.

[61] 王雪梅，严光俊，刘冲. 半夏泻心汤加减治疗脾胃湿热型慢性萎缩性胃炎患者的临床效果[J]. 世界中医药，2019，14(2)：412-416.

[62] 崔国宁，刘喜平，陈嘉慧，等. 半夏泻心汤联合IL-12转染骨髓间充质干细胞对胃癌荷瘤裸鼠抑瘤作用研究[J]. 中国中医药信息杂志，2020，27(1)：39-44.

[63] 张迪，李雨静，吉静，等. 半夏泻心汤调节胃电节律失常大鼠胃窦Cajal间质细胞自噬的作用[J]. 中国实验方剂学杂志，2023，29(6)：55-62.

[64] 张忠，司银楚，白丽敏，等. 半夏泻心汤对应激性胃溃疡大鼠生长抑素的影响[J]. 中国中西医结合杂志，2007，27(10)：916-918.

[65] 郑晓佳，刘阳，孙建慧，等. 加味当归芍药散对慢性萎缩性胃炎大鼠JAK2/STAT3信号通路的影响[J]. 中药新药与临床药理，2022，33(5)：580-587.

[66] 王文娟，李海可，马蕾，等. 胃复春对Hp感染萎缩性胃炎大鼠模型胃黏膜组织IL-6/JAK2/STAT3信号通路的影响[J]. 中华医院感染学杂志，2022，32(13)：1987-1991.

[67] 郑晓佳，陈苹苹，刘阳，等. 加味当归芍药散对慢性萎缩性胃炎大鼠SOCS3/TLR4信号通路的影响[J]. 中国中药杂志，2022，47(15)：4128-4135.

[68] 陈露，于佳宁，吕俊慧，等. 中药萎胃康通过影响Hedgehog通路治疗慢性萎缩性胃炎的机制研究[J]. 中国中医基础医学杂志，2019，25(12)：1668-1672.

[69] 李思汉，林秀明，田琳，等. 健脾清化舒络中药对慢性萎缩性胃炎大鼠Sonic

Hedgehog信号通路的影响[J].北京中医药大学学报,2021,44(2):143-151.

[70] 孙霞,倪卫东,许志刚.健脾化浊通络法治疗慢性萎缩性胃炎胃癌前病变[J].中医学报,2021,36(3):638-642.

[71] 陆喜荣,徐倩菲,徐进康.健脾理气、活血化瘀法调控MAPK/ERK通路抑制慢性萎缩性胃炎细胞异常增殖和分化的研究[J].中国中西医结合消化杂志,2017,25(7):515-517.

[72] 李玉凤,陈亮亮,李学军.基于TGF-β1/Smad3通路探讨脾胃培源方对慢性萎缩性胃炎大鼠干预作用[J].湖南中医药大学学报,2019,39(2):173-177.

[73] 严展鹏,徐婷婷,安振涛,等.健脾益气方对慢性萎缩性胃炎大鼠胃组织PI3K-Akt信号通路的影响[J].中华中医药杂志,2019,34(10):4800-4804.

[74] 宋汉娜,于佳宁,吕俊慧,等.萎胃康治疗大鼠慢性萎缩性胃炎的Akt-Mdm2-P53机制[J].中国老年学杂志,2020,40(6):1308-1312.

[75] 邵金华,郑金玲,王垂杰,等.健脾化瘀方对慢性萎缩性胃炎小鼠胃黏膜细胞凋亡和NF-κB/Bcl-2通路的影响[J].现代免疫学,2022,42(4):279-285,291.

[76] WANG B,ZHOU W,ZHANG H,et al. Exploring the effect of Weifuchun capsule on the toll-like receptor pathway mediated HES6 and immune regulation against chronic atrophic gastritis[J]. J Ethnopharmacol,2023,303:115930.

[77] 徐艺,叶柏,单兆伟,等.中草药单味与复方对幽门螺杆菌抑菌作用研究[J].中国中西医结合脾胃杂志,2000,8(5):292-293.

[78] 苑清国.加味香砂六君子汤联合标准四联疗法治疗幽门螺杆菌感染相关性胃炎的临床研究[J].中国医学创新,2022,19(28):145-148.

[79] 彭丽丽,任燕燕,贾海波,等.升阳益胃汤治疗幽门螺杆菌阳性胃癌前病变临床观察[J].现代中西医结合杂志,2022,31(7):905-908,913.

[80] 房涛,王歌文,赵佳华.益胃汤加减联合三联疗法对Hp感染所致慢性胃炎患者血清炎性因子、Hp清除率的影响[J].陕西中医,2019,40(11):1598-1601.

[81] 姚鹏,康洪昌,王江,等.荜铃胃痛颗粒联合三联疗法治疗慢性萎缩性胃炎合并幽门螺杆菌感染的临床研究[J].天津中医药,2021,38(9):1138-1143.

[82] 王鸣,吴丽丽,周庆,等.胃苏颗粒联合四联疗法对Hp阳性慢性萎缩性胃炎患者血清胃肠激素和胃黏膜COX-2、NF-κB表达的影响[J].现代生物医学进展,2022,22(10):1856-1859,1864.

[83] 邱永斌,吴雯莉,杨梅.虚寒胃痛颗粒联合四联疗法治疗脾胃虚寒证慢性非萎缩性胃炎幽门螺杆菌阳性临床研究[J].新中医,2022,54(18):58-61.

[84] 康影,刘昊,董笑一,等.茵连和胃颗粒联合四联疗法治疗Hp相关性胃炎的疗效分析[J].中国中西医结合消化杂志,2022,30(11):765-768.

[85] 邹荣,方向明.达立通颗粒联合四联疗法治疗幽门螺杆菌感染的慢性胃炎临床疗效及对炎症细胞因子的影响[J].湖北中医药大学学报,2022,24(5):74-76.

[86] 周本刚,梅宇宙,颜学良,等.养胃颗粒治疗慢性胃炎有效性和安全性的系统评价与

Meta分析[J]. 中国中药杂志, 2020, 45(20): 5008-5016.

[87] 林志强, 王大璇, 洪珊珊, 等. 香砂六君子汤对菌致慢性萎缩性胃炎TLR信号通路的影响[J]. 中国中药杂志, 2016, 41(16): 3078-3083.

[88] 王小娟, 施花锦, 郭建生, 等. 灭幽汤对小鼠幽门螺杆菌感染性胃炎NF-κB表达的影响[J]. 湖南中医药大学学报, 2010, 30(3): 12-13, 47.

[89] 黄宣, 吕宾, 张烁, 等. 胃复春对幽门螺杆菌诱导人胃GES-1细胞炎症的抑制作用及对NF-κB通道的影响[J]. 中国中西医结合杂志, 2014, (4): 450-454.

[90] 凌江红, 黄李平, 李家邦, 等. 健胃愈疡颗粒对幽门螺杆菌阳性消化性溃疡患者的抗炎作用[J]. 中医杂志, 2008, 49(2): 131-134.

[91] 刘婉琼, 董礼刚, 尤佳, 等. 健脾清化汤对幽门螺杆菌相关性胃炎大鼠胃黏膜HSP70/NF-κB信号通路的影响[J]. 中华中医药杂志, 2021, 36(8): 4969-4972.

[92] 莫喜晶, 曾光, 陈国忠. 七方胃痛颗粒对Hp感染的AGS细胞TFF1表达及ERK/NF-κB信号通路的影响[J]. 世界华人消化杂志, 2012, 20(34): 3292-3298.

[93] 叶晖, 于靖, 张学智. 土荆芥挥发油对小鼠体内幽门螺杆菌清除作用及对NF-κB表达的影响[J]. 中华中医药杂志, 2017, 32(12): 5346-5349.

[94] 卢燕君, 吕玉华, 晁艳, 等. 黄连素通过CagA介导的NF-κB信号通路抑制幽门螺杆菌感染小鼠胃粘膜炎症因子分泌的研究[J]. 华南国防医学杂志, 2021, 35(5): 323-328.

[95] 贺新国, 郭保根. 黄连温胆汤联合铋剂四联疗法治疗脾胃湿热证Hp相关慢性胃炎的疗效及对胃黏膜TGF-β1、Smad3表达的影响[J]. 四川中医, 2021, 39(9): 93-96.

[96] 张振山, 姚天宇, 许迪. 清胃汤联合四联疗法治疗幽门螺杆菌阳性胃溃疡临床研究[J]. 陕西中医, 2021, 42(2): 163-166.

[97] 喻斌, 曾孟晖, 徐寅, 等. 肝胃百合汤对慢性应激与幽门螺杆菌双重损伤因素模型小鼠胃黏膜组织TFF1、p-ERK蛋白表达的影响[J]. 中国中医药信息杂志, 2018, 25(10): 44-48.

[98] 田华, 闫平慧, 张锋利. 黄连素通过ROS/ERK1/2通路抗幽门螺旋杆菌相关性胃炎的实验研究[J]. 中医药通报, 2017, 16(6): 66-69, 60.

[99] 田华, 黄毓娟. 蒲公英多糖对幽门螺杆菌相关性胃炎大鼠胃黏膜炎性反应及MAPK/ERK通路的影响[J]. 现代中西医结合杂志, 2019, 28(35): 3877-3880.

[100] 刘宁宁, 周利红, 孙筱婷, 等. 健脾解毒方通过PTEN/PI3K/AKT信号通路抑制幽门螺杆菌诱导胃癌血管新生的研究[J]. 中华中医药杂志, 2018, 33(3): 1052-1056.

[101] 曾蓉, 喻斌, 徐寅, 等. 灭幽汤对幽门螺杆菌相关性胃炎脾胃湿热证小鼠PTEN-PI3K-Akt-FoxO凋亡信号通路的影响[J]. 现代中西医结合杂志, 2020, 29(26): 2869-2875.

[102] 刘誉华, 王修娟, 周素芳. 连花清幽饮干预幽门螺旋杆菌相关性胃炎大鼠疗效及作用机制[J]. 时珍国医国药, 2022, 33(6): 1399-1403.

[103] 祁向争, 李志强, 马志豪, 等. 五丹胃福颗粒对胃癌前病变大鼠PI3K/Akt信号通路

影响的实验研究[J]. 辽宁中医杂志，2022，49(11)：196-198，223.
[104] 张彦博，李琦，刘艳娜，等. 左金丸通过Wnt/β-catenin信号通路对幽门螺杆菌感染的人胃癌细胞转移的影响[J]. 上海中医药大学学报，2015，29(2)：44-47，52.
[105] 张思依. Hp感染对胃微生态影响的临床观察及连朴饮对Hp相关性胃炎脾胃湿热证模型大鼠的作用机制研究[D]. 武汉：湖北中医药大学，2021.
[106] 李慧臻，刘琳，王兴章，等. 半夏泻心汤对胃癌前病变大鼠胃黏膜组织中的NF-κB/STAT3信号通路的影响研究[J]. 中国中西医结合消化杂志，2017，25(4)：284-288.
[107] 刘嘉诚，刘洁. 基于PI3K/Akt/mTOR通路探讨半夏泻心汤对PLGC大鼠黏膜微环境的影响[J]. 湖南中医杂志，2018，34(12)：117-119.
[108] 李慧臻，王天麟，马佳乐，等. 基于FoxP3/RORγt免疫失衡探讨半夏泻心汤对幽门螺杆菌相关性胃炎小鼠免疫微环境的影响[J]. 时珍国医国药，2021，32(11)：2574-2578.
[109] 李慧臻，杨岩，赵双梅，等. 健脾活血法对胃癌前病变p16基因甲基化的影响[J]. 内蒙古中医药，2014，33(34)：28.
[110] 李慧臻，贾艳敏，刘洪，等. 胃安散对胃癌前病变HSP70、Hp的影响[J]. 时珍国医国药，2012，23(10)：2487-2489.
[111] 李慧臻，马佳乐，梁欣奕，等. 五丹胃福颗粒治疗慢性萎缩性胃炎临床疗效回顾性分析[J]. 中国中西医结合消化杂志，2023，31(5)：346-350，358.
[112] 魏国娈，刘新生，邵祖燕，等. 五丹胃福汤对慢性萎缩性胃炎模型大鼠自由基水平的影响[J]. 中国中西医结合消化杂志，2002，10(6)：352-354.